中医药健康管理与决策学科创新团队

健康丝路

实现健康中国的有效途径

欧阳静 / 主编

HEALTH SILK ROAD

EFFECTIVE APPROACHES TO A HEALTHY CHINA

U0226141

经济管理出版社
ECONOMY & MANAGEMENT PUBLISHING HOUSE

图书在版编目（CIP）数据

健康丝路：实现健康中国的有效途径/欧阳静主编．—北京：经济管理出版社，2020.10
ISBN 978 - 7 - 5096 - 6446 - 9

Ⅰ. ①健…　Ⅱ. ①欧…　Ⅲ. ①医疗保健事业—产业发展—研究—中国　Ⅳ. ①R199. 2

中国版本图书馆 CIP 数据核字（2020）第 248717 号

组稿编辑：申桂萍
责任编辑：魏晨红
责任印制：赵亚荣
责任校对：陈　颖

出版发行：经济管理出版社
　　　　　（北京市海淀区北蜂窝 8 号中雅大厦 A 座 11 层　100038）
网　　址：www. E - mp. com. cn
电　　话：（010）51915602
印　　刷：北京晨旭印刷厂
经　　销：新华书店
开　　本：720mm×1000mm/16
印　　张：15. 75
字　　数：283 千字
版　　次：2020 年 10 月第 1 版　　2020 年 10 月第 1 次印刷
书　　号：ISBN 978 - 7 - 5096 - 6446 - 9
定　　价：78. 00 元

编委会

前　言

　　健康是促进人的全面发展的必然要求，是经济社会发展的基础条件，是民族昌盛和国家富强的重要标志，也是广大人民群众的共同追求。习近平总书记强调，"没有全民健康，就没有全面小康"。党和国家历来高度重视人民健康。新中国成立以来特别是改革开放以来，国家一直高度重视健康促进事业，健康领域改革发展取得显著成就，城乡环境面貌明显改善，全民健身运动蓬勃发展，医疗卫生服务体系日益健全，人民健康水平和身体素质持续提高。随着《"健康中国2030"规划纲要》的出台，"健康中国"建设蓝图也越发清晰，我国正以切实可行的方式打造健康中国，并努力探索以人民健康幸福为目的的发展道路，为人类对更美好的社会制度探索提供中国方案。

　　如何建设"健康中国"，习近平总书记已经为我们指明了方向：要把人民健康放在优先发展的战略地位，以普及健康生活、优化健康服务、完善健康保障、建设健康环境、发展健康产业为重点，加快推进"健康中国"建设，大力推进"四个全面"的战略布局，努力全方位、全周期保障人民健康，坚持打赢脱贫攻坚战，为实现"两个一百年"奋斗目标、实现中华民族伟大复兴的"中国梦"打下坚实的健康基础。

　　在健康中国建设迅速推进的新时代，"一带一路"倡议下的"健康丝绸之路"理念，是深化卫生领域多边合作、引导和支持健康产业加快发展、加强中医药国际交流与合作、促进民心相通、实现"健康中国2030"的重要一环。通过加强中国与沿线国家的卫生安全防控和卫生事业发展合作，落实"一带一路"总规划中的"健康丝绸之路"理念，有助于加强传染病联防联控，促进我国与沿线国家的卫生人力合作培养，提高应对突发公共卫生事件的能力，改善妇幼健康与营养及慢病防控，巩固扩大我国与广大发展中国家健康产业发展互利合作，推动传统医药在全球的影响力，加强卫生政策交流合作，从而起到维护和促进我国的卫生安全、经济安全乃至发展安全的积极作用。

　　在全面提升中华民族健康素质、实现人民健康与经济社会协调发展的健康中国战略的同时，"健康丝绸之路"的打造也面临着一些机遇和挑战，如城镇化提升健康需求、老龄化挑战健康丝路、信息化要求软硬件设施、健康战略机遇、西部发展机遇以及人才聚集机遇等。因此，打造大美丝路健康生活实施体系、打造大卫生网的健康服务实施体系、形成大安全网的健康保障实施体系、营造全方位的健康环境实施体系、引领全国经济的健康产业实施体系等一系列"健康丝绸之路"的举措，都将是我国积极参与全球健康治理、履行2030年可持续发展议程国际承诺的重大举措，也是我国为实现中华民族伟大复兴和推动人类文明进步做出的卓越贡献之一。

《健康丝路：实现健康中国的有效途径》是"一带一路"中医药健康发展研究系列成果之一。本书对"一带一路"的健康领域合作和发展有全景式的描述和分析，包含了非常丰富的信息。对健康中国战略的历史进程、战略背景、内外部环境、建设目标等有比较深入的理论思考和探索，从而使之能够把握正确的大健康发展方向。把健康融入所有政策，将大健康理念渗透于广大人民群众的健康生活、健康保障、健康服务、健康产业和健康环境中，努力打造服务于全人群、全方位、全周期的健康中国。本书明确提出了健康中国战略既是建成现代化强国的健康基础，又是推进"四个全面"战略布局的关键因素，也是实现精准脱贫的制胜法宝，从而为实现"两个一百年"奋斗目标、实现中华民族伟大复兴的中国梦打下坚实的健康基础。本书对"一带一路"倡议下的"健康丝绸之路"理念和历史沿革做了深入的理论研究和实践梳理，它将"健康丝路"置于广阔的社会、经济、文化和自然环境中来思考，并仔细地梳理了整个健康丝路的现实需求和面临的机遇及挑战，使之能够做到胸中有数，满足"适宜性"要求的条件。为能更好地把握机遇、面对挑战，本书主要从打造大美丝路健康生活实施体系、打造大卫生网的健康服务实施体系、形成大安全网的健康保障实施体系、营造全方位的健康环境实施体系、引领全国经济的健康产业实施体系等方面出发，去构建创新发展的"健康丝路"新模式。深入而全面地论述了大数据背景下的健康丝路发展成果，并对实现健康丝路的有效途径进行了详细阐述。

历史上，中国通过医疗卫生体制改革（以下简称"医改"）使其95%的人口实现了医疗保险覆盖，成为全民健康覆盖的典范。如今，《"健康中国2030"规划纲要》的提出，为全面提升中华民族健康素质、实现人民健康与经济社会协调发展提供了全新的发展视角和机遇。"一带一路"为国家创新发展提供了新的拓展空间，也通过普及健康生活、优化健康服务、发展健康产业等，为健康中国做出了贡献。在经济高速发展和全球化的进程中，健康已经成为民生福祉、经济增长和社会发展的重要前沿领域。未来，"一带一路"倡议定能助力健康中国目标的实现，并促进"人类命运共同体"这一全球价值观的实现。而"健康丝绸之路"作为人文交流的重要组成部分，必将提升我国国家软实力、实现与沿线国家在医疗卫生领域的互利共赢。

目　录

第一章　健康中国战略 ································· 1

　　一、中国卫生事业的发展演变 ························ 1

　　二、中国卫生方针发展变化 ························· 6

　　三、健康中国的顶层设计 ·························· 9

　　四、健康中国战略的发展历程 ······················ 11

第二章　健康中国体系 ······························ 15

　　一、"健康中国"战略的性质和意义 ·················· 15

　　二、"健康中国"战略的目标 ······················ 18

　　三、"健康中国"战略的策略原则和本质特征 ·············· 25

　　四、"健康中国"战略的内涵界定和具体任务 ·············· 29

第三章　"一带一路"之健康相助 ······················ 36

　　一、"一带一路"背景 ·························· 36

　　二、"一带一路"中各地区占位 ···················· 39

　　三、健康丝路的战略意义 ························· 45

第四章　健康丝路的现实需求 ························· 50

　　一、总体情况 ······························ 50

　　二、卫生事业发展概况 ·························· 50

　　三、新时代主要矛盾的变化在健康丝路的现实表现 ··········· 61

第五章　健康丝路面对的挑战与机遇 ···················· 67

　　一、城镇化提升健康需求 ························· 67

二、老龄化挑战健康丝路 …………………………………… 69

　　三、健康战略机遇 …………………………………………… 74

　　四、西部发展机遇 …………………………………………… 76

　　五、人才聚集机遇 …………………………………………… 78

第六章　健康丝路之打造大美丝路健康生活实施体系 ………… 81

　　一、普及健康生活方式 ……………………………………… 81

　　二、提高健康素养 …………………………………………… 90

　　三、加强健康教育 …………………………………………… 96

　　四、开展健康促进 ………………………………………… 100

第七章　健康丝路之打造大卫生网的健康服务实施体系 …… 103

　　一、打造大卫生网的健康服务体系的迫切需要 ………… 103

　　二、打造大卫生网的健康服务体系的可行性 …………… 104

　　三、打造大卫生网的健康服务体系的核心要素 ………… 106

　　四、打造大卫生网的健康服务体系的可能路径 ………… 110

第八章　健康丝路之形成大安全网的健康保障实施体系 …… 115

　　一、医疗保障体系 ………………………………………… 115

　　二、药品供应保障体系 …………………………………… 127

　　三、健康丝路合作机制 …………………………………… 133

第九章　健康丝路之营造全方位的健康环境实施体系 ……… 135

　　一、爱国卫生运动的开展 ………………………………… 135

　　二、环境问题治理 ………………………………………… 142

　　三、食品药品安全保障 …………………………………… 145

　　四、公共安全体系 ………………………………………… 154

第十章　健康丝路之引领全国经济的健康产业实施体系 …… 159

　　一、健康产业发展状况 …………………………………… 159

　　二、健康产业发展问题 …………………………………… 167

　　三、健康产业发展路径 …………………………………… 171

四、老年健康产业的实施体系 ………………………………… 178

第十一章　健康丝路之医疗卫生信息化 ……………………… 188

一、卫生信息化概述 ………………………………………… 188

二、信息化建设对医院发展的助力 ………………………… 189

三、实施区域健康大数据的条件 …………………………… 195

四、建立健康丝路之区域健康大数据平台 ………………… 202

第十二章　实现健康丝路的有效途径 ………………………… 212

一、政策沟通，完善政府间交流合作机制 ………………… 213

二、资源互通，与沿线国家共享健康服务 ………………… 214

三、民心相通，加强与沿线国家人文交流 ………………… 215

四、科技联通，推动中医药传承创新 ……………………… 216

五、贸易畅通，发展医药健康服务业 ……………………… 217

参考文献 ………………………………………………………… 220

第一章　健康中国战略

健康是人类的永恒追求，是人民幸福的基石。党和政府始终把呵护人民健康作为奋斗目标。新中国成立以来，我国的健康事业取得了举世瞩目的成就，我国健康治理模式被世界卫生组织誉为"发展中国家典范"。

一、中国卫生事业的发展演变

新中国成立以来，我国在一代又一代奋斗者的努力下变得更加繁荣富强，社会面貌发生了翻天覆地的变化，各行各业在时代背景下蓬勃发展，医疗卫生事业也走过了属于它的七十载光阴。

（一）新中国成立之初——爱国卫生运动（1949～1977年）

新中国成立之初，面对的是医疗卫生整体情况恶劣、人均寿命不足40岁、传染病肆虐、新生儿死亡率高、医生稀缺、医疗条件简陋的窘迫境况。

1950年，第一次全国卫生工作会议召开，确定了"面向工农兵、预防为主、团结中西医"的指导方针。提出在保证生产建设和国防建设的同时，面向农村、工矿，依靠群众，开展卫生保健工作。并提出了"健全基层卫生组织，发展医学教育，培养各级卫生人员，允许私人开业行医，调整医药卫生工作的公私关系及医药界团结互助学习"等决定。

1951年，第二次卫生会议又提出了"卫生工作与群众运动相结合"的原则。此时，我国卫生工作的四大原则——"面向工农兵，预防为主，团结中西医，卫生工作与群众运动相结合"正式形成。"公费医疗""合作医疗""劳保医疗"等医疗保障制度应运而生，对后世影响深远。然而大跃进式提出高指标卫生任务过于急躁，如要求1年内消灭鼠疫，2年内全国基本消灭黑热病，3年内全国基本消灭疟疾、钩虫病，5年内基本消灭血吸虫病。

1965年，毛主席号召"把医疗卫生的工作重点放到农村去"，从此时开始，医疗卫生资源改变了固有的"重城市、轻农村"状况。中国特色——"赤脚医生"时代到来，慢慢开始解决农村的医疗问题。1966～1976年，我国的各项卫生事业受到了打击，医学古籍等缺失、医学人才凋零。这一时期我国的传染病疫情堪忧，卫生机构荒废，我国合作医疗的实践却蓬勃发展。

新中国成立初期的医疗卫生事业是由政府主导的公益性（福利性）卫生事业，起步低，水平低，发展缓慢，医疗保障（以下简称"医保"）制度初步建立，人口有一个大幅度的增长。总体来说，新中国成立之初的卫生决策是成功的，这一时期是我国医疗卫生系统的建设期，建立了中央卫生机构，制定了卫生工作方针和工作重点，直到现在，我国医疗卫生系统的框架仍受到这些政策的影响。

（二）改革之初——运用经济手段管理卫生事业（1978～1992年）

"文化大革命"结束后，我国开始对计划经济体制改革，"对内改革、对外开放"。医疗事业市场化改革开始。改革背景：医疗弊端。①国家财政能够分配到医疗事业的资源有限，平均分配缺乏竞争机制，致使医疗技术水平发展缓慢，大病、疑难病等难以得到有效治疗，医疗服务水平与人民的防治需求不匹配。②决策缺乏系统性考虑，政府企业等负担的医疗费用比例大，医疗保障缺乏一整套合理的医疗经费筹措机制和稳定的医疗费用保障而难以保证其可持续性。③农民的医疗保障问题未能得到政策的平等眷顾，城市与农村、单位职工与农民的医疗保障水平差距巨大。

1979年，卫生部提出"要按客观经济规律办事，对于医药卫生机构逐步试行用管理企业的办法来管理。要让他们有权决定本单位的经费开支、核算，仪器购置，晋升晋级，考核奖惩"，称"运用经济手段管理卫生事业"。1980年，卫生部《关于允许个体开业行医问题的请示报告》得到国务院批准。这两项政策的出台标志着政策导向开始转向医疗卫生市场化改革上来。1985年发布了《关于卫生工作改革若干政策问题的报告》，确立了"放宽政策，简政放权，多方集资，开阔发展卫生事业的路子"的医疗卫生决策指导原则。随后一系列政策指示调动了医院的积极性，医院积极创收，医疗事业进入高速发展期。

此时，"赤脚医生"走向结束，身份转为"村医"，自负盈亏。政府对农村医疗投入比例降低。医疗卫生资源配置不合理问题越来越突出，医患纠纷增加、百姓看病难看病贵、因病致贫等问题日渐显现。但总体来说，这个阶段是我国医政政策效用最大化、效果最好的时期，在计划经济体制下，我国的医疗卫生事业得到了长足发展，为今后医政发展提供了标准和依据。

（三）改革中期——强调社会效益（1992～2002 年）

随着经济和社会的改革，卫生系统的一些问题也日益暴露，我国医疗机构出现了"重效益，轻公益"的倾向。1993 年 5 月召开的全国医政工作会议上，时任卫生部副部长的殷大奎明确表示反对市场化，要求多顾及医疗的大众属性和起码的社会公平。

1997 年 1 月，作为医疗卫生决策的中枢——中共中央出台了《关于卫生改革与发展的决定》，明确提出在医疗领域要改革城镇职工医疗保险制度、改革卫生管理体制、积极发展社区卫生服务、改革卫生机构运行机制等决策思路，并强调要重视医疗保障、医疗卫生服务和药品流通三大体制统筹协调的必要性。2002 年，中共中央、国务院颁布的《关于进一步加强农村卫生工作的决定》明确了建立新型农村合作医疗制度等重大战略部署。这些政策都是旨在实现基本卫生服务的均等和公平。

但是，在那时医保制度与各项医改政策未得到各地的重视，许多方针、政策未得到贯彻落实。医疗卫生分布失衡依然明显，优质资源过分集中在大城市、大医院，农村卫生、公共卫生工作薄弱，医患关系纠纷增加、百姓看病难看病贵、因病致贫等问题依旧突出。

（四）转折点——强化公益、体现社会公平（2003～2009 年）

2003 年"非典"暴发，使我国在医疗卫生、社会保障、公共突发事件预警管理机制等方面的问题暴露出来，政府开始意识到完善公共卫生和医疗服务体系的重要性，因为这关系到国家的安全、民族的兴衰。为解决卫生工作中存在的"重医轻防""重城轻乡"等弊端，国家、政府和医疗卫生部门开始重新审视中国医疗卫生状况，提出加强公共卫生服务，大力推进农村卫生建设和城市社区卫生建设，建立新型农村合作医疗制度和社会医疗保障制度。

2003 年，国家组织在全国农村开始建立新型农村合作医疗制度。坚持以政府投入为主，农民自愿参加，重在解决因病致贫、因病返贫问题。2006 年 6 月，国务院成立深化医药卫生体制改革部际协调工作小组，研究深化医药卫生体制改革的重大问题，提出改革意见。2007 年下半年，国务院又启动了城镇居民基本医疗保险试点。2008 年 10 月 14 日，《关于深化医药卫生体制改革的意见（征求意见稿）》开始公开征求意见。这一系列的制度和政策把医改拉回了公益性的轨道上，实现医疗保障的广覆盖、公平性成了医疗卫生决策的主旋律，重新确立了政府在提供公共卫生和基本医疗服务中的主导地位。

（五）新医改——多元发展（2009 年至今）

医改方案经历酝酿、讨论和修改，2009 年 1 月 21 日，新医改方案获原则通过，"今后年内将为实施上述重大改革投入 8500 亿元，目标之一就是 3 年内使城镇职工和居民基本医疗保险及新型农村合作医疗参保率提高到 90% 以上"。

2009 年 3 月 17 日，中共中央、国务院向社会公布的《关于深化医药卫生体制改革的意见》开启了以"建立基本医疗卫生服务制度，全面加强公共卫生服务体系建设、进一步完善医疗服务体系、加快建设医疗保障体系、建立覆盖城乡居民的基本医疗保障体系"为主要核心建设内容的医改新征程，方案中还强调了八个机制的建设工作，简称"一个目标、四梁八柱"。如图 1-1 所示。

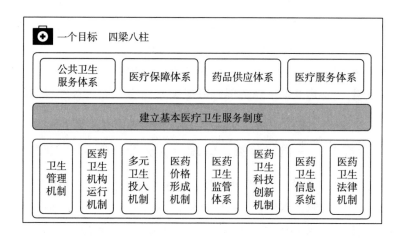

图 1-1　新医改工作机制"一个目标、四梁八柱"

国家投入大量资金，重申了政府在医疗卫生筹资和公共产品提供方面的主导作用；"四梁"中的"后三梁"也在医改的推进过程中，演变为今日耳熟能详，并在整体医改中发挥了巨大价值的"三医联动"。"三医"10 年来取得的成绩如表 1-1 所示。

表 1-1　2009~2018 年"三医联动"成效

年份	医疗服务体系改革	医药供应领域改革	医药保障领域改革
2009	健全基层卫生医疗服务体系,完成2.9万所卫生院建设任务	出台基本药物生产、流通、定价、使用和医保报销政策	推进基本医疗保障制度建设,提高财政补助标准,适当扩大报销范围
2010	完成城乡基层医疗卫生机构建设规划;大规模开展适宜人才培养培训;开展公立医院改革试点;控制医疗费用	在60%基层医疗卫生机构实施基本药物制度,其他医疗机构优先选用基本药物;推进基本药物集中采购和统一配送	城镇居民基本医保和新农合的财政补助标准及个人缴费标准均提高
2011	完成农村三级卫生服务网络和城市社区卫生服务机构建设任务,进一步推进公立医院改革试点	基层全面实施国家基本药物制度。建立完善基本药物保障供应体系,加强监管确保安全,降低药价	提高城镇职工、居民医保和新农合参合率。新农合和城镇居民医保财政补助标准提高到200元
2012	加强基层医疗卫生服务体系建设。 推进公立医院改革	巩固完善基本药物制度,扶持和促进中医药和民族医药事业发展	居民医保和新农合补助提高到240元。全面推开尿毒症等8种大病保障。将肺癌等12类大病纳入保障和救助试点范围
2013	巩固完善基层医疗卫生机构运行新机制,加快公立医院改革,鼓励社会办医	巩固完善基本药物制度	建立重特大疾病保障和救助机制,开展儿童白血病等20种重大疾病保障试点工作
2014	健全分级诊疗体系,加强全科医生培养,推进医师多点执业,让群众能够就近享受优质医疗服务	首次提及规范药品流通秩序,针对药品购销领域中的突出问题开展专项整治	全国推行城乡居民大病保险,补助人均提高320元
2015	加强全科医生制度建设,完善分级诊疗体系。全面推开县级公立医院综合改革,破除以药补医,鼓励医生到基层多点执业,发展社会办医	国家药品供应保障综合管理信息平台网站上线;药品采购开始"量价挂钩、分类采购、异地联合采购"	财政补助标准提高到380元,基本实现居民医疗费用省内直接结算,稳步推行退休人员医疗费用跨省直接结算,全面实施城乡居民大病保险制度

续表

年份	医疗服务体系改革	医药供应领域改革	医药保障领域改革
2016	加快培养全科医生、儿科医生。建立健全符合医疗行业特点的人事薪酬制度，保护和调动医务人员工作积极性	协同推进药品流通等改革。深化药品医疗器械审评审批制度改革	大病保险全覆盖，财政补助提高到420元。改革医保支付方式，加快推进基本医保全国联网和异地就医结算
2017	深化公立医院改革，推进家庭医生签约服务，医药控费提速，分级诊疗持续推进。全面取消药品加成	药品流通采取"两票制"，深化药品医疗器械审评审批制度改革	协调医保支付方式（按病种付费、按人头付费、预付费）等改革
2018	深化公立医院改革、进一步推进分级诊疗、加强全科医生队伍建设	国家带量采购、新版基本药物目录发布、新版GSP发布、新版行业母法发布	进一步推进按病种付费方式、扩大跨省异地就医直接阶段范围

1949～2019年，新中国风雨兼程，在各个领域都发生了翻天覆地的变化，从积贫积弱迈向繁荣富强，创造了人类发展史上的伟大奇迹。医疗卫生领域尤其如此，许多学科甚至已经达到世界领先水平，而这奇迹的创造，卫生健康事业功不可没。

新中国成立初期，全国只有医疗卫生机构3670个，医疗床位8.5万张，卫生技术人员50.5万人。医疗设备极其简陋，医疗技术水平低下，人民群众得不到基本的医疗卫生保障。2019年，我国医疗卫生机构总数达99.7万个，医疗卫生机构床位840万张，卫生技术人员达952.9万人。我国居民的人均预期寿命也不断增长，从新中国成立初期的35岁增长到2018年的77岁。这一系列的向好改变，是新中国成立70年来卫生健康工作方针持续调整升级、结出累累硕果的最好见证。

二、中国卫生方针发展变化

新中国成立初期，面对积贫积弱的社会面貌，尤其是全国人民人均预期寿命不高的现实，党和政府撸起袖子，下定决心让人民过上健康幸福的好日子。

（一）第一次"卫生方针"的确定

根据文献资料，新中国成立初期我国人均预期寿命只有 35 岁，人民健康随时受到各种传染病、地方病的威胁。由于医疗条件差、严重缺乏药品与医疗器械、封建迷信盛行等原因，一旦某地发生疫情，往往无法得到有效控制，病人死亡率极高。天花、霍乱、鼠疫等 16 种传染病严重危害人民健康，每年死亡人口中近半数死于传染病。

在严峻形势下，1950 年 8 月，第一届全国卫生会议召开。会议确定了卫生工作"面向工农兵""预防为主""团结中西医"三大方针。中国内地逐步建立起由公费医疗、劳保医疗、合作医疗组成的政府主导的低水平福利性医疗保障制度。

1952 年，第二届全国卫生会议增加了"卫生工作与群众运动相结合"这一重要方针。此后，我国为贯彻卫生工作"四大方针"采取了一系列措施，如建立卫生防疫站、妇幼保健站、专科防治所、卫生宣传站等卫生机构，并开展了轰轰烈烈的爱国卫生运动和各项疾病防治工作。武汉大学全球健康研究中心主任毛宗福总结说，新中国成立以来前 30 年，我国在疫病流行、缺医少药的情况下，建立起公共卫生与医疗服务体系，实现了宏观资源相对公平配置，保障了人民健康，提升了人均预期寿命。

（二）"卫生方针"要求调整升级

文献资料显示，1978 年我国人均预期寿命达到 68.2 岁，较新中国成立初期人均预期寿命延长了 30 多年。中国掀起改革开放的浪潮，瞄准"四个现代化"，但缺医少药的问题仍未得到根本解决。发展是解决问题的根本手段，卫生工作方针需要调整升级。

1979 年，全国卫生局长会议提出"今后三年的主要任务是，贯彻调整、改革、整顿、提高的方针，使各级医药卫生单位的工作都达到或超过历史最好水平"。1996 年召开的全国卫生工作会议明确了"以农村为重点，预防为主，中西医并重，依靠科技与教育，动员全社会参与，为人民健康服务，为社会主义现代化建设服务"的卫生工作方针。党的十七大会议提出了"健康是人全面发展的基础"重要论断，明确了"人人享有基本医疗卫生服务"的奋斗目标。

改革开放以来前 30 年，我国通过激活微观运行机制，建立社会化的费用分担机制，医疗卫生服务体系的运行效率和服务能力明显提升。这些历史片段，组合成了我国卫生健康资源供给不断增加、发展活力持续增强、服务保障体系更加完善的发展史。这一时期，老百姓家门口的医疗卫生机构和设施越来越多，传染病风险得到有效控制，疑难重症有了更多的治疗手段。伴随着经济发展、居民营养改善、体质提升，2008 年人均预期寿命达到了 74 岁。

（三）卫生方针要求"健康入万策"

满足人民群众对健康生活的美好追求，是卫生工作方针调整升级的原动力。2009 年，《中共中央国务院关于深化医药卫生体制改革的意见》发布，新一轮医改启动。面对我国医药卫生事业发展水平与人民群众健康需求及经济社会协调发展要求不适应的突出矛盾，以及工业化、城镇化、人口老龄化、疾病普遍化和生态环境变化等带来的严峻挑战，深化医改任务复杂艰巨。

党的十八大以来，以习近平同志为核心的党中央把全民健康作为全面小康的重要基础，强调把健康放到优先发展的战略地位。2016 年 8 月 19 日，全国卫生与健康大会召开，明确了新时期的卫生与健康工作方针——以基层为重点，以改革创新为动力，预防为主，中西医并重，将健康融入所有政策，人民共建共享。

2017 年，党的十九大报告提出了"实施健康中国战略"号召，用国家战略来服务人民健康；2019 年 7 月，国务院印发了《关于实施健康中国行动的意见》（以下简称《意见》），从干预健康影响因素、维护全生命周期健康和防控重大疾病三方面提出开展 15 项行动，并对组织实施进行部署。根据该《意见》，到2022 年，我国居民的人均预期寿命要达到 77.7 岁；2030 年，我国人均预期寿命要得到较大提高，居民主要健康指标水平进入高收入国家行列，健康公平基本实现。新医改历经十年，党的十三届全国人大常委会十五次会议表决通过了《基本医疗卫生与健康促进法》。该法将自 2020 年 6 月 1 日起施行。专家认为，这部医疗卫生领域的基础性、综合性法律凸显"保基本、强基层、促健康"理念，及时出台有利于巩固医改成果、发展医疗卫生与健康事业、提升公民全生命周期健康水平，对于推进健康中国建设具有重要意义。

展望未来，在新时期卫生与健康工作方针的指引下，每一位中国人不仅预期寿命会越来越长，被疾病困扰的日子也将越来越少。而要实现这一目标，需要全民行动起来，投入到健康中国建设中。

三、健康中国的顶层设计

健康是幸福的起点，也是成长的前提；是立身之本，也是立国之基；是全面建成小康社会的重要内涵，也是人类社会发展福祉的永续追求，更是国家富强和人民幸福的重要标志。人们常把健康比作 1，事业、家庭、名誉、财富等比作 1后面的 0，因此人生圆满全系于 1 的稳固。"健康"一词在现代汉语字典中的解释是：人的一切生理机能正常，没有疾病或缺陷。传统的医学研究聚焦疾病，将健康定义为无病，认为威胁生命、影响生存质量最直接的原因是生理结构和功能的异常，形成了"健康就是无病"的健康概念，这一概念在很长时间以来一直占据主导地位。牛津字典曾将"health"定义为"没有疾患（illness）和损伤（injury）的状态"。但是，以上概念都只是把健康限制在生物学范围之内，简单地把健康定义为没有疾病和伤痛。用疾病和伤痛来衡量是否健康，并没有真正传达出健康的深层次内涵，因此上述健康界定是狭隘的、不全面的小健康观念。

20 世纪以后，随着社会学和心理学的进一步发展，致使健康的概念从生物学扩展到社会学和心理学领域。1948 年，世界卫生组织（WHO）通过《组织法》，其序言给"健康"做了新的定义，即健康不仅是没有疾病或虚弱，还包括在躯体上、心理上和社会适应上的一种完善状态。1989 年，世界卫生组织再次把"健康"定义为：健康不只是身体没有疾病，而是身体、心理、社会适应能力和道德上都处于完善的状态。可以说，这是目前国外关于健康概念最权威的定义，其权威性主要体现在内容丰富，涵盖范围广泛，能够满足当代人的需求，更能体现大健康的理念。

推进健康中国建设，必须把保障好人民群众基本健康权益放在首位，党的十七大报告明确提出健康是人全面发展的基础，关系千家万户的幸福。党的十八大报告进一步指出健康是促进人全面发展的必然要求。在国际上，衡量一个国家或地区居民健康水平的通行指标是人均预期寿命、婴儿死亡率和孕产妇死亡率三项。根据统计数据，截至 2016 年，我国居民人均预期寿命达到 76.5 岁，全国孕产妇死亡率下降至 19.9/10 万人，婴儿死亡率、5 岁以下儿童死亡率分别下降到7.5‰和 10.2‰，提前实现了联合国千年发展目标，赢得了广泛的国际赞誉。

健康中国战略的提出，彰显了新时期我国决策层的人本情怀。健康是国家富强和人民幸福的重要标志，是人民最关切的民生福祉。党的十八大以来，党和政府高度重视发展健康事业，切实尊重和保障人民的健康权益，形成了符合我国国情的健康模式，人民的健康水平显著提升，位居发展中国家前列。

实现中华民族的伟大复兴，就是中华民族近代最伟大的"中国梦"。体现了中华民族和中国人民的整体利益，是每一个中华儿女的共同期盼。"中国梦"与"两个一百年"奋斗目标紧紧地联系在了一起，即在中国共产党成立 100 年时全面建成小康社会，这是中国梦的第一个宏伟目标；在中华人民共和国成立 100 年时建成富强、民主、文明、和谐的社会主义现代化国家，是中国梦的第二个宏伟目标。党的十八大以来，以习近平同志为核心的党中央做出全面深化改革部署，着力解决深层次的制约医药卫生事业科学发展的体制和结构性问题，推动医改向深水区挺进。

党的十八大以来，以习近平同志为核心的党中央将医改工作纳入全面深化改革工作，进行统筹谋划、整体推进，更加注重改革的整体性、系统性、协调性，更加注重医疗、医保、医药"三医"联动，深化医药卫生体制改革取得突破性进展，取得了举世瞩目的成就，走出了一条中国特色卫生健康事业改革发展之路。

中国医改结出累累硕果，医疗保障水平大幅提升，城乡居民基本医保人均财政补助标准由 2012 年的 240 元提高到 2019 年的 520 元，医保药品目录新增药品 339 个，增幅约 15%，大病专项救治病种范围扩至 21 种，跨省异地就医直接结算定点医疗机构达到 16230 家。一张世界上规模最大的基本医疗保障网已经建立，覆盖率达 98%，惠及超过 13 亿人，这些无不体现着党对人民的庄严承诺。

世界银行、世界卫生组织等多家国内外研究机构在 2017 年联合发布的中国医改调研报告评价称，"人民健康水平总体达到中高收入国家平均水平，用较少投入取得较高健康绩效"。

习近平总书记指出，没有全民健康就没有全面小康。在农村贫困地区因病致贫、因病返贫是最突出的致贫因素之一，也是打赢脱贫攻坚战，需要持续补齐的民生"短板"，在党中央、国务院的坚强领导下，国家卫生健康委员会同国务院扶贫办等有关部门，围绕让贫困人口"看得起病、看得好病、看得上病、少生病"，精准施策，统筹推进，健康扶贫取得重大阶段性进展。

促进全民健康，决胜全面小康。以习近平同志为核心的党中央把维护人民健康作为治国理政的基本要务，推进健康中国建设取得世界瞩目的成就：世界上规模最大的基本医疗保障网覆盖城乡，大病保险制度惠及 10 亿多居民；医疗卫生服务体系不断完善，分级诊疗制度让更多百姓拥有了自己的家庭医生，多样化健康需求不断得到满足；公共卫生安全防控屏障致密坚固，经受住病疫情的严峻考验；百姓看病就医负担明显减轻，个人卫生支出占卫生总重降到近 20 年来最低水平，人均期望寿命从 2009 年的 74.8 岁提高到 2015 76.34 岁，居民主要健康指标总体优于中高收入国家平均水平。

　　健康是全国人民对美好生活的共同追求。着眼未来，健康中国的内涵，不是确保人民身体健康，更是涵盖全体人民健康身体、健康环境、健康经济、健康社会在内的大健康理念。党和国家已经为健康中国勾勒出了全新的"设计图"，即"把人民健康放在优先发展的战略地位，以普及健康生活、优化健康服务、完善健康保障、建设健康环境、发展健康产业为重点，坚持问题导向，抓紧补齐短板，加快推进健康中国建设"。

　　又踏层峰望眼开，且待佳令破晓来。百年激荡，百年抗争，百年奋起，站在新的历史起点，党和国家坚持以人民为中心，把人民健康放在优先发展的战略位置，坚定不移深化医药卫生体制改革，着力解决群众看病就医问题，不断提高全民健康水平，为破解医改世界性难题贡献出中国智慧、中国经验。为了人民的健康福祉，为了全面建成小康社会，为了实现中华民族伟大复兴的健康中国梦，为把我国建设成富强民主文明和谐美丽的社会主义现代化强国而不懈奋斗。

四、健康中国战略的发展历程

　　20 世纪中叶以来，建设健康社会已成为世界各国提升治理能力的重要内容。社会组织形式和人的生活方式改变是其产生的主要原因。城市化和工业化带来更加密集的人口与人类活动产物，越来越多的人口生活在"人造"的世界当中，各种新的因素对人体健康带来挑战，健康管理因而也随之超越了私人领域，成为社会治理的重要内容。随着经济的发展和社会的进步，人们越来越认识到健康的重要性。一个国家的国民健康水平，成为这一国家的实力与文明程度的标志。

　　20 世纪后期，随着全球化的发展，健康技术交流与疾病传播速度加快，健康治理不但是国家的内部事务，同时也成了一项国际责任。1948 年，世界卫生组织的成立标志着健康治理成为国际间合作交流的重要内容。1978 年，世界卫生组织发表的《阿拉木图宣言》指出，健康是基本的人权，尽可能地提升人民……是世界各国的重要目标。此后，世界发达国家和许多发展中国家纷……的健……改善国民健康的计划项目。国家健康治理也由此有了标志国家利……纷……家战略的基础，如日本、美国等国实已将健康战略作为影响国家外交……益……略组成部分。

……的……2 年，世界卫生组织发布《维多利亚宣言》明确提出了健康的四大基石：……膳食、适当行动、戒烟限酒、心理平衡。世界卫生组织开始了由治疗医学向……医学转变的健康革命。2010 年，世界卫生组织向全球发出倡议，号召人们……过五种途径提升健康水平——锻炼、生活方式、健康促进、慢性病预防与开展……以及国家卫生规划。

保护人民的健康权益是中国共产党的光荣传统，中国共产党秉承一切为人民服务的思想，自革命抗战时期就将改善人民卫生环境、为群众提供医疗服务、改善人民健康作为建设根据地的重要内容。新中国成立后迅速建立起了农村合作医疗制度，发动爱国卫生运动，修筑水坝农田，为改善人民健康做出了巨大努力，在短时期内大幅提高人民健康水平，取得了令世界惊叹的成绩。改革开放后，为促进资源增长，在医疗卫生领域内引入市场因素，完善法律法规，不断探索新的道路，这一时期内中国人民的健康水平得到持续改善。但是，在健康事业发展过程中，由于对政府与市场的角色、功能的认识不明确，也造成了健康公平缺失、公共服务能力发展落后等问题，同当前加速的城市化、人口老龄化和疾病谱变化等社会问题交织在一起，对人民健康构成了威胁，在这一历史条件下，我国于2009 年启动了"健康中国2020"战略计划研究，以医疗卫生为主体和动力考察了建设健康中国的路径，把健康中国战略作为我国经济社会发展战略的重要组成部分。

2015 年 2 月，李克强总理首次提出"健康中国"这个新词，并详细阐释了健康中国的内涵和实现健康中国建设的途径。国家在"十三五"规划中明确提出了健康中国建设。为实现健康中国这一目标，国家加大人力、物力的投入，不断提高我国医疗卫生水平，号召人们积极参与全民运动。2015 年 10 月 29 日，中共十八届五中全会通过了《中共中央关于制定国民经济和社会发展第十三个五年规划的建议》，提出了推进"建设健康中国"的新目标，从落实"四个全面"的战略布局，促进经济社会发展全局出发，统筹解决未来一个时期全民的健康问题做出了制度性安排。健康中国建设的核心是努力让人不得病、少得病、晚得病，充分调动社会各方面广泛参与，强化多部门合作，加强环境治理，保障食品药品安全，加强伤害预防，使人民群众呼吸上新鲜的空气，喝上干净的水，吃上放心的食物，实现环境与人的健康和谐发展，提高人民群众的健康意识，积极做到合理膳食，适量运动，戒烟限酒，心理平衡，实现人人热爱健康，追求健康，自主自律的健康生活方式。

2016 年 7 月，习近平总书记会见原世界卫生组织的总干事陈冯富珍时，提出要"实施健康中国战略"，为实现"两个一百年"奋斗目标打下坚实的健康基础。2016 年 8 月，全国卫生与健康大会召开。在以习近平为核心的党中央领导下，进一步加深了对健康和国民健康重要性的认识后，提出"要把人民健康放在优先发展的战略地位"，明确了"以基层为重点，以改革创新为动力，预防为主，中西医并重，将健康融入所有政策，人民共建共享"的 38 字工作方针。审议通过"健康中国 2030"规划纲要，将"健康中国"上升为国家战略，成为我国新时代改善和保障民生的战略部署。2016 年 10 月，《"健康中国 2030"规划纲要》（以下简称《规划纲要》）颁发，指出了"健康中国"建设的指导思想、战略主题和战略目标，全文共八篇，从不同方面阐述了实现"健康中国"建设的途径。这明确显示了"健康中国"上升为国家战略的两大要义："全"与"民"。健康中国是全面小康社会下的全民健康蓝图，是健康优先的创新型发展理念，是凝聚政府、社会和全体人民共同理想的旗帜。《规划纲要》的颁发为"健康中国"建设指明了方向，对促进全民身体健康具有重要的指导意义。

党的十九大报告指出，"实施健康中国战略。人民健康是民族昌盛和国家富强的重要标志。要完善国民健康政策，为人民群众提供全方位全周期健康服务。深化医药卫生体制改革，全面建立中国特色基本医疗卫生制度，医疗保障制度和优质高效的医疗卫生服务体系，健全现代医院管理制度，加强基层医疗卫生服务体系和全科医生队伍建设。全面取消以药养医，健全药品供应保障制度。坚持预防为主，深入开展爱国卫生运动，倡导健康文明生活方式，预防控制重大疾病，实施食品安全战略，让人民吃得放心。坚持中西医并重，传承发展中医药事业，支持社会办医，发展健康产业，促进生育政策和相关经济社会政策配套衔接，加强人口发展战略研究。积极应对人口老龄化，构建养老、孝老、敬老政策体系和社会环境，推进医养结合，加快老龄事业和产业发展"。"健康中国"的美好蓝图已然绘就，健康成为中国当前的热点问题。我国许多医院已经开设了治未病科室或中心，这是现代医学和传统中医智慧的结晶，与以医疗为中心的健康治理模式相比，这种未雨绸缪的治未病健康治理模式，显然更有价值，更具有可持续性、拥有更广阔的愿景，同时也更加能够提升人们的健康水准。

2018 年国务院机构改革，新组建的国家卫生健康委员会正式挂牌，"健康中国"战略有了推进落实的负责机构，其重要性进一步得到提升，成为我国全面建成小康社会、实现党的"两个一百年"目标、实现中华民族伟大复兴中国梦的前提条件。主要职责是拟订国民健康政策，协调推进深化医药卫生体制改革，组织制定国家基本药物制度，监督管理公共卫生、医疗服务、卫生应急，负责计划生育管理和服务工作，拟定应对人口老龄化、医养结合政策措施等。"健康"一词首次出现在国家部委名称中，体现了党中央国务院对人民健康的高度重视和责任担当，承载着我国党和政府对人民的庄严承诺和殷切关怀。

2019 年，国务院印发了《关于实施健康中国行动的意见》，成立了健康中国行动推进委员会，出台了《健康中国行动组织实施和考核方案》。《健康中国行动（2019 - 2030）》是《"健康中国 2030"规划纲要》的路线图和施工图，将加快推动以治病为中心转变为以人民健康为中心，动员全社会落实预防为主方针，实施健康中国行动，提高全民健康水平。

"健康中国"战略的提出，意味着我国健康治理模式的转向；体现了新时期我国决策层的民生担当，当前我国社会主要矛盾已经转化为人民日益增长的美好生活需要和不平衡不充分的发展之间的矛盾，这个矛盾在健康领域体现为人民群众日益增长的健康需求和医疗卫生事业发展的不平衡不充分之间的矛盾，随着物质文化生活水平的日益提高，人民对健康的追求越来越强烈。

我国正处在全面建成小康社会的关键时刻。推进健康中国建设，是全面建成小康社会、全面提升中华民族健康素质、实现人民健康与经济社会协调发展的国家战略，是积极参与全球健康治理、履行 2030 年可持续发展议程国际承诺的重大举措。把人民健康放在优先发展的战略地位，以普及健康生活、优化健康服务、完善健康保障、建设健康环境、发展健康产业为重点，加快推进健康中国建设，努力全方位、全周期保障人民健康，为实现"两个一百年"的奋斗目标、实现中华民族伟大复兴的中国梦打下坚实的健康基础。这是一个政党谋定发展大势，践行执政为民的郑重承诺，也是一个国家迈向广阔未来、实现复兴梦想的崭新征程。

（张　涛　陈小东　欧阳静）

第二章　健康中国体系

　　"健康中国"战略是中国共产党在新时代背景下，以提高全体人民健康水平为根本目的，以健康服务、健康生活、健康保障、健康环境、健康产业、健康支撑与保障为框架建立起来的国家战略，是我国国家战略体系中国民经济社会领域的重要内容，是我国改善和保障民生的重要战略部署，是全面建成小康社会，完成党的"两个一百年"目标，实现中华民族伟大复兴中国梦的前提条件。

　　"健康中国"战略起源于我国推进医疗卫生体制改革进程的发展。随着人民健康水平的提高和疾病谱的改变，想要进一步改善健康服务能力，以医疗卫生为主体的供给模式越来越不能满足人民健康的现实要求。同时，社会上追逐经济增长，以牺牲健康为代价的发展模式也不符合我国经济转型培养高水平、高素质人才的要求，重新构建健康保护机制体制，把健康放在优先发展的战略地位，是提高人民健康的必然选择。"健康中国"战略反映了我国以人民为中心与和平崛起的利益所在，是统筹规划国家健康事业的依据，具有长期性和发展性。

一、"健康中国"战略的性质和意义

(一)"健康中国"战略的性质

　　"健康中国"战略首先是我国的一个国家战略。2008年，国家卫生部组织数百名专家开展研究的《"健康中国2020"战略研究报告》指出，"健康中国"战略是我国经济社会发展战略的重要组成部分。2016年8月26日，中央政治局审议通过的《"健康中国2030"规划纲要》指出，健康中国建设是实现人民健康与经济社会协调发展的国家战略，明确指出健康中国的国家战略性质。2017年10月18日，习近平同志在党的十九大报告中指出，要实施健康中国战略。健康中国战略不仅关系到全面建成小康社会，还关系着深化医疗卫生体制改革。健康中国战略具有鲜明的国家战略性质，它具有以国家为领导，关系到国家利益，专家群体研究，涉及经济、社会、文化多个领域、具有长期规划与目标，是中国国家战略体系中的重要一环，且其重要性随时间发展愈加明显。

国家利益是国家战略提出的缘由，是一国利益和欲望的集中表现。从国家利益来看，"健康中国"战略关注人民健康权益，强调共享发展理念，是党和政府代表人民利益的具体体现，是中国共产党执政造福人民的重要表现。

战略条件也可以说是国家战略提出的国际环境和具体国情的总和，既包含战略提出所应对的基本矛盾也包含战略调整所依据的环境改变，是战略目标、战略路径、战略策略选择的依托，是随时间而变动的因素。从大的国际环境来看，整体和平稳定的国际环境是我国有能力致力于提升人民健康的基础，全球化带来国家之间健康影响力加大、各国认可全球健康治理是我国提出健康中国战略的促进因素。从国内情况来看，中国奉行和平崛起的方式，因而提升国家软实力，以国民健康条件的提升带动国家形象的改善，以国家治理能力的完善提高在国际体系中的话语权是选择健康中国战略的因素之一；工业化、城镇化、人口结构改变等对人民健康带来的挑战，以及随着人民生活水平不断改善对健康的要求也逐步提升，构成了健康中国战略所要解决的目标矛盾。而微观的战略条件包括突发的国际事件、中国实施战略后的国情改变是阶段性的战略目标、即时调整战略策略的依据。

"健康中国"战略的目标既包括要求实现人民健康长寿的长远目标，也包含从 2020 年到 2030 年再到 2050 年的分阶段目标，是较为系统的战略目标体系。战略时间指的是某一战略的起止时间点，健康中国战略的起始时间可追溯到战略的研究阶段，因而将 2008 年作为健康中国的开始时间。虽然《"健康中国 2030"规划纲要》将目标规划至 2050 年，但受疾病存在的长期性与医学技术的相对滞后性的矛盾限制，以及未来国家利益将越来越依赖高素质人口的趋势影响，可以预计健康中国战略将是我国长期坚持的发展战略。

健康中国包含多种战略路径，从健康教育到医疗卫生再到健康环境、健康产业等，涉及影响健康的多个方面，全方位、多角度地保障了健康中国战略的顺利实施。战略评估是战略管理、调整战略策略的重要依据，包含定期评估和即时评估两个层面，亦可视为战略建设各路径的建设指标。"健康中国 2030"从健康水平、健康生活、健康服务与保障、健康环境和健康产业五个方面提出了 2015 年、2020 年和 2030 年应达到的水平标准，为战略的定期评估提供依据。"健康中国"

的战略策略从"2020研究报告"中的战略重点、优先领域、行动计划到《"健康中国2030"规划纲要》中的以"共建共享"为基本路径，表现了国家领导思想和侧重点的转变和成熟。战略原则是战略策略的核心，虽然往往并不是一个战略的必要要素，但是"健康中国"战略的重点。健康中国战略在两次规划、研究中都提出了战略原则，且略有不同。例如，从把"人人健康"纳入经济社会发展规划目标到将健康融入所有政策，反映出了阶段性战略计划提出时基础条件的改变与理论认识的深化。

（二）"健康中国"战略的意义

健康是促进人的全面发展的必然要求，是经济社会持续发展的前提条件，更是全国人民的共同追求。关怀、干预人民健康是党和政府的基本任务，反映了我国综合实力和社会文明的发展进步，把健康中国提升到国家战略的高度是新时代我国顺利建成健康社会的重要保障。

保护人民健康是社会和政治稳定的保障。一方面，生存和发展是人民的基本需求。疾病不只会给患者本身和其家人带来痛苦，这种痛苦在无法满足基本需求，让人感到社会的冷漠时很容易转化为怨愤情绪，导致暴力、反社会的行为增加，加剧社会矛盾。古人说"仓廪实而知礼节，衣食足而知荣辱"，可见人的基本需求得到满足是人民安居乐业的基础。另一方面，随着经济、社会的发展，人们对生命健康的需求也会越来越高，在全球化的今日，人们越来越有能力选择自己想要的生活环境、政府管理体系。政府对国民健康的支持程度和管理效率，决定了人民对社会建设的参与意愿和对政府政治权力的支持度。在国内能够得到的健康资源和发展空间，成为保障人们继续支持政府管理的必要条件。

建设健康中国是经济健康增长的前提条件。健康是人全面发展的基础，人的素质决定人的能力发展上限，而人的体力、智力发展都需要有健康的身体、精神作依托，同时国家的经济增长也离不开高素质、高水平的人才。实际上，在人力资本投入收益最高的生命前期，是人的健康意识和自我健康管理能力的薄弱时期，以国家为领导对国民进行健康管理，有利于普遍提高人民的健康水平，不仅加大了当下和未来短期内的劳动产出，从长期来看，也节约了在生命晚期由于疾病带来的资源损耗。

人民健康是国家综合实力的体现。不可否认，国民健康管理需要政府投入大量资源，特别是在前期建设中，需要由政府提供必要的资源和指导。而国家的经济实力是政府能够为国民提供健康资源的根本来源。同时，社会越发展，就越依赖于高素质的国民，国民健康是国民素质的重要内容，人民对健康的重视程度反映着一个社会的发展程度。另外，国民健康水平也反映出政府的管理体系是否重视实现人民利益，反映了人民权益在国家管理体系中的地位是否重要，而为人民谋福利是国家建立的根本原因。因而，国民健康不仅反映了一国的经济实力、社会发展程度，还反映着国家文化是否有利于促进发展。

建设健康中国是党和政府的战略选择。当前我国社会的主要矛盾已转化为人民日益增长的美好生活需要和不平衡不充分的发展之间的矛盾，以健康水平的提高为人民的美好生活奠定基础，是党和政府充分认识到健康是涉及人的安全、发展需求的重要因素，因而才会高度重视健康中国战略的构建。另外，经过改革开放三十多年的经济发展，我国已成为世界第二大的经济体，但国民生活水平的差距却越来越大，并不符合我国建设社会主义国家的本质要求，在追求经济增长的整体社会氛围下，扭转向以改善人民生活质量的建设方向必须将健康中国提升到国家战略的高度上来，以政府核心领导为保障，才能顺利推进落实健康中国战略工作。

二、"健康中国"战略的目标

（一）体现国家利益

《"健康中国2030"规划纲要》指出，"推进健康中国建设，是全面建成小康社会、基本实现社会主义现代化的重要基础，是全面提升中华民族健康素质、实现人民健康与经济社会协调发展的国家战略，是积极参与全球健康治理、履行2030年可持续发展议程国际承诺的重大举措"。健康中国战略包含保护人民健康权益、推动社会发展和参与国际治理三个方面。

1. 人民的健康利益

中国共产党自成立起就宣称为无产阶级大众的解放而奋斗。新中国成立在战争年代，中国共产党在革命根据地宣传卫生知识，改善人民生活环境；新中国成立后，第一时间建立起以人民为中心的医疗防疫机构，在迈入全面建成小康社会的历史新时期，党和政府提出了"健康中国"战略，正是认识到生命健康对于人的重要性，是中国共产党不忘初心，牢记历史使命的表现。人在不同的环境下对安全、饮食、物质环境和精神环境有不同的要求。改革开放 40 年来，我国为满足人民的物质文化需求而选择以经济发展为中心，现在也是由于人民对健康、美好生活的向往而提出健康中国战略。顺应民心、满足民意是中国共产党工作路线的选择。将人民的利益高于一切，是坚持党的性质和根本宗旨的必然要求，社会主义和工人阶级政党的性质，决定党的根本宗旨是全心全意为人民服务。习近平同志指出，始终坚持全心全意为人民服务的根本宗旨，是我们党得到人民拥护和爱戴的根本原因，对于充分发挥党密切联系群众的优势至关重要。对于中国政府来说，保护人民健康就是保障人民的利益、国家的利益，就是推进"健康中国"战略的根本出发点。

2. 社会的健康发展

党的十九大报告指出，中国特色社会主义进入新时代，我国社会主要矛盾已经从"人民日益增长的物质文化需要同落后的社会生产之间的矛盾"转化为"人民日益增长的美好生活需要和不平衡不充分的发展之间的矛盾"。这一矛盾转变，体现在健康领域就是我国人民对生命健康的需求从远离死亡到摆脱疾病再到寻求健康的改变，这种改变不只对健康的需求内容产生了变化，同时也在追求着更高质量、更有效率的医疗服务和地区之间、城乡之间健康服务更加公平的发展。一方面，随着科学普及，人们的健康观念正在逐渐转变，对预防性的卫生资源需求急速攀升。同时，老人和儿童对医疗卫生资源的需求也在快速增长。传统的以疾病治疗为中心的医疗模式越来越不适合现代人民的需求，因而必须发展医疗体系外的健康服务资源。另一方面，当前我国仍存在"看病难、看病贵"的结构性问题。优质医疗资源在大医院和发达地区的集中让三级医院不堪负荷的同时基层医疗机构的利用率却极低。城乡之间的资源差距也是拉开我国人民健康公平的重要因素。健康资源发展的不平衡、不充分是限制我国人民追求美好生活的一大障碍。现有的工作路径不足以完成普遍提高人民健康水平的任务，因而需要以国家治理的手段，将健康问题提升到国家战略的层面，探索新的工作方法和发展路径。

3. 中国的世界形象

自中国经济社会实力不断崛起以来，西方国家关于"中国威胁论"的论调从来都没停止过，成为一部分势力打压中国的借口。通过健康项目积极参与全球治理，有利于打造积极、健康的中国形象，为中国赢得国际认可。国际健康治理是当前各国都极为重视的问题，随着全球化带来的资源、人口的自由流动，疾病也比过去几个世纪更容易在各国传播。履行国际健康责任，一方面保护好本国人民的健康利益，另一方面支援落后国家的健康建设。

2015 年 9 月，世界各国领导人在一次具有历史意义的联合国峰会上通过了 2030 年可持续发展议程，该议程涵盖 17 个可持续发展目标，是当前国际发展领域的纲领性文件，核心内容包括经济、社会、环境三大领域的 17 项目标和 169 项具体目标。2030 年可持续发展议程于 2016 年 1 月 1 日正式生效。前联合国秘书长潘基文指出，这 17 项可持续发展目标是人类的共同愿景，也是世界各国领导人与各国人民之间达成的社会契约。既是一份造福人类和地球的行动清单，也是谋求取得成功的一幅蓝图。可持续发展目标建立在千年发展目标所取得的成就之上，旨在进一步消除一切形式的贫穷。新目标的独特之处在于呼吁所有国家，包括穷国、富国和中等收入国家，共同采取行动，促进繁荣并保护地球。可持续发展目标认识到，在致力于消除贫穷的同时，需实施促进经济增长，满足教育、卫生、社会保护和就业机会等社会需求并应对气候变化和环境保护的战略。作为世界上最大的发展中国家，中国坚持发展为第一要务，已经全面启动可持续发展议程落实工作。2016 年 4 月，中国发布《落实 2030 年可持续议程中方立场文件》，7 月参加了联合国首轮国别自愿陈述。作为 2016 年二十国集团主席国，中方推动二十国集团制订了《二十国集团落实 2030 年可持续发展议程行动计划》，得到国际社会高度评价。"健康中国"战略是为落实"2030 年可持续发展议程行动"的重要路径展开的，这一战略的顺利开展与重要成果，将是中国履行国际责任的铁证，将为中国在国际上赢得更多认可。

（二）实现战略目标

战略目标体系是国家利益的体现，反映出战略路径和策略的选择。"健康中国"战略是一个长期战略，从"健康中国 2020"战略所提出的 2015 年、2020 年目标，到"健康中国 2030"战略所提出的 2030 年、2050 年目标来看，"健康中国"具有不断发展变化着的目标体系，包含总目标、阶段目标、具体目标和指标体系。在不同时期，由于基本条件、发展路径和任务目标的不同，健康中国的目标体系内容和具体指标也都会有所改变。

1. 总目标与阶段目标

《"健康中国 2030"战略规划纲要》指出："全民健康是建设健康中国的根本目的。"其中有两个关键词：一是"全民"，二是"健康"。表明了"健康中国"的战略重点，即从健康的角度衡量，提升全体人民的素质水平，也就是一方面要提高健康水平，一方面要提升健康公平。

《"健康中国2020"战略研究报告》的总目标也可以视为到2020年的阶段目标："改善城乡居民健康状况，提高国民健康生活质量，减少不同地区健康状况差异，主要健康指标基本达到中等发达国家水平。"阶段目标分两部分：第一部分是2010～2015年，"加快基本医疗卫生制度和服务体系建立，使全体国民人人拥有基本医疗保障，人人享有基本公共卫生服务，医疗卫生服务可及性明显增强，地区间人群健康状况和资源配置差异明显缩小，国民健康水平达到发展中国家最高水平"。第二部分是2015～2020年，目标为"完善覆盖城乡居民的基本医疗卫生制度，实现人人享有基本医疗卫生服务，医疗保障水平不断提高，卫生服务利用明显增强，地区间人群健康差异进一步缩小，国民健康水平接近中等发达国家水平"。这一阶段中的目标还是以医疗为主体，但随着这段时间理论研究取得的进展，以及卫生工作道路和方法有一定的变化，2012～2015年我国健康事业的开展也取得了较显著的成果。因而，《"健康中国2030"战略规划纲要》的阶段目标分为三部分：

（1）到2020年，建立覆盖城乡居民的中国特色基本医疗卫生制度，健康素养水平持续提高，健康服务体系完善高效，人人享有基本医疗卫生服务和基本体育健身服务，基本形成内涵丰富、结构合理的健康产业体系，主要健康指标居于中高收入国家前列。

（2）到2030年，促进全民健康的制度体系更加完善，健康领域发展更加协调，健康生活方式得到普及，健康服务质量和健康保障水平不断提高，健康产业繁荣发展，基本实现健康公平，主要健康指标进入高收入国家行列。

（3）到2050年，建成与社会主义现代化国家相适应的健康国家。

2. 具体目标

目前"健康中国"战略的具体目标只有到2020年和2030年两个阶段的具体目标，从具体目标中，可以看出这一阶段党和政府的工作重点，也在一定程度上反映出该阶段的工作策略。

"健康中国2020"中的具体目标包括：①国民主要健康指标进一步改善，减少地区间健康状况差距；②完善卫生服务体系，提高卫生服务可及性和公平性；③健全医疗保障制度，减少居民疾病经济危险；④控制危险因素，遏止、扭转和减少慢性病的蔓延和健康危害；⑤强化传染病和地方病防控，降低感染性疾病危害；⑥加强监测与监管，保障食品药品安全；⑦依靠科技进步，适应医学模式转变，实施重点前移、转化整合战略；⑧继承创新中医药，发挥中医药等我国传统医学在保障国民健康中的作用；⑨发展健康产业，满足多层次、多样化的卫生服务需求；⑩履行政府职责，加大健康投入，保障"健康中国 2020"战略目标实现。

"健康中国 2030"战略具体目标分为五个方面：①人民健康水平持续提升。人民身体素质明显增强，2030 年人均预期寿命达到 79.0 岁，人均健康预期寿命显著提高。②主要健康危险因素得到有效控制。全民健康素养大幅提高，健康生活方式得到全面普及，有利于健康的生产生活环境基本形成，食品药品安全得到有效保障，消除一批重大疾病危害。③健康服务能力大幅提升。优质高效的整合型医疗卫生服务体系和完善的全民健身公共服务体系全面建立，健康保障体系进一步完善，健康科技创新整体实力位居世界前列，健康服务质量和水平明显提高。④健康产业规模显著扩大。建立起体系完整、结构优化的健康产业体系，形成一批具有较强创新能力和国际竞争力的大型企业，成为国民经济支柱性产业。⑤促进健康的制度体系更加完善。有利于健康的政策法律法规体系进一步健全，健康领域治理体系和治理能力基本实现现代化。

3. 重点目标

"健康中国 2030"的一个重要宗旨是促进全民的健康长寿，实现"健康生活少生病、有病早治早康复、健康服务全覆盖、优质公平持续"的健康理念（见表 2 − 1）。

表 2 − 1 "健康中国 2030"发展重点

项目	健康生活行动议程	健康质量促进工程	健康能力提升工程
行为主体	个人和家庭 公共卫生机构	医护机构 患者	政府健康部门 健康机构
健康理念	不生病	早康复	全覆盖、可持续
战略目标	控制健康风险 "健康生活少生病"	提升健康质量 "有病早治早康复"	增强健康能力 "优质公平可持续"
基本任务	提升全民健康素质 控制和降低健康风险	提升患者健康质量 提升健康服务水平	提高健康服务和健康保障 的能力，减少健康不平等
重大举措	健康生活全程规划 健康生活行为指南	医护服务流程再造 社区医院标准化	分工合作制国民健康体系 健康中国指标体系

分工合作制国民健康体系是全民参与、全程覆盖、分工合作、责权明确的整合型健康体系。其主要特点是：以促进全民的健康长寿为宗旨，以信息技术为支

撑，分工明确，责任到人，健康生活和健康服务相互促进，经济与社会相互支撑。其主要功能是为全民提供胎儿到生命终点的全程健康服务和健康保障（见图2－1）。

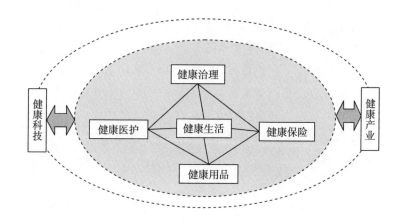

图 2－1 分工合作制国民健康体系的结构示意图（钻石模型）

4. 核心目标

健康是促进人的全面发展的必然要求，是经济社会发展的基础条件。实现国民健康长寿，是国家富强、民族振兴的重要标志，也是全国各族人民的共同愿望。新中国成立以来特别是改革开放以来，人民健康水平持续提升，2015 年国健康水平优于中高收入国家平均水平。随着工业化、城镇化、人口老龄化、疾病谱变化、生态环境及生活方式变化等，维护人民健康面临一系列新挑战。因此，《规划纲要》明确要"以提高人民健康水平为核心"，将人民健康水平持续提升、实现更高水平的全民健康作为健康中国建设的根本目的，提出"2030 年人均预期寿命达到 79.0 岁，人均健康预期寿命显著提高"，并设置了人均预期寿命、婴儿死亡率、5 岁以下儿童死亡率和孕产妇死亡率 4 个国际公认的衡量居民健康水平的主要指标和国民体质达标率指标。

经过各方面反复测算，与中高收入国家 2020 年、高收入国家 2030 年主要健康指标预测值相比，《规划纲要》所提人均预期寿命、婴儿死亡率、5 岁以下儿童死亡率和孕产妇死亡率 4 个主要健康指标 2020 年我国的目标值均优于中高收入国家前 1/4 水平，2030 年的目标值均达到或接近高收入国家平均水平，据此提出了"2020 年，主要健康指标居于中高收入国家前列""2030 年，主要健康指标进入高收入国家行列"。

（1）人均预期寿命达到 79.0 岁。人均预期寿命是指在一定死亡水平下，预期每个人出生时平均可存活的年数，是国际上衡量一个国家或地区医疗卫生服务水平及经济社会发展水平的主要指标。2015 年我国人均预期寿命为 76.34 岁。以第四、第五、第六次人口普查数据为基础，采用指数回归法和寿命表法计算，2020 年、2030 年我国居民人均预期寿命分别约为 77.3 岁和 79.0 岁（联合国人口司预测值为 79.08 岁）。人均健康预期寿命是由世界卫生组织开发的一个新的健康衡量指标，是指扣除了死亡和伤残影响之后的平均期望寿命。目前该指标在国际上尚处于探索阶段，我国暂不具备全面测算人均健康预期寿命的条件，未来将作为目标方向努力，积极开展研究测算工作。推进健康中国建设，大幅提高人民健康水平，必须确立"以促进健康为中心"的"大健康观"，全方位、全生命周期维护人民群众健康，从而在目前已经比较高的基础上进一步提高人均预期寿命。

（2）婴儿死亡率下降到 5‰。婴儿死亡率指出生至不满 1 岁的活产婴儿死亡人数与活产数之比，即婴儿死亡率 =（该年该地婴儿死亡数/某年某地活产数）× 1000‰。2015 年，全国婴儿死亡率为 8.1‰。综合利用儿童死因别死亡率法和趋势分析法，考虑早产、出生窒息、肺炎、腹泻等可预防疾病死亡率下降趋势，结合国际发展趋势和横向比较，将 2020 年全国婴儿死亡率下降到 7.5‰，2030 年下降到 5.0‰作为规划目标。《规划纲要》提出了实施母婴安全计划、向孕产妇免费提供生育全过程的基本医疗保健服务，实施妇幼健康和计划生育服务保障工程，提升孕产妇和新生儿危急重症救治能力等政策措施，将有力保障婴儿死亡率下降目标的实现。

（3）5 岁以下儿童死亡率下降到 6‰。5 岁以下儿童死亡率指年内未满 5 岁儿童死亡人数与活产数之比，即 5 岁以下儿童死亡率 =（该年该地 5 岁以下儿童死亡数/某年某地活产数）× 1000‰。2015 年，全国 5 岁以下儿童死亡率为 10.7‰。综合利用儿童死因别死亡率法和趋势分析法，结合国际发展趋势和横向比较，测算提出 2020 年全国 5 岁以下儿童死亡率下降到 9.5‰，2030 年下降到 6.0‰。除降低婴儿死亡率各项措施外，《纲要》还提出实施健康儿童计划、加强儿科建设、继续开展重点地区儿童营养改善项目等要求，确保 5 岁以下儿童死亡率下降目标的实现。

（4）孕产妇死亡率下降到 12/10 万。孕产妇死亡率指年内每 10 万名孕产妇的死亡人数。孕产妇死亡指从妊娠期至产后 42 天内，由于任何妊娠或妊娠处理有关原因导致的死亡，但不包括意外原因死亡。按国际通用计算方法，"孕产妇总数"以"活产数"代替计算。计算公式为：孕产妇死亡率 =（该年该地区孕产妇死亡人数/某年某地区活产数）×100000/10 万。2015 年全国孕产妇死亡率为 20.1/10 万。根据国家"十三五"规划，提出 2020 年全国孕产妇死亡率下降到 18/10 万；按国际通用计算方法，根据我国 1990~2015 年孕产妇死亡下降趋势，参考发达国家孕产妇死亡率变化规律和特征，提出全 2030 年孕产妇死亡率下降到 12/10 万。随着生育政策调整，要提高妇幼健康水平、突出解决好妇女儿童这一重点人群的健康问题，必须进一步实施住院分娩补助制度，向孕产妇免费提供生育全过程的基本医疗保健服务。

（5）城乡居民达到《国民体质测定标准》，合格以上的人数比例达到 92.2%。城乡居民达到《国民体质测定标准》合格以上的人数比例即全国达到《国民体质测定标准》合格等级以上的人数百分比，也称"国民体质达标率"，是反映人民身体素质的重要指标。按照现行《国民体质测定标准》，根据国民体质监测公布数据，2014 年达到国民体质测定标准合格以上人数比例为 89.6%。根据 2000 年、2005 年、2010 年和 2014 年 4 次监测数据（合格率分别为87.20%、88.20%、89.10% 和 89.60%）进行曲线拟合，提出 2020 年合格率为 90.6%，2030 年为 92.2%。实现《规划纲要》"人民身体素质明显增强"的目标，必须广泛开展全民健身运动，推动全民健身与全民健康深度融合。

三、"健康中国"战略的策略原则和本质特征

（一）策略原则

实现一个国家战略的路径通常有很多，但如何利用有限的人力资源和物质资源满足多样化的任务需求，以什么样的原则、方法开展工作能够起到事半功倍的作用，是考验组织安排的问题，更是一个国家战略的核心。总结"健康中国2020"与"健康中国 2030"研究成果，总的来说，健康中国战略有共建共享、以健康为政策要素、公平公正和改革创新四类策略原则。

（1）把健康融入所有政策。"坚持把'人人健康'纳入经济社会发展规划目标"是"健康中国 2020"的基本原则之一，在"健康中国 2030"中，直接把这一原则上升为"健康优先"，即"把健康摆在优先发展的战略地位，立足国情，

将促进健康的理念融入公共政策制定实施的全过程"。健康工程是一项横跨多个领域的复合工程。诸多科学研究表明，除基因遗传和生活习惯外，生态环境、气候变化、社会结构、医疗服务、食品药品等自然和社会因素也是影响人群健康的重要因素。因此，一个国家总体健康水平的提高与其医疗卫生、药品管理、社会保障、就业、财政、环境保护、民政等多部门的协作密切相关，只有将健康优先的理念融入政府的所有政策当中，树立跨领域、跨部门的共同责任观，才能不断弥合不同地区和人群之间的健康差距，推进健康服务的公平性、可及性。

（2）以共建共享为基本路径。共建共享路径选择是以习近平为核心的党中央在发展我国健康事业道路中所做出的理论创新。共建共享既是健康中国的基本路径，也是健康中国的策略之一。建设健康中国，需要政府、行业和个人的共同努力。因为"健康中国"战略是涉及社会、经济、环境、医疗多个领域的重要任务，在政府工作开展的同时，不可避免会触及一些局部利益，这就需要公众做出改变，需要全社会资金、技术、智慧的鼎力支持。共建共享强调群众参与、共同建设、健康公平。以共享吸引共建，以共建促进发展成果，形成良性循环，是中国共产党从群众中来、到群众中去的领导智慧。积极吸引社会力量进入"健康中国"战略领域，形成全方位、多层次的监督体系，强化社会力量在执法活动中的地位，使每个人都意识到这是重要的问题，是关系到中华民族永续发展的大事，才能达成共识，共同构筑健康中国。

（3）坚持健康公平公正原则。追求人与人之间的资源、条件公平是社会主义社会的发展目标之一，是衡量一个国家的社会文明程度的重要指标。让每一个社会成员都能得到公平有效的基本卫生服务是政府在卫生领域应尽义务，也是健康中国战略的原则。坚持健康公平公正原则，有利于增强人民群众对党和国家的信心，有利于调动人民参与健康中国的积极性。

健康的公平公正是指社会成员应该以需求水平而获取不同程度的健康服务，这种资源获取不应取决于其社会地位、收入水平等差距而又有区别。也就是说，具有相同的健康服务需求的社会成员应该获得相同的健康服务。但这种公平的健康服务水平应随着不同体制的国家、不同的历史时期以及不同的经济水平而不同。总的来说，健康的公平性应包括健康水平、获得健康服务、健康支出和健康资源占有四个方面的公平性。影响健康公平性的因素有很多，如医疗与公共卫生资源短缺与配置不合理、贫富差距加大等，教育程度、地理交通、乡村一体化管理、自然灾害等因素也会不同程度地影响健康的公平性。坚持健康公平，要重点关注弱势群体的健康需求，优先建设基本健康服务体系。

（4）建设中国特色健康体制。由于各个国家的历史文化、国情社情、经济社会发展程度不同，高效可行的健康制度体系因而也会不同。新中国成立以来，我国一直在不断探索适合中国国民健康发展的医疗卫生制度体系，建立了以医疗服务、医疗保障为主体，爱国卫生等运动为补充的中国特色医疗卫生体制，在改善国民健康水平问题上发挥了很大作用。但近年来，随着我国居民健康水平提升到一定高度后，影响健康的因素变得越来越广泛，环境污染和生活方式改变也带来了新的健康问题，单纯依赖已有的医疗卫生体制已经不足以满足工作开展内容与框架，因而党和政府决定，在继续深化医疗卫生体制改革的同时展开环境保护、健康促进、健康产业发展等工作，以"大健康、大卫生"理念为指导，在新的全方位保障机制框架下建立起有中国特色的健康保障制度，以人民的健康需求为导向，补平工作不足，促进全体人民的健康水平共同提升。

（二）本质特征

分析健康中国战略的性质与来源，可以得出健康中国战略不同于其他国家战略的几个基本特点，即健康中国战略具有长期性、广泛性，需要由国家对各部门工作进行协调、领导，不只有利于国内经济社会发展，还具有获得国际利益的潜力。

（1）健康中国战略的长期性是由人民对健康的无限欲望和人类科技面对自然、疾病相对落后的矛盾决定的。现代的健康概念不只涵盖了身体健康，还包括精神健康和道德健康，即社会适应性。在身体健康方面，由于现代生活方式的变化导致人口集中、人类患慢性病、传染病的概率增加，这对医疗卫生技术带来挑战，自然中潜伏的病毒也在不断适应着人类的科技进化发展，人类与疾病的战斗必然是长期的。在精神健康方面，现代社会的高速发展使得人们的生活节奏加快，生活压力、学习压力、工作压力普遍升高，代际之间不理解之处增多，随之带来的心理压力却没有良好的环境得以释放，而传统的生活方式所提供的心理平衡方式并不能完全满足现代人的需要，对新的更容易产生的精神疾病类型如抑郁症、自闭症的治疗也没有足够的经验，这种矛盾让健康领域的供需矛盾将长期存在。在道德健康领域，由于现代社会中人与人之间的交流频率和深度是过去几十亿年人类进化中不曾有过的，在复杂的社会结构中如何找到适合自己的位置，正确认识自己的价值，实现人生价值是摆在每一个社会人面前的问题。对社会结构、社会功能、社会合作的认识不充分往往会造成人在道德上的困惑，影响个体融入社会和在社会中得到满足。而社会结构、社会发展目标又是不断变化的，因而需要来自国家、行业和家庭的共同关注和长期指导。

（2）影响健康中国战略的内容十分广泛，涵盖社会发展内容的方方面面。《规划纲要》为健康中国战略构建了七大发展领域和26种任务范畴；芬兰的健康项目涉及法律制定、公共卫生、食品营养、社会福利和信息体系等；美国的健康国民计划包含健康教育、大众传媒、休闲娱乐、交通、土地与社区规划等；日本的"健康日本21"计划和国际健康战略涵盖了科技、医疗、养老、投资等领域内容。可见，国家健康战略是关系到社会与经济发展的重要战略，可以说是牵一发而动全身。同传统的军事战略不同，健康战略更多关系到国家发展而不是国家安全，因而是随着社会的逐步稳定和发展而显得愈加重要的战略。

（3）强调人与人之间的健康平等、全体人民共享健康成果，坚持公平性原则是健康中国战略不同于其他国家健康战略的主要特征。共建共享路径是我国的社会主义本质的体现。当代其他国家的健康战略多是以解决某种疾病或针对某种人群为目标，是以问题为导向的战略选择，而健康中国战略是建设型的国家战略，意在全国范围内，不分人群、民族、经济条件、身体状况的普遍性、一致性的改善方案，尤其针对现今国内差距巨大的城乡差距、区域差距，以及由社会经济地位导致的健康机会不平等，反映出马克思主义理想社会中每个人自由、平等、全面发展的理想追求。

（4）实践健康中国战略需要多部门合作，强大的组织领导是战略实施的先决条件。规范化、标准化的管理体系会带来更高效率的合作和更少的资源浪费是毋庸置疑的，然而，在健康领域，单靠国民的社会行动是不足以构建起影响全国的健康管理体系的，更不必提其所要求的各种国家部门的任务配合，是难以自下而上建立起来的。因而，必须由政府做好前期的统一规划，让政府各部门为共同的目标而努力，在设定自身领域的发展计划时考虑到对健康的影响。这就需要一个强有力的组织领导，由于健康战略所涉及的内容广泛，是无法将所有相关部门合并为一体的，在国家领导核心地位上建立一个专门督导的领导小组是可行的方案，也是大部分国家的选择。

（5）健康中国战略可以为中国国际健康战略的展开提供基础，有利于增强国际竞争力，以实现国家利益。健康治理已经成为全球治理的重要内容，全球化带来的人口迁移频繁不只促进了经济的发展，还便捷了疾病的传播，健康治理早已不再完全是国内事务，需要各国携手共同努力，促进医疗科技的发展，共同抵御疾病的入侵。国民健康水平的提升，可以改善国家在国际中的形象，有利于促进更多资源和技术人才的引进，也是政府治理能力的证明。健康中国战略具有扩张性，在促进社会发展的基础上还会对外交、军事等领域产生影响，高水平的健康管理在干预世界健康相关问题时必然更有说服力，有助于其他国家利益的实现。

四、"健康中国"战略的内涵界定和具体任务

国家战略的基本范畴包括国家利益、战略目标、战略路径、战略策略、战略时间、战略评估、战略条件、战略原则等。其中，国家利益、战略目标、战略路径、战略策略是主要结构。在国家战略的诸多构成要素中，国家利益位居第一。它体现一个国家的根本需求和欲望，决定其主流价值追求，是这个国家确立目标、制定战略的依据和基础。国家战略目标是指在某一时间节点上，国家安全与发展要达到的预想状态。战略路径指的是为实现国家战略目标而运用的各种手段与办法的总和。战略策略是指在国家战略的实施过程中，保证战略管理到位的组织、政策等。其问题的重要性决定国家战略往往是长期性的战略，有着阶段性的目标与规划。战略提出时的国际环境和国内环境，共同构成战略途径和策略选择的基本条件。

根据国家利益，国家战略可分为国家安全、国家发展、国家扩张三种类型。健康中国战略是我国国民经济和社会管理发展战略的重要一环，以国家战略体系的使用统领各类国家战略，反映出我国政府对国家事务侧重于统筹规划管理，相对于西方国家具体的国家战略、国家计划的内容、项目，我国的国家战略内容偏宏观，概念化特征明显。

在以民族复兴为根本利益，建设健康现代化国家为阶段目标和公平、共享等原则要求下，健康中国战略的具体任务要从以医疗为中心的任务体系扩展为更加系统、全面的任务系统。"健康中国2030"战略所提出的任务以人民生活为出发点重新规划任务内容，并将公共卫生与环境保护提升到与医疗服务和医疗保障同等的高度，更加符合健康中国战略所需的工作展开与评价评估，因而本节将以其为基础具体介绍其中各项任务的主要内容与内涵。

1. 打造健康生活

健康生活是以人的日常生活为中心，围绕提高健康素养、养成健康习惯、提高身体素质而开展的相关工作。居民健康素养水平和经常参加体育锻炼的人数是

衡量健康生活工作开展进度的主要指标。生活健康不同于医疗健康，是我国健康事业发展的短板，也是居民较为忽视的领域，我国大部分居民的健康素养还有待提高是健康中国战略选择生活健康路径的一个原因。由于疾病预防本身是非常个人化的事情，因而从预防的角度出发，采用健康促进、健康教育的方式使群体的健康有所提高，也是必要的选择。

健康教育是普及健康知识、提升健康素养的必经之路。开展健康教育可分为学校教育和社会教育两个方面。学校中的健康教育在人的生命早期打下良好的基础，能够带来长期的影响，在以学习成绩为中心的学校教育中，保障健康教育课程的占比与质量，关系到一代人的健康人生。当前，我国的社会健康教育主要是为了弥补早期健康教育投入的不足与缺失，人民对健康的渴望与健康知识不足、分辨能力低的情况下共同导致了医药市场上的混乱，给不法分子以可乘之机，因而当务之急是为大众建立起官方的、可靠的健康知识、信息来源，及时澄清误导消息，建立医学与普通大众之间的沟通路径，强化健康教育服务十分必要。

个人对自身的健康管理是保持健康最基本的行为。养成良好的健康习惯是减少疾病发生、提高健康质量、享受更长更高质量生命的前提。健康的生活习惯包括健康饮食、保持良好的心态、远离有损健康的生活习惯。在我国经济水平快速发展后，人们的饮食选择丰富起来，但如何正确搭配膳食合理，并不为很多人所了解，受到高盐高油饮食诱惑的人们在不充分了解控制饮食必要性的情况下也很难自觉培养良好的饮食习惯，人们在满足了吃饱需求的基础上，距离吃好还有很长的路要走。心理状态能够影响身体健康是已经被科学证实的论断，但当前我国的心理健康发展领域面临的困境是一方面人们将向心理医生寻求心理调节的行为严重化，另一方面也缺少发展充分的、技术合格的市场与医生，必须以政府之手来引导、培育心理健康行业发展。社区应在塑造个人健康习惯的过程中起到积极作用，以其便利性、同日常生活相结合的特色潜移默化地改变人们的健康意识。

塑造健康生活离不开良好的社会氛围，需要政府建立全面的健身引导机制。一是要以行政手段为保障充分利用现有的活动用具，提高人均体育活动场地面积和器械数量；二是要加强健身活动中的科学含量，引导人们学习使用科技产品，提高健身活动质量；三是要针对不同人群开展丰富的健身活动，特别是针对老年人、孕妇、儿童和职业群体的特殊身体情况和健身需求，要展开专业化的培训项目，以有不同的健身活动保障全民健身运动的落实。

2. 提供健康服务

当前我国的健康服务供给主要由医疗、医药与公共卫生完成。医疗卫生事业是"健康中国"建设过程中，政府提供给人民的健康保障的载体。人类从健康到死亡过程中可以干涉的只有三步：第一步是保障生命安全，远离战争和死亡威胁。第二步就是解决疾病困扰，只有解决了大部分人的疾病，才能有条件去追求全民健康。疾病会对健康造成不同程度的破坏，而医疗医药是针对疾病和健康损害的必要干预，是对疾病造成的肌体或精神损害的修复，对生存数量和生存质量起着不可替代的作用。第三步是保障公共卫生，公共卫生是控制疾病发展与传播的重要工作，是针对整个人群的健康管理。这三者所构成的健康服务，是健康战略任务中最首要、最不可忽视的存在。

公立医院是我国医疗服务的提供主体，要提高医疗服务效果，就要以解决看病难、看病贵，实现病有所医、病有所防为目标，深入推进医疗、医保、医药"三医"联动。深化公立医院综合改革，深化县级公立医院综合改革，加快推进城市公立医院综合改革；推动三级诊疗取得实效，坚持居民自愿、基层首诊、政策引导、创新机制，以家庭医生签约服务为重要手段，鼓励各地结合实际推行多种形式的分级诊疗模式，推动形成基层首诊、双向转诊、急慢分治、上下联动的就医新秩序；健全全民基本医疗保险，巩固完善国家基本药物制度，提高居民医疗卫生服务满意度。

在公共卫生领域，公共医疗卫生机构和公立医院共同承担着这一责任。发展公共卫生就要保障公共卫生的公平性与可及性，切实缩小人群之间的健康差距；发挥公共卫生工作在防治慢性病、传染病等病程长、发病急的重大疾病的传播与发生方面的作用。把握好人口结构的平衡发展，对健康中国战略的实现十分必要，因而要在推进计划生育服务管理时，继续坚持优生、优育原则，推动人口规模的有序发展。

在医药环节上，中医药和西医药发挥着共同的作用。西医见效快、治疗时间短，中医更有利于预防保健，痛苦较少，要均衡发展两种医药在我国人民健康建设中的共同发挥作用。因为中医药学是我国的特色传统文化，加强对中医药学的整理与发展工作，提高中医药在疾病防治中的重要作用，不仅对我国人民的健康发展起到促进作用，而且对世界医药科技的发展也具有十分重要的意义。另外，由于不同的人对健康有着不同的需求，特别是妇女、儿童、老人、残疾人等弱势群体，针对重点人群提供更高水平的健康服务是健康中国的重要任务，能够体现健康中国战略的公平性原则。

3. 推动健康保障

医疗保障体系是健康保障服务的重要内容。由于疾病的不确定性、高风险性，以及不同国家、不同地区、不同企业、不同家庭和不同个人的经济发展水平或收入水平的差距，世界上绝大多数国家纷纷建立了医疗保险制度，通过收入转移调节国民收入水平的差异，在全社会范围内满足不同收入、不同地区、不同种族人群具有的相同或类似医疗卫生服务需求，使他们能够得到基本的医疗卫生服务。医疗保障制度的建立，可以有效地依靠国家、社会和个人的经济力量，通过征收医疗保险费和偿付医疗保险服务费用来调节收入差别，在不减少高收入者获得医疗服务的同时，使低收入群体也能够获得基本的医疗服务，使患病的劳动者从医疗保障中获得必要的物质帮助，尽快恢复身体健康，重新从事劳动，取得经济收入。会不会失去健康、什么时候失去健康，对于国家和个人来说都是具有风险的事情。而失去健康对个人来说的打击尤大，很可能无法通过个人或家庭的力量重新回归正常生活，因而需要由政府组织来建立居民互助的健康保障体系。中国通过建立以基本医疗保障为主体，其他以多种形式的补充保险和商业健康保险为补充的多层次、宽领域的全民医疗保障体系，初步实现了人人享有基本医疗保障。截至 2016 年底，全国基本医疗保险参保人数超过 13 亿，参保覆盖率稳固在 95％以上。接下来，要在全国范围内整合体制机制，建立统一的城乡居民基本医疗保障制度，重点改善农村贫困人口的医疗保障水平，实施健康扶贫工程，提高健康保障服务的便民性与公平性。

充分、均衡的药品供应是保障健康的物质基础。当前，我国药品供应保障的困境是，一方面，在基本药物领域"劣币驱逐良币"，价格高、疗效差但利润高的药品大量取代廉价有效的药品；另一方面，在罕见病的药物使用中，国家占有专利技术成果较少，消费者难以与药品企业的价格制定相抗衡。两个方面的因素共同导致了各种药品价格居高不下，而患者在付出大量资源与精力的情况下还得不到满意的治疗。药品行业中的高技术水平、高信息垄断特征，要求政府必须强势介入，对内完善国家药物政策，加强对药品、医疗器械流通的规范管制；对外以政府为消费者代表同外国药企谈判沟通，为我国人民争取更多利益。

4. 发展健康产业

世界多国的经验表明，公共医疗健康服务是政府支出的沉重负担，且难以摆脱资源浪费，管理体制臃肿的弊端，虽然在基础的医疗保障服务中表现良好，但难以满足高层次的健康需求。因而，发展健康产业，利用好市场的力量，弥补公共健康服务的不足，就构成了"健康中国"战略的任务。

民营医院是我国医疗市场的必要组成部分，发展民营医疗产业的目的之一是打破公共医疗的垄断形式，既可为民营企业提供养分，也可为公共医院敲响警钟。另外，民营医院往往有着小而灵活的特点，优化的多元办医格局，也能够为百姓提供更多的就医选择，更方便开展高端私人服务，弥补公立机构专注与基本公平保障时的不足，满足不同类型消费者的需求，同时也能够创造经济收入，并通过税收转移为公立医疗机构提供补贴。

健康服务产业是医疗服务的有力补充。改革开放以来，我国就在健康、医疗领域放松了对民营企业进入的管制，但经过几十年的发展仍表现欠佳。统计数据显示，美国的健康产业占国内生产总值比重超过15%，加拿大、日本等国家的健康产业占国内生产总值比重超过10%，而中国的健康产业仅占国内生产总值的4%~5%，中国健康产业需进一步发展。扶植健康产业的另一个原因，是民间资本和社会力量相较于国家机构有更为灵活的优点，在新兴产业和私人护理方面，特别是在健身休闲产业中，具有不可比拟的优势，可以以私人资本丰富产业格局，弥补公共服务规范化但不够满足多样化需求的特点。

5. 构建健康环境

环境对健康的影响是毋庸置疑的。随着人类对疾病同环境关系认知的不断深化和对健康与环境的认识加强，人们也越来越重视社会环境对健康的影响作用。我国社会主要矛盾的转化，反映在环境领域的重要表现就是人与自然发展的不平衡，经济发展与环境保护、传统产业与绿色 GDP 之间的矛盾突出。但我国的环境治理前景却极为严峻，2016 年，耶鲁大学公布的《全球环境指数报告》（Global Metrics for the Environment）显示，中国的全球环境指数排名第 109，并且从全球碳排放量排名可以看出中国的碳排放量明显超标，排名第一。对此，党的十九大报告指出，要"坚持全民共治、源头防治，持续实施大气污染防治行动，打赢蓝天保卫战"。过去我们讲"打好蓝天保卫战"，从"打好"到"打赢"，虽只有一字之差，既反映了党中央对治理大气污染的坚定决心，也反映出环境对健康的重要影响。从"绿水青山也是金山银山"到"绿水青山就是金山银山"再到"绿水青山才是金山银山"，反映出环保理念的深度认知和思想转变。当前，环境问题早已不仅是生态问题，已经成为关系健康中国战略能否成功达成的重要环节。

改善健康环境，首先要坚持人与自然和谐共生，建设美丽中国。牢固树立"绿水青山才是金山银山"的思想，实行最严格的生态环境保护制度，并逐步形成绿色发展方式和生活方式，坚定不移走生产发展、生活富裕、生态良好的文明发展道路，建设资源节约环境友好型社会，才能有力地扭转生态恶化的趋势。其次要协调好经济发展与环境保护之间的关系。特别是地方政府要坚决抵制 GDP

增速的诱惑，严厉惩治危害环境的企业，坚持绿色发展，以发展的眼光看待经济增长与环境保护之间的关系。同时还要逐步实现传统产业向绿色转型。在推进绿色经济发展的过程中，需要通过建立有效的社会体系，让环境治理主体逐步多元化，使人人成为绿色发展的监管对象，从而解决对污染源时时监管等问题。尤其对高耗能、高污染、低附加值的企业要有恒心进行大刀阔斧的改革，"倒逼"企业进行转型升级。

6. 加强组织领导，打造保障支撑

就国际经验来看，实现战略的统筹推进，具备统一的领导机构或组织是必备的基本要素，往往也是首要准备的工作。从逻辑上来分析，也很难理解没有最高指挥的战略如何把握前进的方向。健康中国战略的所有任务都是由各个部门分开承担，各部分的发展状态也有不同，而健康中国的各项任务本身是一个完整的体系，各项任务的进展情况都会对其他部分产生影响，在没有强大的组织领导的情况下，很难相互配合、形成合力。同时，各部门的健康促进工作也需要统一的发言人来协调同财政、法制之间的关系，合理分配在各部门的健康工作中投入的人力、物力资源。

目前，健康中国战略所涉及的我国各个部门的工作基本都在本部门的领域展开，同其他部门的合作较少，虽然有利于集中精力推进专项计划，但长期来看是不利于健康中国战略的整体发展的。以环境卫生为例，城市中的空气卫生治理，涉及交通部门的调整和企事业单位的配合，水资源的治理需要工商部门加大对危害环境的企业的准入严格标准，土地治理需要城建部门和国土规划局的建设。加强部门之间的合作有利于促进健康中国战略的整体推进。如公共卫生工作，就可以建设同环保部门、医疗机构的合作项目，在建立有公信力和影响力的宣传项目时，增加基本医疗知识的普及、发起改善环境的活动，积极调动群众参与积极性，将有利于其他部门顺利开展工作。加强各部门之间合作，要以健康为出发点，实施综合治理，将部门的职能有机协调，建立促进国民健康的行政管理体制。

任何一项国家战略的展开，都不是单个领域的事情，都需要在法制、政策和行政上进行指引，完善制度体制，培养相关人才，发展所需科技。"健康中国"战略是涉及经济社会发展的国家战略，所需要的支撑更加多元化，需要完善相关法律法规，从多方面提出政策倡议，以强有力的行政手段保障才能够顺利完成。具体到工作路径方面，还要加强对健康中国相关领域的制度保障、人才培养和科技支撑。

从具体内容上来看，全面深化医药卫生体制改革，是健康中国的支撑保障。制度一般指要求大家共同遵守的办事规程或行动准则。好的制度是保障工作顺利展开的基础，是人与人之间良性关系的凝结。2009 年，中共中央国务院发布了《关于深化医药卫生体制改革的意见》，指出"一是加快推进基本医疗保障制度建设，二是初步建立国家基本药物制度，三是健全基层医疗卫生服务体系，四是促进基本公共卫生服务逐步均等化，五是推进公立医院改革试点"。表明医药卫生体制包含医保、医药、医疗、基本公共卫生和公立医院五部分内容，深化体制改革，就是要让这五个不同的制度体系和谐有序地完成工作，更好地保障人民健康、提供健康服务、提高健康水平。培养健康人力资源，就是培养能提供健康服务的人才，我国的人力资源缺乏体现在三个层面：第一，缺少充足、高素质的基层医生。第二，缺少全科医生、儿科医生、护理医师特殊专业医生。第三，缺少高层次的领军人才。从提升服务效率来看，需要加快基层医生的调动；从紧迫性来看，要推进急需紧缺专业人才培养培训；从长远看来，要加强在尖端学术上的人才比例。因而一方面要加快人才培养，另一方面还要完善激励机制，让人才流动到最需要的地方。推动健康科技创新，一是要推进医学科学技术进步，解决重大疾病的诊疗问题，二是要创新科技发展，利用好如互联网等新科技、新技术在健康领域的应用，开拓健康服务的路径。

（陈小东　欧阳静）

第三章 "一带一路"之健康相助

一、"一带一路"背景

两千年前，西汉时期张骞受汉武帝之命两度出使西域，从长安出发一路西行，经河西走廊至中亚、西亚，最远到达大夏蓝氏城（今阿富汗地区），打通了亚洲内陆经济与西欧诸国的交通要道，为促进东西方政治文化交流、科技文明进步、商品货币流通、民族融合往来构建了一座桥梁，同时也开辟了一条贯通古今的外交大道——丝绸之路。

世界在发展，时代在进步。千百年来，古丝绸之路见证了沿线国家在互通有无中实现发展繁荣，在取长补短中绽放灿烂文明。随着经济社会的发展，丝绸之路从陆地逐步扩展到海洋，从最初的货物运输逐渐拓展成为各地区间政治、经济、文化、医疗和人员交流的大通道。

2013 年 9 月 7 日，国家主席习近平在哈萨克斯坦纳扎尔巴耶夫大学作了题为《弘扬人民友谊共创美好未来》的演讲，提出共同建设"丝绸之路经济带"。2013 年 10 月 3 日，习近平主席在印度尼西亚国会发表了题为《携手建设中国—东盟命运共同体》的演讲，提出共同建设"21 世纪海上丝绸之路"。"丝绸之路经济带"和"21 世纪海上丝绸之路"简称"一带一路"倡议。

2015 年 2 月，中央成立"一带一路"建设工作领导小组。2015 年 3 月，国家发改委、外交部和商务部联合发布了《推动共建丝绸之路经济带和 21 世纪海上丝绸之路的愿景与行动》。全面介绍了"一带一路"作为对外开放的整体愿景与行动规划，使"一带一路"倡议更加清晰透明。自此"一带一路"顶层规划设计完成，进入全面推进建设的新阶段。同年 10 月，习近平主席指出，"稳步推进'一带一路'建设合作是中国'十三五'规划的重要内容"。

2017 年 5 月，首届"一带一路"国际合作高峰论坛在北京成功召开。中国还先后举办了博鳌亚洲论坛年会、上海合作组织青岛峰会、中非合作论坛北京峰会、中国国际进口博览会等。2017 年 10 月党的十九大报告多次提到"一带一路"，强调要积极推进"一带一路"国际合作，打造国际新平台，增添共同发展新动力。同时，党的十九大还将"一带一路"内容写入党章，体现了中国推进"一带一路"建设、构建人类命运共同体的坚定决心和促进国际合作的共赢的强烈愿景。"一带一路"倡议是党中央的一项重大决策，是新时代治国理政的基本方略之一。该倡议的提出，有利于塑造和平安全的国际秩序、开创全方位对外开放新格局、打造世界经济增长新机遇、促进世界不同文明的交流互鉴、提供全球治理新模式、推进中华民族伟大复兴进程。

2018 年 8 月，习近平主席在北京主持召开推进"一带一路"建设工作 5 周年座谈会，提出"一带一路"建设要从谋篇布局的"大写意"转入精耕细作的"工笔画"，向高质量发展转变，造福沿线国家人民，推动构建人类命运共同体。

截至 2018 年底，中国已累计同 122 个国家、29 个国际组织签署了 170 份政府间共建"一带一路"合作文件，共建"一带一路"包括政策沟通、设施联通、贸易畅通、资金融通、民心相通五方面内容，这些内容不仅涵盖了基础建设、能源产业、经济贸易等重点领域的务实合作，也包括人文、民生方面的交流合作。"一带一路"建设的 5 年中，"五通"各方面建设中取得的成绩有目共睹。国外媒体和网民对"一带一路"的支持率也由 2013 年的 16.5% 上升到 2017 年的 23.61%。"一带一路"倡议已成为国际最受欢迎的、合作前景最好的公共平台。

千百年来，在这条古老的丝绸之路上，各国人民共同谱写出千古传诵的友好篇章。两千多年的交往历史证明，只要坚持团结互信、平等互利、包容互鉴、合作共赢，不同种族、不同信仰、不同文化背景的国家完全可以共享和平，共同发展。这是古丝绸之路留给我们的宝贵启示。随着中国同欧亚国家关系快速发展，古老的丝绸之路日益焕发出新的生机活力，以新的形式把中国同欧亚国家的互利合作不断推向新的历史高度。中国同中亚国家是山水相连的友好邻邦。中国高度重视发展同中亚各国的友好合作关系，将其视为外交优先方向。

我们要坚持世代友好，做和谐和睦的好邻居。中国坚持走和平发展道路，坚定奉行独立自主的和平外交政策。我们尊重各国人民自主选择的发展道路和奉行的内外政策，绝不干涉中亚国家内政。中国不谋求地区事务主导权，不经营势力范围。我们愿同俄罗斯和中亚各国加强沟通和协调，共同为建设和谐地区作出不懈努力。

我们要坚定相互支持，做真诚互信的好朋友。在涉及国家主权、领土完整、安全稳定等重大核心利益问题上坚定相互支持，是中国同中亚各国战略伙伴关系的实质和重要内容。我们愿同各国在双边和上海合作组织框架内加强互信、深化合作，合力打击"三股势力"、贩毒、跨国有组织犯罪，为地区经济发展和人民安居乐业创造良好环境。

我们要大力加强务实合作，做互利共赢的好伙伴。中国和中亚国家都处在关键发展阶段，面对前所未有的机遇和挑战，我们都提出了符合本国国情的中长期发展目标。我们的战略目标是一致的，那就是确保经济长期稳定发展，实现国家繁荣富强和民族振兴。我们要全面加强务实合作，将政治关系优势、地缘毗邻优势、经济互补优势转化为务实合作优势、持续增长优势，打造互利共赢的利益共同体。

我们要以更宽的胸襟、更广的视野拓展区域合作，共创新的辉煌。当前，世界经济融合加速发展，区域合作方兴未艾。欧亚地区已经建立起多个区域合作组织。欧亚经济共同体和上海合作组织成员国、观察员国地跨欧亚、南亚、西亚，通过加强上海合作组织同欧亚经济共同体合作，我们可以获得更大的发展空间。

为了使欧亚各国经济联系更加紧密、相互合作更加深入、发展空间更加广阔，我们可以用创新的合作模式，共同建设"丝绸之路经济带"，这是一项造福沿途各国人民的大事业。从以下几个方面先做起来，以点带面，从线到片，逐步形成区域大合作。

第一，加强政策沟通。各国可以就经济发展战略和对策进行充分交流，本着求同存异原则，协商制定推进区域合作的规划和措施，在政策和法律上为区域经济融合"开绿灯"。

第二，加强道路联通。上海合作组织正在协商交通便利化协定。尽快签署并落实这一文件，将打通从太平洋到波罗的海的运输大通道。在此基础上，我们愿同各方积极探讨完善跨境交通基础设施，逐步形成连接东亚、西亚、南亚的交通运输网络，为各国经济发展和人员往来提供便利。

第三，加强贸易畅通。"丝绸之路经济带"总人口近30亿，市场规模和潜力独一无二。各国在贸易和投资领域合作潜力巨大。各方应该就贸易和投资便利化问题进行探讨并做出适当安排，消除贸易壁垒，降低贸易和投资成本，提高区域经济循环速度和质量，实现互利共赢。

第四，加强货币流通。中国和俄罗斯等国在本币结算方面开展了良好合作，取得了可喜成果，也积累了丰富经验。如果各国在经常项下和资本项下实现本币兑换和结算，就可以大大降低流通成本，增强抵御金融风险能力，提高本地区经济国际竞争力。

第五，加强民心相通。国之交在于民相亲。搞好上述领域合作，必须得到各国人民支持，必须加强人民友好往来，增进相互了解和传统友谊，为开展区域合作奠定坚实的民意基础和社会基础。

二、"一带一路"中各地区占位

"一带一路"体现新体制、新格局、新优势。"四个全面"在发展"一带一路"的新理念上有所体现：全面建设小康社会，不但是我国城乡居民收入要翻番，而且要从全球视野思考，推动周边欠发达人口、国家和地区都搭上中国发展的快车；全面深化改革，就是构建开放经济新体制，在国内和周边合作中都让市场起决定性作用；更好地发挥政府作用，推动绿色发展和低碳转型，推动创新驱动和智慧发展，在"一带一路"方面推动市场规则，公平竞争；全面依法治国，"一带一路"也要按照国际的规范、标准开展合作。"一带一路"让中国市场经济体系更完善。2010 年，中国的 GDP（国内生产总值）超过日本，变成全世界第二大经济体，2010 年，中国的出口超过了德国，成为世界最大的出口国。2013 年，中国的贸易总量，也就是进口加出口超过美国，成为世界最大的贸易国。按照购买力平价计算，2014 年超过美国，变成世界第一大经济体。

"一带一路"沿线国家横跨亚非欧三大洲，人口众多、资源丰富、幅员辽阔，发展空间巨大。"一带一路"沿线国家和地区是世界主要的能源和战略资源供应基地，区域内资源互补性强。截至 2018 年 3 月，"一带一路"沿线国家已拓展至 71 国，其中亚洲大洋洲地区 14 国、中亚地区 5 国、西亚地区 18 国、南亚地区 8 国、东欧地区 20 国、非洲及拉美地区 6 国。

亚洲大洋洲地区：包括蒙古国、韩国、新西兰、东帝汶和东盟 10 国（新加坡、马来西亚、泰国、印度尼西亚、菲律宾、文莱、柬埔寨、缅甸、老挝、越南）共 14 个国家。

中亚地区：包括哈萨克斯坦、乌兹别克斯坦、土库曼斯坦、塔吉克斯坦和吉尔吉斯斯坦 5 个国家。

西亚地区：包括格鲁吉亚、阿塞拜疆、亚美尼亚、伊朗、伊拉克、土耳其、叙利亚、约旦、黎巴嫩、以色列、巴勒斯坦、沙特阿拉伯、也门、阿曼、阿联酋、卡塔尔、科威特和巴林18个国家。

南亚地区：包括印度、巴基斯坦、孟加拉国、阿富汗、斯里兰卡、马尔代夫、尼泊尔和不丹8个国家。

东欧地区：包括俄罗斯、乌克兰、白俄罗斯、摩尔多瓦、波兰、立陶宛、爱沙尼亚、拉脱维亚、捷克、斯洛伐克、匈牙利、斯洛文尼亚、克罗地亚、波黑、黑山、塞尔维亚、阿尔巴尼亚、罗马尼亚、保加利亚和马其顿20个国家。

非洲及拉美地区：包括南非、摩洛哥、埃塞俄比亚、马达加斯加、巴拿马和埃及6个国家。

根据国家信息中心发布的《"一带一路"大数据报告（2018）》，2017年，71个"一带一路"国家GDP总和为14.5万亿美元，占全球GDP的18.4%；对外贸易总额为9.3万亿美元，占全球贸易总额的27.8%，在全球贸易版图中占据重要地位；人口总数为34.4亿，占全球总人口的47.6%，人口较多的国家主要集中在亚洲大洋洲和南亚地区，人口较少的国家主要集中在东欧和西亚地区。

从收入情况看，"一带一路"沿线高收入国家人口3亿，占6.9%；中低收入国家人口23.9亿，占55.2%；低收入国家人口2.9亿，占6.7%。从资源富集情况看，"一带一路"构筑"健康丝路"覆盖区域是全球最主要的能源和战略资源供应基地，区域内资源互补性强。

从比较优势看，"一带一路"沿途国家多为处于不同发展阶段、具有不同禀赋优势的发展中国家，这些国家经济发展潜力巨大，在农业、纺织、化工、能源、交通、通信、金融、科技等领域进行经济技术合作的空间广阔。

从人类发展指数来看，根据联合国开发计划署2018年发布的《人类发展指数和指标报告》，沿线有27国人类发展指数（Human Development Indices，HDI）属于极高人类发展水平，20国处于高等人类发展水平，19国处于中等人类发展水平，5国处于低等人类发展水平。从合作主体框架看，新亚欧大陆桥、中蒙俄、中国—中亚—西亚、中国—中南半岛、中巴和孟中印缅六大国际经济合作走廊为各国参与"一带一路"合作提供了清晰的导向。从合作战略区域看，丝路北线核心圈有俄罗斯、蒙古国、哈萨克斯坦；丝路中线西亚北非地区有伊朗、南非；丝路南线南亚和亚洲大洋洲地区有巴基斯坦、印度、缅甸、老挝、越南。从合作重点程度和活跃度来看，中国与亚洲大洋洲地区的东盟国家合作较多，合作领域面较广，活动较为频繁；其次是与中亚、俄罗斯、捷克等东欧国家以及蒙古国；最后是南亚、西亚和非洲及拉美地区国家。

"一带一路"国别合作度指数紧紧围绕《推动共建丝绸之路经济带和21世

纪海上丝绸之路的愿景与行动》所提出的五大合作重点，从政策沟通度、设施联通度、贸易畅通度、资金融通度、民心相通度五个维度构建了包括 5 个一级指标、12 个二级指标、34 个三级指标在内的测评指标体系（见表 3 - 1）。

表 3 - 1 "一带一路" 国别合作度指标体系

一级指标	二级指标	三级指标
政策沟通度（20）	政治互信（10）	高层互访（5）
		伙伴关系（5）
	双边文件（10）	联合声明（3）
		双边协定（4）
		协议文件（3）
设施联通度（20）	交通设施（8）	航空联通度（2）
		公路联通度（2）
		铁路联通度（2）
		港口联通度（2）
	通信设施（6）	移动电话普及率（2）
		宽带普及率（2）
		跨境通信设施联通（2）
	能源设施（6）	跨境输电线路联通（3）
		跨境油气管道联通（3）
贸易畅通度（20）	贸易合作（8）	双边贸易额（3）
		双边贸易额增速（3）
		跨境电商连接度（2）
	投资合作（12）	对外直接投资（3）
		实际利用外资（3）
		工程合作项目（6）
资金融通度（20）	金融合作（10）	双边本币互换（2）
		亚投行参与（4）
		双边货币结算（4）
	金融支撑环境（10）	人民币跨境支付系统（2）
		金融监管合作（3）
		银行海外分布（3）
		保险保障（2）

续表

一级指标	二级指标	三级指标
民心相通度（20）	旅游与文化（6）	友好城市（2）
		交流活跃度（2）
		人员往来便利化（2）
	人才交流（6）	孔子学院/孔子课堂（3）
		人才联合培养（3）
	双边合作期待（8）	对方合作期待度（4）
		我方合作期待度（4）

"一带一路"倡议所覆盖的省份横跨我国六大地理区域，包括甘肃、陕西、新疆、广西、重庆、上海等18个省级行政区。其中西北地区"陕、甘、宁、青、新"五省，东北地区"黑、吉、辽"三省，华北地区的内蒙古自治区，西南地区"渝、滇、藏"三省，华南地区"粤、桂、琼"三省，和华东地区"沪、浙、闽"三省。

我国"一带一路"沿线18个省级行政区中包括2个直辖市、5个少数民族自治区和11个省。沿线省份国土面积总和达到748万平方公里，占我国国土面积77.9%；截至2017年，沿线省市区总人口约4.08亿人，占全国总人口31.3%；沿线省份的地区GDP总和为395257亿元，占2017年全国GDP总量的48.2%。

表3-2 "一带一路"省区市参与度得分排名前十的省份

排名	省份	排名	省份
1	广东	6	天津
2	山东	7	福建
3	上海	8	河南
4	浙江	9	四川
5	江苏	10	湖北

在《全国主体功能区规划》和《推动共建丝绸之路经济带和21世纪海上丝绸之路的愿景与行动》中，对我国"一带一路"沿线省份做了具体的区域功能定位，旨在鼓励各省积极发挥自身区位优势，取彼之长补己之短，主动进行各领

域的学习交流和互联互通，在"一带一路"建设中实现协同发展。

推进"一带一路"建设，中国将充分发挥国内各地区比较优势，实行更加积极主动的开放战略，加强东中西互动合作，全面提升开放型经济水平。

（1）西北、东北地区。发挥新疆独特的区位优势和向西开放重要窗口作用，深化与中亚、南亚、西亚等国家交流合作，形成"丝绸之路经济带"上重要的交通枢纽、商贸物流和文化科教中心，打造"丝绸之路经济带"核心区。发挥陕西、甘肃综合经济文化和宁夏、青海民族人文优势，打造西安内陆型改革开放新高地，加快兰州、西宁开发开放，推进宁夏内陆开放型经济试验区建设，形成面向中亚、南亚、西亚国家的通道、商贸物流枢纽、重要产业和人文交流基地。发挥内蒙古联通俄蒙的区位优势，完善黑龙江对俄铁路通道和区域铁路网，以及黑龙江、吉林、辽宁与俄远东地区陆海联运合作，推进构建北京—莫斯科欧亚高速运输走廊，建设向北开放的重要窗口。

（2）西南地区。发挥广西与东盟国家陆海相邻的独特优势，加快北部湾经济区和珠江—西江经济带开放发展，构建面向东盟区域的国际通道，打造西南、中南地区开放发展新的战略支点，形成"21世纪海上丝绸之路"与"丝绸之路经济带"有机衔接的重要门户。发挥云南区位优势，推进与周边国家的国际运输通道建设，打造大湄公河次区域经济合作新高地，建设成为面向南亚、东南亚的辐射中心。推进西藏与尼泊尔等国家边境贸易和旅游文化合作。

（3）沿海和港澳台地区。利用长三角、珠三角、海峡西岸、环渤海等经济区开放程度高、经济实力强、辐射带动作用大的优势，加快推进中国（上海）自由贸易试验区建设，支持福建建设"21世纪海上丝绸之路"核心区。充分发挥深圳前海、广州南沙、珠海横琴、福建平潭等开放合作区作用，深化与港澳台合作，打造粤港澳大湾区。推进浙江海洋经济发展示范区、福建海峡蓝色经济试验区和舟山群岛新区建设，加大海南国际旅游岛开发开放力度。加强上海、天津、宁波—舟山、广州、深圳、湛江、汕头、青岛、烟台、大连、福州、厦门、泉州、海口、三亚等沿海城市港口建设，强化上海、广州等国际枢纽机场功能。以扩大开放倒逼深层次改革，创新开放型经济体制机制，加大科技创新力度，形成参与和引领国际合作竞争新优势，成为"一带一路"特别是"21世纪海上丝绸之路"建设的排头兵和主力军。发挥海外侨胞以及香港、澳门特别行政区独特优势，积极参与和助力"一带一路"建设。为台湾地区参与"一带一路"建设做出妥善安排。

（4）内陆地区。利用内陆纵深广阔、人力资源丰富、产业基础较好优势，依托长江中游城市群、成渝城市群、中原城市群、呼包鄂榆城市群、哈长城市群等重点区域，推动区域互动合作和产业集聚发展，打造重庆西部开发开放重要支撑和成都、郑州、武汉、长沙、南昌、合肥等内陆开放型经济高地。加快推动长江中上游地区和俄罗斯伏尔加河沿岸联邦区的合作。建立中欧通道铁路运输、口岸通关协调机制，打造"中欧班列"品牌，建设沟通境内外、连接东中西的运输通道。支持郑州、西安等内陆城市建设航空港、国际陆港，加强内陆口岸与沿海、沿边口岸通关合作，开展跨境贸易电子商务服务试点。优化海关特殊监管区域布局，创新加工贸易模式，深化与沿线国家的产业合作。

"丝绸之路经济带"和"21世纪海上丝绸之路"倡议顺应了时代要求和各国加快发展的愿望，提供了一个包容性巨大的发展平台，具有深厚历史渊源和人文基础，能够把快速发展的中国经济同沿线国家的利益结合起来。要集中力量办好这件大事，秉持亲诚惠容的周边外交理念，近睦远交，使沿线国家对我们更认同、更亲近、更支持。

"一带一路"贯穿欧亚大陆，东边连接亚太经济圈，西边进入欧洲经济圈。无论是发展经济、改善民生，还是应对危机、加快调整，许多沿线国家同我国有着共同利益。历史上，陆上丝绸之路和海上丝绸之路就是我国同中亚、东南亚、南亚、西亚、东非、欧洲经贸和文化交流的大通道，"一带一路"倡议是对古丝绸之路的传承和提升，获得了广泛认同。

"一带一路"倡议有利于扩大和深化对外开放。经过四十多年的改革开放，我国经济正在实行从"引进来"到"引进来"和"走出去"并重的重大转变，已经出现了市场能源资源、投资"三头"对外深度融合的新局面。只有坚持对外开放，深度融入世界经济，才能实现可持续发展。

推进"一带一路"建设，要诚心诚意对待沿线国家，做到言必信、行必果。要本着互利共赢的原则同沿线国家开展合作，让沿线国家得益于我国发展。要实行包容发展，坚持各国共享机遇、共迎挑战、共创繁荣。要做好"一带一路"总体布局，尽早确定今后几年的时间表、路线图，要有早期收获计划和领域。推进"一带一路"建设要抓落实，由易到难、由近及远，以点带线、由线到面，扎实开展经贸合作，扎实推进重点项目建设，脚踏实地，一步一步干起来。

推进"一带一路"建设，要抓住关键的标志性工程，力争尽早开花结果。要帮助有关沿线国家开展本国和区域间交通、电力、通信等基础设施规划，共同推进前期预研，提出一批能够照顾双边、多边利益的项目清单。要高度重视和建设一批有利于沿线国家民生改善的项目。要坚持经济合作和人文交流共同推进，促进我国同沿线国家教育、旅游、学术，艺术等人文交流，使之提高到一个新的水平。

三、健康丝路的战略意义

以"一带一路"软力量建设为助推，深化人文交流，增强"一带一路"认同感，筑牢"一带一路"建设民心基础。一是完善"一带一路"理论支撑体系，鼓励国内省份高校、智库加强对"一带一路"的研究以及与相关国家智库的交流，推动国内外智库、高校在政策咨询、理论研究等方面的深度合作。二是继续丰富"一带一路"旅游及文化交流内涵，引导国内外旅游文化部门联合开发旅游产品，支持丝路旅游文化长廊建设，持续推动与更多"一带一路"国家的旅游合作和往来。加强科学、教育、文化、卫生等领域合作，继续鼓励国内外文化相关部门定期举办国际文化节、博览会等，并逐步拓展专门面向"一带一路"国家的文化交流渠道和活动。三是建立完善"一带一路"舆论传播体系，以"中国一带一路网"传播体系为基础，联合国内有关专家、智库机构、重要外宣媒体、海外华文媒体、各国当地媒体以及其他国际主要舆论平台，建立"一带一路"综合性舆论传播体系，弘扬共商共建共享理念，传播好"一带一路"声音，强化解疑释惑，营造良好的舆论环境。

"一带一路"倡议倡导沿线各国实施"政策沟通、设施联通、贸易畅通、资金融通、民心相通"，倡导"和平合作、开放包容、互学互鉴、互利共赢"的发展原则，旨在构建互利合作网络、新型合作模式、多元合作平台，携手打造"绿色丝绸之路""健康丝绸之路""智力丝绸之路""和平丝绸之路"，共同建设人类命运共同体，为全球治理贡献中国方案。

"一带一路"倡议承载着中国人民对文明交流的渴望、对和平安宁的期盼、对共同发展的追求、对美好生活的向往，是党中央和国务院根据全球发展形势深刻变化，统筹国际国内两个大局做出的重大决策，对开创全方位开放新格局、促进地区及世界和平发展具有重要意义。共建"一带一路"，顺应经济全球化的历史潮流，顺应全球治理体系变革的时代要求，顺应各国人民过上更好日子的强烈愿望。党的十九大将"一带一路"写入报告和中国共产党党章，彰显了中国作为负责任的世界大国推动构建人类命运共同体的真切愿望。推动构建人类命运共同体，是习近平新时代中国特色社会主义外交思想的重要内容，也是习近平新时代中国特色社会主义思想的重要组成部分。

"一带一路"倡议是中国推动人类命运共同体构建的重要实践平台，是顺应时代潮流、把握发展航向的重要举措。当前国际形势复杂多变，人们必须认识到各国发展紧密相连，人类命运休戚与共，冲突和对抗早已不合时宜，携手共进、合作共赢才是大势所趋。

随着国际力量对比消长变化对全球性挑战日益增多，加强全球治理、推动全球治理体系变革是大势所趋。我们要抓住机遇、顺势而为，推动国际秩序朝着更加公正合理的方向发展，更好维护我国和广大发展中国家共同利益，为实现"两个一百年"奋斗目标、实现中华民族伟大复兴的"中国梦"营造更加有利的外部条件，为促进人类和平与发展的崇高事业做出更大贡献。

党的十八大以来，我们抓住机遇、主动作为，坚决维护以联合国宪章宗旨和原则为核心的国际秩序，坚决维护中国人民以巨大民族牺牲换来的第二次世界大战胜利成果，提出"一带一路"倡议，发起成立亚洲基础设施投资银行等新型多边金融机构，促成国际货币基金组织完成份额和治理机制改革，积极参与制定海洋、极地、网络、外空、核安全、反腐败、气候变化等新兴领域治理规则，推动改革全球治理体系中不公正、不合理的安排。

二十国集团领导人杭州峰会是近年来我国主办的级别最高、规模最大、影响最深的国际峰会。我们运用议题和议程设置主动权，打造亮点，突出特色，开出气势，形成声势，引导峰会形成一系列具有开创性、引领性、机制性的成果，实现了为世界经济指明方向、为全球增长提供动力、为国际合作筑牢根基的总体目标。在这次峰会上，我们首次全面阐释我国的全球经济治理观，首次把创新作为核心成果，首次把发展议题置于全球宏观政策协调的突出位置，首次形成全球多边投资规则框架，首次发布气候变化问题主席声明，首次把绿色金融列入二十国集团议程，在二十国集团发展史上留下了深刻的中国印记。

全球治理格局取决于国际力量对比，全球治理体系变革源于国际力量对比变化。我们要坚持以经济发展为中心，集中力量办好自己的事情，不断增强我们在国际上说话办事的实力。我们要积极参与全球治理，主动承担国际责任，但也要尽力而为、量力而行。

随着时代发展，现行全球治理体系不适应的地方越来越多，国际社会对变革全球治理体系的呼声越来越高。推动全球治理体系变革是国际社会大家的事，要坚持共商共建共享原则，使关于全球治理体系变革的主张转化为各方共识，形成一致行动。要坚持为发展中国家发声,加强同发展中国家团结合作。

把能做的事情、已经形成广泛共识的事情先做起来。当前,要拓展杭州峰会成果,巩固和发挥好二十国集团全球治理主平台作用,推动二十国集团向长效治理机构转型。要深入推进"一带一路"建设,推动各方加强规划和战略对接。要深化上海合作组织合作,加强亚信、东亚峰会、东盟地区论坛等机制建设,整合地区自由贸易谈判架构。要加大对网络、极地、深海、外空等新兴领域规则制定的参与,加大对教育交流、文明对话、生态建设等领域的合作机制和项目支持力度。

党的十八大以来,我们提出践行正确义利观,推动构建以合作共赢为核心的新型国际关系、打造人类命运共同体,打造遍布全球的伙伴关系网络,倡导共同、综合、合作、可持续的安全观,等等。这些理念得到了国际社会的广泛欢迎。要继续向国际社会阐释我们关于推动全球治理体系变革的理念,坚持要合作不要对抗,要双赢、多赢、共赢而不要单赢,不断寻求最大公约数、扩大合作面,引导各方形成共识,加强协调和合作,共同推动全球治理体系变革。

提高我国参与全球治理的能力,着力增强规则制定能力,议程设置能力、舆论宣传能力、统筹协调能力。参与全球治理需要一大批熟悉党和国家方针政策了解我国国情、具有全球视野、熟练运用外语、通晓国际规则、精通国际谈判的专业人才。要加强全球治理人才队伍建设,突破人才瓶颈,做好人才储备,为我国参与全球治理提供有力的人才支撑。

健康相助新进展。健康是人类生存和社会发展进步的重要前提,人民的安全感、幸福感、获得感都离不开健康保障;健康是人全面发展的基础,是推动经济可持续发展的重要支柱,是一个国家最根本、最基础的民生问题。随着世界经济全球化、文化多元化、社会信息化的进程深入发展,各国经济社会发展联系日益密切,全球治理体系和国际秩序变革加速推进,世界各国人民的健康相依更加密切,各国人民的命运相连更加紧密。近年来,埃博拉等一系列新发和复发的传染性疾病引起的全球公共卫生事件严重威胁人类的健康安全,影响社会发展进步。因此,世界各国需共同行动、协同发力、携手应对全球公共卫生挑战。长期以来,联合国、世界卫生组织等国际组织和各国政府积极行动、稳步治理,取得了一定的成效。19世纪中叶,欧洲各国协调配合,召开第一次国际卫生会议,采取联合检疫行动,对抗霍乱、鼠疫等重大传染性疾病的蔓延;20世纪中叶,世界卫生组织应运而生,标志着全球公共卫生合作真正意义上的机制化;2000年9月,由189个国家签署的《联合国千年宣言》正式发布,制定了8项主要目标,为世界各国卫生健康描绘了发展蓝图；2005 年新修订的《国际卫生条例》实现了超越区域之间、国家之间的全球卫生合作，逐步形成了多种主体共同参与的合作机制。时代在进步，挑战在升级。新时期的健康问题依然存在，传染性疾病、抗菌素耐药性、空气和水污染以及生化安全事件仍然威胁着人类健康，全球化发展趋势加快了健康风险的传播速度，拓宽了卫生问题的传播领域，增添了卫生健康事业的发展负担。世界各国卫生健康事业发展的状况参差不齐，应对公共卫生挑战的能力亟待提升，深化卫生交流合作的空间仍需扩大。

"一带一路"是中国提出的阳光倡议，推进"一带一路"卫生交流合作是维护国家安全促进中国和沿线国家人民健康和社会稳定发展的重要保障。当今世界，卫生健康同政治、经济、社会、文化等各领域发展关系日益密切，对国际关系和外交政策影响不断上升。2016 年，习近平总书记在访问乌兹别克斯坦时指出：着力深化医疗卫生合作，加强在传染性疾病防控、传统医药等领域互利合作，携手打造"健康丝绸之路"。"一带一路"卫生健康合作以改善人民的健康福祉为宗旨，是政治敏感度低、社会认同度高的合作领域，既是各国政策沟通、设施联通、贸易畅通、资金融通的重要内容，也是各国民心相通相亲的重要纽带。"国之交在于民相亲，民相亲在于心相通"。在卫生健康领域落实"一带一路"倡议，必将给全球公共卫生治理带来深刻变化，进一步提升国际卫生健康合作的水平。随着"一带一路"倡议"五通"领域的逐步实现，各个国家经济、卫生水平相差较大而带来的公共卫生问题逐渐显现，加强中国与各国的卫生交流合作将推动大国卫生外交，促进全球公共卫生治理。

21 世纪以来，中国向多个丝路沿线国家援助医疗设施和设备，援建多个医疗设施项目，包括综合性医院、药品仓库、专科中心等，有效缓解了沿线各国卫生设施不足的问题；提供大量医疗设备和药品物资，包括多普勒彩超仪、CT 扫描仪、母婴监护仪、重症监护检测仪等先进医疗设备，有力改善了沿线各国医疗设备的落后现状。

近年来，中国培训各国医护人员数万人，派遣了数千名医护人员到沿线国家开展医疗救援与服务，从一定程度上缓解了沿线各国医疗服务供需矛盾。中国通过政府与民间渠道并进的方式积极开展"光明行"活动。中国自提出"一带一路"倡议以来，时刻关注沿线国家人民的健康水平，积极助力沿线国家卫生健康事业的发展，于 2015 年发布的《关于推进"一带一路"卫生交流合作三年实施方案（2015 - 2017）》，制定了一系列中长期战略目标，实施了许多行之有效的医疗卫生援助政策，为推动全球公共卫生治理，促进人类健康发展做出了积极贡献。例如,2017 年中国政府为缅甸内比都和东枝的 492 名患者实施手术;2018 年为巴基斯坦 529 名贫困白内障患者免费实施手术,协助沿线国家治疗眼病患者,为沿线国家患者送去光明与希望。当前,中国已经与 80 多个国家和地区组织签署了 100 余项卫生健康合作协议,并在多个多边框架下与沿线国家建立了卫生合作机制,有些已经形成了较高层次的合作机制。其中重点合作机制及卫生合作基础包括丝路北线的上海合作组织卫生部长会议、丝路中线的中阿卫生合作论坛、丝路南线的中国—东盟卫生部长会议、大湄公河次区域卫生合作机制。然而,还没有制定在这些多边框架下开展卫生合作的整体战略目标、统一的战略布局、协调的战略方案和完整的实施规划。因此,应不断深化中国与丝路沿线国家的卫生事业发展合作,因地制宜地制定符合各国社会经济发展规律的合作目标,精准施策切实帮助解决沿线各国在卫生健康领域的突出问题,打造点面结合、中国特色的卫生与健康合作新格局。

(叶子轶 欧阳静)

第四章　健康丝路的现实需求

一、总体情况

2018 年是全面贯彻落实党的十九大精神开局之年，全国卫生健康系统坚决贯彻党中央、国务院的决策部署，全力推进健康中国建设，继续深化医药卫生体制改革，疾病防控和医疗服务能力持续增强，人口发展、妇幼卫生与健康老龄化工作稳步推进，中医药服务工作得到加强，综合监督水平不断提升，城乡居民健康水平持续提高。居民人均预期寿命提高到 77.0 岁，孕产妇死亡率降到 18.3/10 万，婴儿死亡率下降到 6.1‰。

2018 年全国卫生总费用 57998.3 亿元，其中政府卫生支出 16390.7 亿元（占 28.3%）、社会卫生支出 24944.7 亿元（占 43.0%）、个人卫生支出 16662.9 亿元（占 28.7%）。人均卫生总费用 4148.1 元，卫生总费用占 GDP 百分比为 6.4%。

二、卫生事业发展概况

（一）卫生资源

1. 医疗卫生机构总数

2018 年末，全国医疗卫生机构总数达 997434 个；其中医院 33009 个，基层医疗卫生机构 943639 个，专业公共卫生机构 18034 个。如表 4-1 所示。

表 4 – 1　全国卫生医疗机构数

机构 ＼ 年份	2018	2017	2016	2015	2014	2013
医院	33009	31056	29140	27587	25860	24709
基层医疗机构	943639	933024	926518	920770	917335	915368
专业公共卫生机构	18034	19896	24866	31927	35029	31155
其他机构	2752	2673	2870	3244	3208	3166
合计	997434	986649	983394	983528	981432	974398

医院按性质分：公立医院 12032 个，民营医院 20977 个；按等级分：三级医院 2548 个（其中三级甲等医院 1442 个），二级医院 9017 个，一级医院 10831 个，未定级医院 10613 个；按床位数分：100 张以下床位医院 20054 个，100 ~ 199 张床位医院 4786 个，200 ~ 499 张床位医院 4437 个，500 ~ 799 张床位医院 1858 个，800 张及以上床位医院 1874 个。

基层医疗卫生机构中，社区卫生服务中心（站）34997 个，乡镇卫生院 36461 个，诊所和医务室 228019 个，村卫生室 622001 个。政府办基层医疗卫生机构 121918 个。

专业公共卫生机构中，疾病预防控制中心 3443 个，其中省级 31 个、市（地）级 417 个、县（区、县级市）级 2758 个。卫生监督机构 2949 个，其中省级 29 个、市（地）级 392 个、县（区、县级市）级 2515 个。妇幼保健机构 3080 个，其中省级 26 个、市（地）级 381 个、县（区、县级市）级 2571 个。

2. 床位数

2018 年末，全国医疗卫生机构床位 840.4 万张，其中医院 652.0 万张（占 77.6%），基层医疗卫生机构 158.4 万张（占 18.8%）。医院中，公立医院床位占 73.7%，民营医院床位占 26.3%。与 2017 年比较，床位增加 46.4 万张，其中医院床位增加 39.9 万张，基层医疗卫生机构床位增加 5.5 万张。每千人口医疗卫生机构床位数由 2017 年的 5.72 张增加到 2018 年的 6.03 张。如表 4 – 2 所示。

3. 卫生人员总数

2018 年末，全国卫生人员总数达 1230.0 万人，其中卫生技术人员 952.9 万人，乡村医生和卫生员 90.7 万人，其他技术人员 47.7 万人，管理人员 52.9 万人，工勤技能人员 85.8 万人。

表 4-2　全国卫生医疗机构床位数

机构	2018 年	2017 年	2016 年	2015 年	2014 年	2013 年
医院	6519749	6120484	5688875	5330580	4961161	4578601
基层医疗机构	1583587	1528528	1441940	1413842	1381197	1349908
专业公共卫生机构	274394	262570	247228	236342	223033	214870
其他机构	26358	28670	32410	34450	35823	38512

2018 年末，卫生人员机构分布：医院 737.5 万人（占 60.0%），基层医疗卫生机构 396.5 万人（占 32.2%），专业公共卫生机构 88.3 万人（占 7.2%）。

2018 年末，卫生技术人员学历结构：本科及以上占 34.6%，大专占 37.8%，中专占 22.3%，高中及以下占 5.4%。技术职务（聘）结构：高级（主任及副主任级）占 8.0%、中级（主治及主管）占 19.9%、初级（师、士级）占 61.1%、待聘占 10.9%。

2018 年，每千人口执业（助理）医师 2.59 人，每千人口注册护士 2.94 人；每万人口全科医生 2.22 人，每万人口专业公共卫生机构人员 6.34 人。

表 4-3　全国卫生医疗机构卫生人员数

年份 类别	2018	2017	2016	2015	2014	2013
卫生人员总数（万人）	1230	1174.9	1117.3	1069.4	1023.4	979
卫生技术人员	952.9	898.8	845.4	800.8	759	721.1
乡村医生和卫生员	90.7	96.9	100	103.2	105.8	108.1
其他技术人员	47.7	45.1	42.6	10	38	36
管理人员	52.9	50.9	48.3	17	45.1	42.1
工勤技能人员	85.8	83.2	80.9	78.2	75.5	71.8
每千人口执业（助理）医师（人）	2.59	2.44	2.31	2.22	2.12	2.06
每万人口全科医生（人）	2.22	1.82	1.51	1.37		
每千人口注册护士（人）	2.94	2.74	2.54	2.37	2.2	2.05
每万人口公共卫生人员（人）	6.34	6.28	6.31	6.39	6.41	6.08

（二）医疗服务

1. 门诊和住院量

2018 年，全国医疗卫生机构总诊疗人次达 83.1 亿人次，2018 年居民到医疗卫生机构平均就诊 6.0 次。2018 年总诊疗人次中，医院 35.8 亿人次（占 43.1%）（其中公立医院诊疗人次占医院总数的 85.2%，民营医院占医院总数的 14.8%）；基层医疗卫生机构 44.1 亿人次（占 53.1%），其他医疗机构 3.2 亿人次（占 3.9%）。

2018 年，全国医疗卫生机构入院人数 25453 万，年住院率为 18.2%。2018 年入院人数中，医院 20017 万人（占 78.6%）（公立医院入院人数占医院总数的 81.7%，民营医院占医院总数的 18.3%），基层医疗卫生机构 4375 万人（占 17.2%），其他医疗机构 1061 万人（占 4.2%）。

表 4 - 4　诊疗人次数

单位：亿人次

类别 \ 年份	2018	2017	2016	2015	2014	2013
医院	35.8	34.4	30.8	32.7	29.7	27.4
公立医院	30.5	29.5	27.1	28.5	26.5	24.6
民营医院	5.3	4.9	3.7	4.2	3.3	2.9
其中：三级医院	18.5	17.3	15	16.3	14	12.4
二级医院	12.8	12.7	11.7	12.2	11.5	10.9
一级医院	2.2	2.2	2.1	2.2	1.9	1.8
基层医疗卫生机构	44.1	44.3	43.4	43.7	43.6	43.2
其他医疗机构	3.2	3.1	2.7	2.9	2.7	2.5

表 4 - 5　入院人次

单位：万人

类别	2018 年	2017 年	2016 年	2015 年	2014 年	2013 年
医院	20017	18915	17528	16087	15375	14007
公立医院	16351	15595	14750	13721	13415	12316
民营医院	3666	3321	2777	2365	1960	1692
医院中：三级医院	9292	8396	7686	6829	6291	5450
二级医院	8177	8006	7570	7121	7006	6621

类别	2018 年	2017 年	2016 年	2015 年	2014 年	2013 年
一级医院	1209	1169	1039	965	798	729
基层医疗卫生机构	4375	4450	4165	4037	4094	4301
其他医疗机构	1061	1071	1035	930	972	907

2. 其他

（1）医院医师工作负荷。2018 年，医院医师日均担负诊疗 7.0 人次和住院 2.5 床日，其中：公立医院医师日均担负诊疗 7.5 人次和住院 2.6 床日。医院医师日均担负工作量与 2017 年相比略有下降。

（2）病床使用。2018 年，全国医院病床使用率为 84.2%，其中公立医院为 91.1%。与 2017 年比较，医院病床使用率下降了 0.8 个百分点（其中公立医院下降 0.2 个百分点）。2018 年，医院出院者平均住院日为 9.3 日（其中公立医院 9.3 日），医院出院者平均住院日与上年持平。

（3）改善医疗服务。截至 2018 年底，二级及以上公立医院中，45.4% 开展了预约诊疗，90.8% 开展了临床路径管理，52.9% 开展了远程医疗服务，85.8% 参与了同级检查结果互认，70.9% 开展了优质护理服务。

（三）基层卫生服务

1. 农村卫生

2018 年底，全国 1827 个县（县级市）共设有县级医院 15474 所、县级妇幼保健机构 1907 所、县级疾病预防控制中心 2090 所、县级卫生监督所 1822 所，四类县级卫生机构共有卫生人员 303.9 万人。

2018 年底，全国 3.16 万个乡镇共设 3.6 万个乡镇卫生院，床位 133.4 万张，卫生人员 139.1 万人（其中卫生技术人员 118.1 万人）。如表 4-6 所示。

表 4-6　全国农村乡镇卫生院医疗服务情况

指标 \ 年份	2018	2017	2016	2015	2014	2013
乡镇数（万个）	3.16	3.16	3.99	3.18	3.27	3.29
乡镇卫生院数（个）	36461	36551	36795	36817	36902	37015
床位数（万张）	133.4	129.2	122.4	119.6	116.7	113.6

续表

指标 \ 年份	2018	2017	2016	2015	2014	2013
卫生人员数（万人）	139.1	136	132.1	127.8	124.7	123.4
每千农业人口乡镇卫生院床位（张）	1.39	1.35	1.26	1.24	1.33	1.3
每千农业人口乡镇卫生院人员（人）	1.45	1.42	1.36	1.32	1.43	1.41
诊疗人次（亿人次）	11.2	11.1	10.8	10.5	10.29	10.07
入院人数（万人）	3984	4047	3800	366	3733	3937
医师日均担负诊疗人次	9.3	9.6	9.5	9.6	9.5	9.3
医师日均担负住院床日	1.6	1.6	1.6	1.6	1.6	1.6
病床使用率（%）	59.6	61.3	60.6	59.9	60.5	62.8
出院者平均住院日（日）	6.4	6.3	6.4	6.4	6.3	5.9

2018 年底，全国 54.2 万个行政村共设 62.2 万个村卫生室。村卫生室人员达 144.1 万人，其中执业（助理）医师 38.1 万人、注册护士 15.3 万人、乡村医生和卫生员 90.7 万人。平均每村村卫生室人员 2.32 人。

2018 年，全国县级（含县级市）医院诊疗人次达 11.9 亿人次；入院人数 8744.6 万人；病床使用率 81.7%。乡镇卫生院诊疗人次为 11.2 亿人次；入院人数 3984 万人。村卫生室诊疗量达 16.7 亿人次，平均每个村卫生室年诊疗量 2685 人次。

2. 社区卫生

2018 年底，全国已设立社区卫生服务中心（站）34997 个，其中社区卫生服务中心 9352 个，社区卫生服务站 25645 个。社区卫生服务中心人员 46.2 万人，平均每个中心 49 人；社区卫生服务站人员 12.0 万人，平均每站 5 人。

2018 年，全国社区卫生服务中心诊疗人次 6.4 亿人次，入院人数 339.5 万人；平均每个中心年诊疗量 6.8 万人次，年入院量 363 人；医师日均担负诊疗 16.1 人次和住院 0.6 日。2018 年，全国社区卫生服务站诊疗人次 1.6 亿人次，平均每站年诊疗量 6244 人次，医师日均担负诊疗 13.7 人次。

3. 国家基本公共卫生服务项目

国家基本公共卫生服务项目人均经费补助标准从 2017 年的 52.6 元提高至 2018 年的 57.6 元，健康素养促进和免费提供避孕药具纳入国家基本公共卫生服务项目，项目内容从 12 类整合扩展至 14 类。

（四）中医药服务

1. 中医类机构、床位及人员数

2018 年末，全国中医类医疗卫生机构总数达 60738 个，其中中医类医院 4939 个，中医类门诊部、诊所 55757 个，中医类研究机构 42 个。如表 4 - 7 所示。

表4 -7　全国中医类医疗卫生机构数

机构 ＼ 年份	2018	2017	2016	2015	2014	2013
中医类医院	4939	4566	4238	3966	3732	3590
中医类门诊部	2958	2418	1913	1640	1468	1283
中医类诊所	52799	47214	43328	40888	38386	37045
中医类研究机构	42	45	48	47	49	48
合计	60738	54243	49527	46541	43635	41966

2018 年末，全国中医类医疗卫生机构床位 123.4 万张，其中中医类医院 102.2 万张（占 82.8%）。2018 年末，提供中医服务的社区卫生服务中心占同类机构的 98.5%，社区卫生服务站占 87.2%，乡镇卫生院占 97.0%，村卫生室占 69.0%。

2018 年末，全国中医药卫生人员总数达 71.5 万人。其中中医类别执业（助理）医师 57.5 万人，中药师（士）12.4 万人。

2. 中医医疗服务

2018 年，全国中医类医疗卫生机构总诊疗人次达 10.7 亿人次，比 2017 年增加 0.5 亿人次（增长 5.2%）。其中中医类医院 6.3 亿人次（占 58.8%），中医类门诊部及诊所 1.8 亿人次（占 16.6%），其他医疗机构中医类临床科室 2.6 亿人次（占 24.5%）。

2018 年，全国中医类医疗卫生机构出院人数 3584.7 万人，比 2017 年增加 293.7 万人（增长 8.9%）。其中中医类医院 3041 万人（占 84.8%），中医类门诊部 0.7 万人，其他医疗卫生机构中医类临床科室 542.9 万人（占 15.1%）。

（五）医药费用

1. 医院病人医药费用

2018 年，医院次均门诊费用为 274 元；人均住院费用为 9292 元。日均住院费用 1003 元。2018 年，医院次均门诊药费为 112.0 元，占 40.9%；医院人均住院药费为 2621.6 元，占 28.2%。如表 4-8 所示。

表 4-8 医院病人门诊和住院费用

单位：元

医疗机构	费用	2018 年	2017 年	2016 年	2015 年	2014 年	2013 年
医院	次均门诊费用	274	257	246	234	220	206
	人均住院费用	9292	8891	8605	8268	7832	7442
	日均住院费用	1003	959	915	862	812	756
公立医院	次均门诊费用	272	257	247	235	222	208
	人均住院费用	9976	9563	9230	8833	8291	7859
	日均住院费用	1068	1017	965	903	844	783
三级医院	次均门诊费用	322	306	295	284	270	257
	人均住院费用	13313	13087	12848	2	12100	11722
	日均住院费用	1390	1334	1273	1205	1132	1061
二级医院	次均门诊费用	204	197	191	184	176	166
	人均住院费用	6002	5799	5570	5358	5115	4968
	日均住院费用	682	666	636	605	582	553

2. 基层医疗卫生机构病人医药费用

2018 年，社区卫生服务中心次均门诊费用为 132.3 元，按当年价格比 2017 年上涨了 13.1%，按可比价格上涨了 10.8%；人均住院费用为 3194.0 元，按当年价格比 2017 年上涨 4.4%，按可比价格上涨 2.3%。2018 年，社区卫生服务中心次均门诊药费为 90.5 元，占 68.4%，比 2017 年的 68.7% 下降了 0.3 个百分点；人均住院药费为 1169.6 元，占 36.6%，比 2017 年的 39.5% 下降了 2.9 个百分点。

2018 年，乡镇卫生院次均门诊费用为 71.5 元，按当年价格比 2017 年上涨了 7.5%，按可比价格上涨了 5.3%；人均住院费用 1834.2 元，按当年价格比 2017 年上涨了 6.8%，按可比价格上涨了 4.6%。日均住院费用为 285.3 元。2018 年，乡镇卫生院次均门诊药费为39.3元，占55.0%，比2017年的54.4%上升了0.6个百分点；人均住院药费为730.7元，占39.8%，比2017年的42.2%下降了2.4个百分点。

（六）疾病控制与公共卫生

1. 传染病报告发病

2018年，全国甲乙类传染病报告发病306.3万例，报告死亡23174人。报告发病数居前5位的是病毒性肝炎、肺结核、梅毒、淋病、细菌性和阿米巴性痢疾，占甲乙类传染病报告发病总数的92.2%。如表4-9所示。

表4-9 全国甲乙类传染病报告发病

单位：人

序号	病种	2018年	2017年	2016年	2015年	2014年	2013年
1	病毒性肝炎	1280015	1283523	1221479	1218946	1223021	1251872
2	肺结核	823342	835193	836236	864015	889381	904434
3	梅毒	494867	475860	438199	433975	419091	406772
4	淋病	133156	13885	115024	100245	95473	99659
5	细菌性和阿米巴性痢疾	91152	109368	123283	138917	153585	188669

2018年，全国丙类传染病除丝虫病无发病和死亡病例报告外，其余10种共报告发病470.8万例，死亡203人。报告发病数居前5位的病种依次为手足口病、其他感染性腹泻病、流行性感冒、流行性腮腺炎和急性出血性结膜炎，占丙类传染病报告发病总数的99.8%。如表4-10所示。

表4-10 全国丙类传染病报告发病数

单位：人

序号	病种	2018年	2017年	2016年	2015年	2014年	2013年
1	手足口病	2353310	1929550	2442138	1997371	2778861	1828377
2	其他感染性腹泻病	1282270	1284644	1018605	937616	867545	1012589
3	流行性感冒	765186	456718	306682	195723	215533	129873
4	流行性腮腺炎	259071	252740	175001	182833	187500	327759
5	急性出血性结膜炎	38250	34652	34253	34576	41514	36387

2. 传染病死亡数

报告死亡数居前五位的是艾滋病、肺结核、病毒性肝炎、狂犬病、乙型脑炎，占甲乙类传染病报告死亡总数的 99.3%。2018 年，全国甲乙类传染病报告发病率为 220.5/10 万，死亡率为 1.7/10 万。如表 4 – 11 所示。

表 4 – 11 全国甲乙类传染病死亡数

单位：人

序号	病种	2018 年	2017 年	2016 年	2015 年	2014 年	2013 年
1	艾滋病	18780	15251	14091	12755	12030	11437
2	肺结核	3149	2823	2465	2280	2240	2576
3	病毒性肝炎	531	573	537	474	515	739
4	狂犬病	410	502	592	744	854	1128
5	流行性乙型脑炎	135	79	47	19	29	64

2018 年报告死亡数较多的病种依次为流行性感冒、手足口病和其他感染性腹泻病，占丙类传染病报告死亡总数的 100%。2018 年，全国丙类传染病报告发病率为 338.9/10 万，死亡率为 0.0146/10 万。如表 4 – 12 所示。

表 4 – 12 全国丙类传染病死亡数

单位：人

序号	病种	2018 年	2017 年	2016 年	2015 年	2014 年	2013 年
1	流行性感冒	153	41	56	8	43	14
2	手足口病	35	95	195	129	501	252
3	其他感染性腹泻病	15	18	14	19	23	20
4	流行性腮腺炎	0	0	0	0	1	1
5	风疹	0	0	0	1	0	0

（七）妇幼卫生与健康

1. 妇幼保健

2018 年，孕产妇产前检查率为 96.6%，产后访视率为 93.8%。与 2017 年相比，产前检查率有所提高，产后访视率有所下降。2018 年，住院分娩率为 99.9%（其中，市 100.0%，县 99.8%），与 2017 年持平。2018 年，3 岁以下儿童系统管理率达 91.2%，比 2017 年提高了 0.1 个百分点；孕产妇系统管理率达 89.9%，比 2017 年提高了 0.3 个百分点。

表 4 - 13　孕产妇及儿童保健情况

单位:%

指标 ＼ 年份	2018	2017	2016	2015	2014	2013
产前检查率	96.6	96.5	96.6	96.5	96.2	95.6
产后访视率	93.8	94.0	94.6	94.5	93.9	93.5
住院分娩率	99.9	99.9	99.8	99.7	99.6	99.5
3 岁以下儿童系统管理率	91.2	91.1	91.1	90.7	89.8	89.0
孕产妇系统管理率	89.9	89.6	91.6	91.5	90.0	89.5

2. 其他

（1）5 岁以下儿童死亡率。据妇幼卫生监测，2018 年，5 岁以下儿童死亡率为 8.4‰，其中城市 4.4‰，农村 10.2‰；婴儿死亡率为 6.1‰，其中城市 3.6‰，农村 7.3‰。与 2017 年相比，5 岁以下儿童死亡率、婴儿死亡率均有不同程度的下降。

（2）孕产妇死亡率。据妇幼卫生监测，2018 年，孕产妇死亡率为 18.3/10 万，其中城市 15.5/10 万，农村 19.9/10 万。与 2017 年相比，孕产妇死亡率有所下降。

（3）国家免费孕前优生项目。全国所有市（县、区）普遍开展免费孕前优生健康检查，为农村计划怀孕夫妇免费提供健康教育、健康检查、风险评估和咨询指导等孕前优生服务。2018 年，全国共为 1131 万名计划怀孕夫妇提供了免费检查，目标人群覆盖率平均达 88.4%。筛查出的风险人群全部获得针对性的咨询指导和治疗转诊等服务，落实了孕前预防措施，有效降低了出生缺陷的发生风险。

（4）推进老年健康服务和医养结合。2018 年，全国设有国家老年疾病临床医学研究中心 6 个、老年医学科的医疗卫生机构 1519 个、临终关怀（安宁疗护）科的医疗卫生机构 276 个，65 岁以上老年人占住院总人数的 29.2%。《"十三五"健康老龄化规划》顺利实施。在 90 个城市开展医养结合试点。联合工信部、民政部开展第二批智慧健康养老应用示范工作，确定了 26 个示范企业、48 个示范街道（乡镇）、10个示范基地。

（八）人口家庭发展

1. 全面两孩政策稳步实施

2018年出生人口1523万人，二孩占比保持在50%左右，性别比继续稳步下降。妇幼健康服务积极推进，生育全程服务得到加强，母婴设施建设扎实推进，应配置母婴设施的公共场所配置率达到88.3%，顺利完成阶段性目标，协调相关部门促进托育、学前教育、就业、住房、税收等相关经济社会政策与生育政策配套衔接。

2. 计划生育服务管理改革深入推进

各地积极推动计划生育信息互联互通，开展网上登记、"多证合一"，一次登记、全程服务，网上生育登记率超过90%，实现了"最多跑一次"。开展流动人口动态监测调查，积极推进流动人口基本公共卫生计生服务均等化。

3. 计划生育家庭奖励和扶助政策

2018年，计划生育家庭奖励和扶助"三项制度"共投入资金190.1亿元，比2017年增加了31.6亿元；计划生育家庭特别扶助制度受益124.7万人，西部地区"少生快富"工程受益1.9万户。

三、新时代主要矛盾的变化在健康丝路的现实表现

党的十九大明确提出中国特色社会主义进入了新时代，我国社会的主要矛盾发生了新变化。这个时代的主要矛盾是人民日益增长的美好生活需要和不平衡不充分的发展之间的矛盾。这个矛盾将贯穿于新时代中国特色社会主义改革开放和现代化建设全过程和社会生活的方方面面。同时报告指出："必须认识到，我国社会主要矛盾的变化没有改变我们对我国社会主义所处历史阶段的判断，我国仍处于并将长期处于社会主义初级阶段的基本国情没有变，我国是世界最大发展中国家的国际地位没有变。"新时代我国社会主要矛盾发生了变化，但社会主义初级阶段的基本国情没有变，发展中大国的地位没有变，这是正确认识新时代我国社会主要矛盾新变化的关键性问题。一是我国社会主义初级阶段的基本国情没有变。主要体现在：虽然我国社会生产力有了较大发展，经济总量不断增加，跃居

世界第二位，但生产力总体水平不高，生产力结构不合理，高投入、高消耗的增长方式还没有根本性改变，科技创新力不足等，这些都是人民美好生活追求中要着力解决的问题，是全面深化改革、促进现代化建设的立足点和基础，也是社会主义初级阶段基本国情没有改变的现实反映。二是中国是世界最大的发展中国家的国际地位没有变。从两个方面可以充分证明：首先从总体来看，中国是一个世界大国，中国有960万平方千米的土地，有13亿人口，经济总量位居世界第二，已经成为世界银行、国际货币基金组织、世界贸易组织、亚太经合组织的成员国，中国有强大的航空航天工业和国防力量，中国东部沿海城市堪与欧美发达国家中心城市媲美，这些元素汇集而成铸就了中国大国形象。其次从具体来看，中国是一个典型的发展中国家。中国人均GDP排名全球80位左右；东、中、西部地区发展落差较大，60%生活在中西部的人口人均GDP只有沿海发达地区的一半；中国城乡差距仍然较大。这些元素汇集起来的结论就是，中国无疑是一个典型的发展中国家。

首先，充分认识"人民日益增长的美好生活需要"的科学内涵。人民对美好生活的需要不仅是物质文化的需要，美好生活的内涵比物质文化的内涵更深厚，美好生活的外延比物质文化的外延更宽广。具体来讲，美好生活的需要除了物质文化的需要外，还包括社会政治民主的发展、社会法治体系的完善、社会的安全稳定、社会的公平正义以及人与自然的和谐发展等需要。因此，由"物质文化的需要"转变为"美好生活需要"充分反映了社会发展和进步的要求，更充分体现了人的自身解放和全面发展的要求，充分彰显了人民群众对美好生活的向往就是中国共产党的奋斗目标的价值追求。美好生活包括生活的各方面：生活水平、工作环境、医疗情况、健康状况等，健康需求也随之改变，需求不断扩大，内容不断充实。

其次，充分认识"不平衡不充分的发展"的科学内涵。改革开放以来社会生产有了很大的发展，物质生产和精神生产都发生了很大变化，社会生产落后的局面已经大为改变，不再成为社会主要矛盾的构成因素，当前社会发展突出的问题是不平衡不充分的发展问题，这个问题与人民日益增长的美好生活需要成为社会的主要矛盾。

（一）新时代我国社会主要矛盾变化的基本依据

习近平总书记指出："我国稳定解决了十几亿人的温饱问题，总体上实现小康，不久将全面建成小康社会，人民美好生活需要日益广泛，不仅对物质文化生活提出了更高要求，而且在民主、法治、公平、正义、安全、环境等方面的要求日益增长。同时，我国社会生产力水平总体上显著提高，社会生产能力在很多方面进入世界前列，更加突出的问题是发展不平衡不充分，这已经成为满足人民日益增长的美好生活需要的主要制约因素。"这就明确了新时代我国社会主要矛盾变化的基本依据。从人民需要的变化看，人民日益增长的物质文化需要已经转化为人民日益增长的美好生活需要，人民生活需要领域拓展、层次提升。人民生活需要覆盖各个领域，除了物质文化生活需要之外，还有政治生活、社会生活、生态文明等领域的需要。在政治生活领域要求享用社会主义民主政治、社会主义法治国家建设的成果，在社会生活领域要求进一步维护社会公平正义，增强包括人身、财产安全在内的多方面安全感，在生态文明领域要求享用美丽中国建设的成果。人民生活需要从不停止在同一个水准上，而是"水涨船高"；人民期待不断提升生活的"美好度"，不断地增强生活中的获得感、幸福感、安全感。从社会生产力和社会发展变化来看，落后的社会生产已经转化为不平衡不充分的发展。贫困已经基本摆脱，匮乏已经普遍消除，美好生活需要在一部分人中还不能得到满足。这样一种人民生活需要与社会发展的现状及其关系，构成了新时代我国社会主要矛盾变化的基本依据。

（二）新时代我国社会主要矛盾变化的主要表现

改革开放以来，我国人民物质文化生活得到极大改善，物质文化生活需要得到充分满足。社会生产的迅速发展为满足人民更高物质文化需要创造了物质条件和社会条件，同时生产也促进消费，供给也创造需求，人民在物质生活方面不再满足于有饭吃、有衣穿、有房住、有车坐等，而是要求吃得健康、穿得得体、住得宽敞、坐得舒适等。人是多重属性的，人的需要是展开的过程，人的全面发展是人的本质要求。在满足物质文化生活基本需要的基础上，人民要求平等参与、平等发展权利得到充分保障，依法享有广泛权利和自由，如知情权、参与权、表达权、监督权等；要求享有更完善的社会保障体系、更高效的社会治理体系、更可靠的社会安全体系等；要求享有明媚的阳光、新鲜的空气、清洁的水源、健康的食品、绿色的植被等。人民对美好生活的追求无止境，期盼更有尊严、有品位、有快乐的生活，充分体验美好精神生活，如心态保持轻松愉悦、内心保持人格统一、心中保持理想激励、一生保持初心不泯、心灵保持美的追求等。人民日益增长的美好生活需要，要求社会不断发展加以满足。新时代的发展不平衡，主要表现为城乡区域发展不平衡、居民生活水平不平衡、基本公共服务提供不平衡。从近年来各地房价的差距就可以反映城乡区域发展的差距，从城乡区域之间人口流动的走向就可以看出各地的发展状况。由于人们收入水平、财产状况存在很大差距，购买力、消费能力、闲暇时间差别很大，即使在北上广深，不同群体对美好生活的标准、预期也大不相同。基本公共服务的原则是均等化，但基本公共服务与各级政府的财力物力密切相关，与基本公共服务的政策制度密切相关，造成不同地方人们享用基本公共服务的程度也不尽相同。新时代的发展不充分既表现为发展总体水平的不充分，也表现为以发展不平衡表现出来的部分地区、行业的发展不充分，还表现为发展质量不高、效益不好的发展不充分。

（三）新时代我国社会主要矛盾变化的显著特征

一是新时代社会主要矛盾是历史变革的结果。从 20 世纪 50 年代到 21 世纪第二个 10 年，从改革开放之始"未发展起来"到改革开放 40 多年"发展起来以后"，党带领人民进行社会主义建设和改革开放，持续不断地解决我国落后的社会生产问题，从量变到质变，推动了社会主义初级阶段历史时期的社会主要矛盾转化。二是新时代社会主要矛盾的变化是事关全局的转变。主要矛盾变了，意味着社会生产力的性质和水平、社会生产关系的内涵和状况、社会上层建筑的特点和任务都已经发生了相应的变化；意味着人民的需要内容和层次、发展的进展和方向都已经发生了深刻的变化。三是新时代社会主要矛盾是关系方向的问题。新时代改革开放不停步，改革往哪里改、开放往哪里开，都要依据社会主要矛盾变化，着眼解决新的社会主要矛盾，做出科学的战略安排，保证新时代中国特色社会主义行稳致远。四是新时代社会主要矛盾是逐步解决的过程。认识矛盾、判断矛盾只是解决矛盾的开始，历史表明，解决社会主要矛盾不是一蹴而就的事情，需要一个较长的历史时期。而且旧的矛盾解决了，新的矛盾又出现了，即使是解决新的社会主要矛盾，也有一个不断向纵深发展、不断朝向更高标准要求的问题。

（四）新时代我国健康需求的主要体现

当前，中国正处于一场持久深刻的经济转轨、社会转型、发展方式转变的进程中，已到了由"生存型社会"向"发展型社会"转变的关键时期，同时也是各类矛盾日益凸显的时期。伴随着快速的经济工业化和市场化、城镇化、人口老龄化进程，诸多既存和新发的健康风险，如社会生活、环境污染、疾病的无国界传播、慢性病、职业伤害、精神压力、不良生活方式等严重危害到了人口的生命质量和生活质量。同时对健康需求进行分层能够帮助识别服务供给的优先领域。按照生理、心理和社会三个维度的完好状态可对健康需求进行如下分层：①生存型健康需求，即生理健康需求。该层需求关注人类维持自身生存的最基本要求，即人体器官能够维持正常的生理活动、无疾病和虚弱的状态，包括预防保健、发现诊断、对症治疗三个层级的需求。②精神健康需求。精神健康的需求包括培养适应社会的个性和健全人格的需求、正确认识自我与现实的需求、保持良好情绪协调能力的需求以及在享受现代文明与社会经济发展成果的同时自我价值实现的需求。③社会完好性需求。健康可以解释为社会化的个人完成角色和任务的能力处于最适当的状态。社会完好性需求包括对所处社会环境中良好人际关系的需求、对建立道德社会的需求、对公平社会制度的需求、对和谐社会环境的需求等。

1. 个体健康需求与群体健康需求

群体健康需求可视作社会群体成员共同的需求，是无数个体需求的集合，当群体健康需求长期难以得到满足时，势必引发一系列的社会问题。当前，我国居民群体健康需求满足的手段和途径正随着社会、经济、科技的发展而不断拓展，健康需求的满足从依靠个体自身或家庭开始向依靠社区、社会和市场转变；随着健康需求的日益多元化，单一地局限于满足维持基本健康存量的手段和渠道已经远远不够，部分居民群体正在寻求能够满足其更高层次健康需求的机会。正如《纲要》中所指出的，只有向全民提供以需求为导向的、有质量的、可负担的预防、治疗、康复、健康促进等健康服务，方为群体健康需求的最大满足。

2. 社会经济转型期的健康需求

中国人口健康模式的转变带来的健康需求，当前中国人口正在经历着三大健康模式的转变，即人口学模式的转变、流行病学模式的转变和伤残模式的转变。中国的人口健康模式既带有发达国家的特征，即慢性病、老年疾病、精神疾病的大量增加；也带有明显的转型国家和中国自身的特点，如环境污染、食品安全、烟草使用、道路交通伤害等所导致的健康问题突出，这无疑在一定程度上为未来社会经济的持续稳定发展埋下了隐患。当前及未来相当长一段时期，构成威胁人口健康的主要挑战包括由于传染病、重新出现的传染病、慢性疾病，尤其是精神疾病、呼吸道和心血管疾病、癌症和糖尿病的共同存在带来的健康挑战；以及由于人口老龄化的加速、慢性疾病和意外伤害同时增加等因素综合导致的残疾人口规模快速增加带来的挑战；上述挑战对人口健康的威胁意味着人群健康需求的内容发生了新的变化，要求在当前社会经济发展背景下提出适应人民健康需求的服务供给模式。

3. 预防与应对健康风险带来的健康需求

中国人口健康风险的深层次原因之一在于与健康相背离的经济发展方式。若不能对人口健康风险的发生和发展趋势进行科学的预判并提前采取相应的行动，那么人力资源不会转化为人力资本，反而会转化为人口负担，进而增加医疗费用上升、经济发展减速和社会不稳定的风险。2010 年以来，全球对人口健康的评价落脚于对全球和区域人口的综合健康评价，其重点内容包括当前主要疾病、伤害和相关危险因素所导致的死亡与伤残等。当前，我国前五位健康危险因素为不健康饮食、高血压、烟草使用、环境空气污染和室内空气污染。由此衍生出的健康需求总量庞大，现实中存在需求与服务利用不对称的困境则主要体现在两个方面：第一，中国国民健康需求庞大，种类多元化，健康服务供给无法兼顾"普惠"和"以需为本"；第二，健康服务供给区域发展不平衡，服务保障水平区域间差异显著，服务机构覆盖城乡差异大。

（曹　凤　欧阳静）

第五章　健康丝路面对的挑战与机遇

一、城镇化提升健康需求

从"健康丝绸之路"和"城镇化"两个体系的研究范畴来看，前者定位于健康领域的国际合作平台，是"一带一路"沿线国家卫生交流合作格局的建立，以改善人民健康福祉为宗旨，是"一带一路"倡议中社会认同度高的合作领域，既是各国政策沟通、设施联通、贸易畅通、资金融通的重要内容，也是各国民心相通的重要纽带。后者则定位于沿线国家内部城市发展的布局，人口学、地理学、经济学、生态学和社会学分别从不同视角对城镇化定义，从数据可获得性的角度出发，在观察对比各国城镇化水平与趋势的过程中，笔者选用人口学定义进行分析，即农村人口转化为城镇人口的过程。一个国家或地区的城镇化伴随着社会生产力的发展、科学技术的进步以及产业结构的调整，其社会由以农业为主的传统乡村型社会向以工业（第二产业）和服务业（第三产业）等非农产业为主的现代城市型社会逐渐转变。

"一带一路"给沿线国家城镇化建设带来了新的历史机遇，加快了沿线各国城镇化的进程，促进了沿线国家城镇化均衡发展。"健康丝绸之路"倡导和促进全球卫生合作，谋求全人类健康福祉，构建人类命运共同体，势必成为沿线国家城镇化健康发展的助推器，对沿线国家城镇化质量的提升意义重大。

根据中国一带一路网的公布信息，截至 2019 年第三季度共有 65 个国家（含中国）加入"一带一路"，通过世界银行数据库选取沿线国家 2018 年人口数据，沿线 62 个国家聚集了全世界 61.77% 的人口。如何解决城镇化进程中的挑战，也是大部分"一带一路"沿线国家实现可持续发展的关键。"一带一路"沿线国家城镇化总体趋势相对稳定（见图 5 - 1），综观世界银行数据库 2009~2018 年 62 个

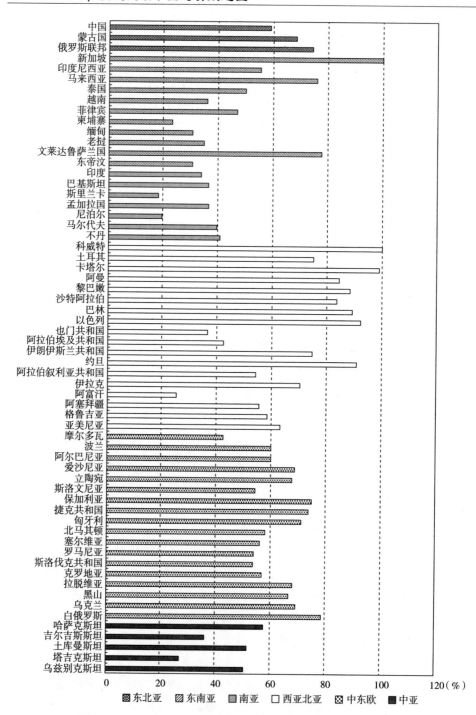

图 5-1 2018 年 "一带一路" 沿线国家城镇居民占总人口比例

"一带一路"沿线国家城镇居民占总人口数的比例变化，整体水平在提升，区域间的差距在逐渐缩小。随着"一带一路"倡议的不断推进，大部分"一带一路"国家城镇化速度与质量同步提升。基础设施的互联互通、基础设施建设领域的深入合作等，使沿线国家的合作交流日益紧密，为沿线国家城镇化发展创造了良好的外部发展条件。而健康丝绸之路的推进，通过在卫生合作机制建设、传染病防控、卫生能力建设与人才培养、卫生应急和紧急医疗援助、传统医药、卫生体制和政策、卫生发展援助、健康产业发展等重点领域加大投入，进一步确保沿线国家城镇化健康发展的进程。城镇化过程中人口密集，工业生产蓬勃发展，污染聚集，化学、生物和物理危害加重。城市环境带来的伤害导致各类疾病的发病率不断提升。

二、老龄化挑战健康丝路

人口老龄化是指总人口中因年轻人口数量减少、年长人口数量增加而导致的老年人口比例相应增长的动态。1956 年，联合国发布《人口老龄化及其社会经济后果》，第一次提到老龄化的划分标准，当一个国家或地区 65 岁及以上老年人口数量占总人口比例超过 7% 时，则意味着这个国家或地区进入老龄化。65 岁以上老年人达到总人口的 14% 即进入深度老龄化。达到 20% 为超级老龄化。1982 年维也纳老龄问题世界大会确定 60 岁及以上老年人口占总人口比例超过 10%，即视为该地区进入老龄化社会。

全球人口正步入老龄化阶段。世界上几乎每个国家的老龄人口数量和比例正在增加。人口老龄化有可能成为 21 世纪最重要的社会趋势之一，几乎所有社会领域都受其影响，包括劳动力和金融市场，对住房、交通和社会保障等商品和服务的需求，家庭结构和代际关系。世界卫生组织预测，2000~2050 年，全世界 60 岁以上人口的占比将翻倍，从 11% 增长至 22%。预计在同一时期内，60 岁及以上老人的绝对数量将从 6.05 亿人增长到 20 亿人。联合国发布的《世界人口展望：2019 年修订版》显示，到 2050 年，全世界每 6 人中，就有 1 人年龄在 65 岁（16%）以上，而这一数字在 2019 年为 11 人（9%）；到 2050 年，在欧洲和北美，每 4 人中就有 1 人年龄在 65 岁或以上。2018 年，全球 65 岁或以上人口史无前例地超过了 5 岁以下人口数量。此外，预计 80 岁或以上人口将增长两倍，从

2019 年的 1. 43 亿人增至 2050 年的 4. 26 亿人。

按照 65 岁及以上老年人口数量占总人口比例超过 7% 的标准来看，世界银行数据库统计显示，"一带一路"沿线国家中有 26 个国家（41. 94%）已进入老龄化社会，沿线中东欧国家全员处于老龄化社会，且 83. 33% 的中东欧沿线国家处于深度老龄化阶段，65 岁以上人口占总人口比例远远超出世界平均水平（见图 5 - 2）。

经验告诉我们，持续加速的人口老龄化不仅会减少劳动力供给量，而且还会通过改变人力资本结构影响国家的创新能力，给创新驱动绿色发展带来不确定性。另外，不断激增的老年人数量，直接导致社会负担的增加。不断增加的养老金和医疗成本将由日益缩小的劳动力来承担，不仅会给政府、企业以及家庭带来巨大压力，而且会通过影响资源的配置，对绿色发展产生间接影响。

老年人日益被视为发展的贡献者，他们为改善自身及其社区状况而采取行动的能力应被纳入各级政策和方案。未来几十年，为适应与日俱增的老年人口，许多国家将面临与公共保健体系和社会保障相关的财政和政治压力。

（一）老龄化概念

按照 2001 年联合国《世界人口老龄化报告（1950 - 2050 年）》的标准，当国家或地区的 60 岁及以上老年人口比例超过 10%（或 65 岁及以上老年人口比例超过 7%）时，即进入老龄化社会，届时老年赡养比（65 岁及以上老年人口数与 15 ~ 64 岁劳动人口数之比）约为 1∶10，即 10 个劳动人口赡养一位老年人。国际上常用老年人口比例（60 岁及以上人口达 10% 或 65 岁及以上人口达 7%）倍增所需时间来衡量老龄化速度，老龄化社会、老龄社会和高龄社会分别表现为在一个国家或地区 65 岁及以上老年人口比例超过 7%、14% 和 20% 的状态。人口老龄化主要由人口生育率下降和死亡率降低所致，生育率下降导致低年龄段人口数量减少，死亡率降低则导致总人口预期寿命延长，从而使人口结构中老年人口比例上升。

（二）中国人口老龄化发展趋势及国际对比

1. 全球人口老龄化进程不可阻挡

人口老龄化已成为全球趋势，是社会经济发展的结果，也是各国面临的共同挑战。人口老龄化始于 20 世纪，并于 21 世纪快速发展，截至 2017 年，全球 60 岁及以上老年人口总数约为 9. 62 亿人，占全球人口总数的 12. 7%，80 岁及以上高龄老年人口总数约为 1. 37 亿人，占全球人口总数的 1. 8%，预计老年人口数量

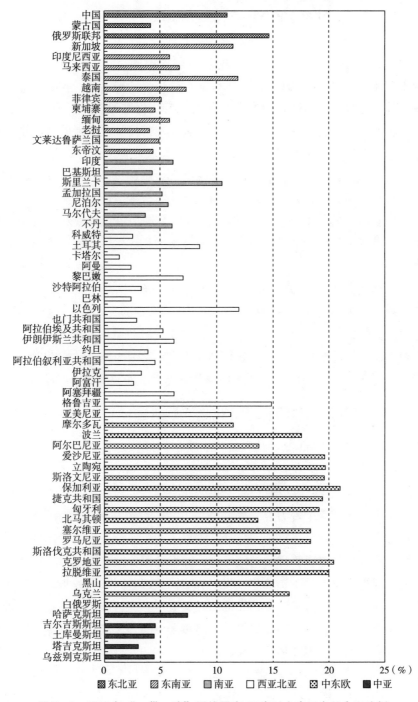

图 5 - 2 2018 年 "一带一路" 沿线国家 65 岁以上人口占总人口比例

将继续平稳增长，人口老龄化成为不可避免的全球趋势。

2. "健康老龄化"是我国应对人口老龄化的必由之路

与"边富边老"和"先富后老"的发达国家不同，我国在刚迈入老龄化社会时处于"未富先老"状态，而在 2026 年老龄社会到来之际，我国凭借现有的经济发展趋势也难以达到富有的水平，即人口老龄化进程超前于经济发展进程，使我国面临的风险、挑战更为严峻。人口老龄化对经济社会发展的挑战主要体现在：一方面，增加经济社会负担，由于劳动力人口比例缩减，老年人口比例增加，全社会用于养老、医疗、照护、福利保障和设施建设等方面的支出将大幅增加，政府财政负担加重；另一方面，人口老龄化将改变劳动力供给格局和影响技术进步，使我国陷入"中等收入陷阱"，呈现出劳动力资源短缺和与技术进步相关的人才与资源投入相对不足的局面，导致经济增长乏力。此外，人口老龄化还可能会影响宏观经济安全，对国家能源结构、产业结构、金融系统的稳定性产生深远影响。预计在 2015～2050 年，全社会用于养老、医疗、照料、福利与设施方面的费用占 GDP 的比例，将由 7.33% 增长到 26.24%，增长 18.91 个百分点。如果应对不力，人口老龄化就可能使我国经济年均潜在增长率降低约 1.7 个百分点。面对如此严峻的老龄化挑战，我国亟须开拓一条中国特色健康老龄化路径，这将为世界同样步入"未富先老"之列的国家提供中国智慧与中国经验。

（三）健康老龄化和积极老龄化是发展机遇

为了积极参与全球健康治理、履行 2030 年可持续发展议程国际承诺，中共中央、国务院于 2016 年 10 月印发了《"健康中国 2030"规划纲要》（以下简称《规划纲要》）。《规划纲要》指出，"全民健康是建设健康中国的根本目的。立足全人群和全生命周期两个着力点，提供公平可及、系统连续的健康服务"，并阐明了促进健康老龄化的具体措施，包括：①推进老年医疗卫生服务体系建设，加强常见病、慢性病的健康管理和健康促进；②推动医养结合发展，鼓励社会力量积极参与，促进老年人预防、诊疗、康复、临终关怀等医疗服务与居家、社区和机构提供的养老服务的有机结合；③推动开展老年心理健康与关怀服务；④推动长期照护服务发展，针对不同经济水平、健康水平的老人建立多层次长期护理保障制度；⑤实现老年基本药物可及性的覆盖。

2017 年 3 月，国家卫计委等 13 个部门联合印发了《"十三五"健康老龄化规划》（以下简称《规划》），推进实现健康中国的战略目标。《规划》将健康老龄化定义为："从生命全过程的角度，从生命早期开始，对所有影响健康的因素进行综合、系统的干预，营造有利于老年健康的社会支持和生活环境，以延长健康预期寿命，维护老年人的健康功能，提高老年人的健康水平。"为实现健康老龄化，《规划》部署了9项重点任务：①推进老年健康促进与教育工作，提升老年人健康素养；②加强老年健康公共卫生服务工作，提高老年健康管理水平；③健全老年医疗卫生服务体系，提高服务质量和可及性；④积极推动医养结合服务，提高社会资源的配置和利用效率；⑤加强医疗保障体系建设，为维护老年人健康奠定坚实基础；⑥发挥中医药（民族医药）特色，提供老年健康多元化服务；⑦以老年人多样化需求为导向，推动老年健康产业发展；⑧推进适老健康支持环境建设，营造老年友好社会氛围；⑨加强专业人员队伍建设，提高队伍专业化、职业化水平。

促进健康老龄化和积极老龄化对社会经济的发展和实现健康中国战略有重要意义，这是政府与社会的责任，也是发展的机遇。第一，健康权是老年人的一项基本人权，国家有义务为老年人提供可用、可及、可接受和优质的健康服务，维护和促进老年人的健康是社会和谐与稳定的必然要求。第二，提升老年人的健康预期寿命和生活质量，为其提供支持性的养老、预防、医疗、康复、照料环境，通过预防疾病、促进健康来极大地减轻政府和社会的财政负担与经济负担。第三，健康老龄化和积极老龄化措施的实现会使健康、活力的老年人增加，带来人力资本折旧率的降低，有利于形成第二次人口红利。目前，我国老年人年龄结构偏"低龄化"，第一，可为传统的劳动人口（15～64岁）增加一部分"银发劳动力"供给，充分发挥老年群体特别是退休群体技能熟、经验多的优势，继续为社会经济的发展做贡献。第二，老年人可以成为非正式劳动力，通过照顾子孙、制作食物等为家庭做贡献，缓解子女家庭压力，老年人还可以通过税收与消费、资产转移等为社会经济做贡献。第三，少子老龄化的人口结构使更多妇女从子女养育和传统家务中解放出来，妇女劳动力数量将进一步增加。第四，健康老龄化和积极老龄化将促进经济发展方式的转变和产业结构调整升级，人口老龄化使老年人口消费率上升，倒逼我国经济增长方式从投资和出口依赖型向拉动内需型转变，长期照顾和老年健康服务将带来就业岗位的增加，并促进养老产品、保险产品、医养产业等繁荣发展。

实现和推进健康老龄化、积极老龄化是我国应对老龄化高速发展态势的必由之路，科学看待人口老龄化的发展过程，全面建立有利于老年健康事业发展的政策体系，全面开发人力资源、推动医养结合、推进长期照护保险和服务体系建设，构建老年友好环境，使老年人及其家庭能够享有更高的生活质量，促进代际关系的和谐，努力实现老龄化背景下的可持续发展。

三、健康战略机遇

20 世纪 80 年代，联合国开发计划署提出"人类发展指数"（Human Development Index，HDI），将人均预期寿命作为三大核心指标之一。联合国"千年发展目标"的 8 个总目标中有 3 个是卫生目标，《2030 年可持续发展议程》明确提出了"确保各年龄的人群享有健康生活、促进健康福祉"的发展目标，更加关注经济、社会和环境等健康决定因素，更加强调健康发展的全面性、公平性和协同性。综观全球，许多国家把增进国民健康作为国家战略，把健康投资作为国家最重要的战略性投资。

健康是人类所有民族、所有地区最基本的需求，具有人类共有的"刚性"特征和社会建设的"共性"需要和相同的"人文"基因，一直是穿越政治、经济、宗教、文化等的"利剑"。卫生领域合作是"一带一路"建设的重要内容。近年来，以改善各国人民健康福祉为宗旨的"健康丝绸之路"，为深化全球卫生合作提供了诸多公共产品，成为"一带一路"参与民心相通的重要纽带。从传染病防控、卫生援助，到人才培养、中医药推广，中国与"一带一路"参与国家的健康交流合作不断深化，中国医疗卫生领域的经验，正播撒在"一带一路"的各个角落。

携手推进"一带一路"卫生合作，共筑"健康丝绸之路"，将为国际合作提供新机遇，注入新动力，有助于推动实现开放、包容和普惠的全球卫生发展。在健康中国建设迅速推进的新时代，在全面提升中华民族健康素质、实现人民健康与经济社会协调可持续发展的同时，"健康丝绸之路"的打造也面临着健康战略的重大机遇。

1. 国家政策支持

党和国家历来高度重视人民健康。新中国成立以来特别是改革开放以来，我国健康领域改革发展取得显著成就，城乡环境面貌明显改善，全民健身运动蓬勃发展，医疗卫生服务体系日益健全，人民健康水平和身体素质持续提高。推进健康中国建设，是全面建成小康社会、基本实现社会主义现代化的重要基础，是全面提升中华民族健康素质、实现人民健康与经济社会协调发展的国家战略，是积极参与全球健康治理、履行2030年可持续发展议程国际承诺的重大举措。

党的十八大以来，以习近平同志为核心的党中央把全民健康作为全面小康的重要基础，强调把人民健康放在优先发展的战略位置，从经济社会发展全局统筹谋划加快推进"健康中国"建设。从党的十八届五中全会做出"推进健康中国建设"的重大决策，到隆重召开新世纪第一次全国卫生与健康大会，开启健康中国建设新征程；从印发建设健康中国的行动纲领——《"健康中国2030"规划纲要》到党的十九大提出"实施健康中国战略"，维护人民健康已经上升到国家战略的高度。

健康中国战略的目标任务之一就是实施中国全球卫生战略，全方位积极推进人口健康领域的国际合作。健康丝路迎来了前所未有的历史机遇，以双边合作机制为基础，创新合作模式，加强人文交流，深化我国和"一带一路"沿线国家卫生领域多边合作，引导和支持健康产业加快发展。通过健康丝路，加强南南合作，落实中非公共卫生合作计划，继续向发展中国家派遣医疗队员，重点加强包括妇幼保健在内的医疗援助，重点支持疾病预防控制体系建设。加强中医药国际交流与合作。

2. 大国外交需要

2016年6月，习近平主席在乌兹别克斯坦提出了"健康丝绸之路"，正式把健康作为"一带一路"重要组成部分。健康常常受到不同意识形态、不同种族国家、地区政府的大力支持和当地百姓的衷心拥护，是政治敏感度低、社会认同度高的合作领域，既是各国政策沟通、设施联通、贸易畅通、资金融通的重要内容，也是各国民心相通的重要纽带。

从全球和全人类看，健康是国家软实力的重要组成部分，也是全球可持续发展的核心动力。健康是发展的核心，是发展的先决条件和结果，是衡量可持续发展的有效指标。发展和保持"一带一路"相关国家卫生体系活力，推动"一带一路"卫生及健康领域的合作，不仅有利于增进人民健康，还将为推动经济发展做出贡献。

充分利用国家高层战略对话机制，将卫生纳入大国外交议程。通过健康丝路的建设，积极参与全球卫生治理，在相关国际标准、规范、指南等的研究、谈判与制定中发挥影响，提升健康领域国际影响力和制度性话语权。

3. 构建人类命运共同体

"一带一路"建设根植于丝绸之路的历史土壤，把沿线各国人民紧密联系在一起，致力于合作共赢、共同发展，让各国人民更好地共享发展成果，这既是对丝路精神的传承，也是中国倡议共建人类命运共同体的重要目标。"一带一路"宗旨与人类命运共同体理念高度契合。

健康丝路是"一带一路""五通"之一——民心相通的重要实现形式，通过加强中国与沿线国家的卫生安全防控和卫生事业发展合作，落实"一带一路"总规划中的"健康丝绸之路"理念，倡导和促进全球卫生合作，为谋求全人类健康福祉，构建人类命运共同体做出积极贡献。

"一带一路"国家共同推进"一带一路"卫生合作，共筑"健康丝绸之路"，有助于推动实现开放、包容和普惠的全球卫生发展。促进和平、推动互利合作，提高人民健康水平，是"一带一路"国家的共同目标；构建人类健康命运共同体，已经成为"一带一路"国家的共同愿望。

4. 中华民族伟大复兴

推进"一带一路"建设，是党中央、国务院根据全球形势深刻变化，统筹国内国际两个大局做出的重大战略决策，对于构建开放型经济新体制、形成全方位对外开放新格局，对于全面建成小康社会、实现中华民族伟大复兴的中国梦，具有重大深远的意义。

通过健康丝路推进"一带一路"建设，实现与发展中国家合作模式的转变，创新合作模式，真正实现互利互惠。健康丝路的合作模式以推动"一带一路"沿路发展中国家的卫生及健康领域的合作，增进人民健康，促进经济发展，符合我国与这些国家共同利益。这不仅符合对方国家的利益和需求，还将提升中国经济存在的形式，有助于改善我国的形象，提高我国的政治地位。

四、西部发展机遇

实施西部大开发战略，加快中西部地区发展，是中央根据邓小平同志关于我国现代化建设的战略思想，统揽全局、面向新世纪做出的重大决策，是国家全局性的重大发展战略之一，有着极其深远的经济、政治、社会等方面的战略意义。从宏观上来说，"健康一带一路"两大战略走向之一便是按照"丝绸之路经济带"走向，重点加强我国西部地区同东亚、中亚、南亚、俄罗斯及欧洲国家间的交流合作，拓宽我国与西亚、波斯湾及地中海国家的合作领域和范围。

我国西部地区涵盖十二个省份，是我国现代化建设的重要战略纵深区域，是实施"一带一路"建设的重要支点。然而，由于西部地区自然环境恶劣，经济社会发展相对滞后，导致西部地区人群健康与医疗水平和东部地区存在较大差距。西部地区繁荣、发展、稳定，事关各族群众福祉，事关我国改革开放和社会主义现代化建设全局，事关国家长治久安，事关中华民族伟大复兴。

1. 顺应国家发展战略

按照国家发展战略，"一带一路"卫生领域的交流与合作，将主要分为两大战略走向：一是按照"丝绸之路经济带"走向，重点加强我国西部地区同东亚、中亚、南亚、俄罗斯及欧洲国家间的交流合作，拓宽我国与西亚、波斯湾及地中海国家的合作领域和范围；二是按照"海上丝绸之路"走向，重点加强我国西南及东部沿海省份与南亚、东南亚及大洋洲国家间的交流与合作。因此，西部发展战略同"一带一路"理念高度契合，健康丝路建设也是西部发展战略的重要组成部分，通过健康丝路建设可以推进区域之间包括基础设施在内的各种互联互通，有利于推进区域合作水平。

2. 健康扶贫

我国西部地区与周边十多个国家接壤，边境线长，聚居的少数民族比较集中。由于西部地区经济发展缓慢，造成我国贫困人口中，绝大部分集中在这一地区，东西之间贫富差距异常之大、社会公平目标被损失太多。这种极不平衡的状态，会引起落后地区人民强烈的不满情绪，激化民族矛盾，很容易演化为严重的政治稳定和社会稳定问题乃至中国整个战略上失衡。没有西部地区的现代化，也就没有全国的现代化。西部大开发的战略目标之一是逐步缩小地区之间的发展差距，促进各地区共同繁荣、共同富裕。

扶贫工作是西部战略的重要任务之一，也是党中央、国务院的一项重要战略部署。自西部大开发战略实施以来，特别是 2001 年《中国农村扶贫开发纲要（2001—2010 年）》颁布后，我国不断加大对西部地区扶贫投入和工作力度，采取了一系列政策措施。通过实施西部大开发战略，振兴西部地区经济，帮助少数民族群众告别贫困，实现各民族的共同富裕和共同繁荣，只有这样才能让西部各民族都感受到社会主义祖国的整体利益和每个民族利益的一致性，才能使少数民族从自身获得的实惠中感受到民族区域自治政策的优越性，进而使他们自觉自愿地拥护中国共产党的民族政策，拥护社会主义制度，从根本上巩固和发展平等、团结、互助的社会主义的新型民族关系，实现各民族大团结和民族地区的稳定。促进西部贫困地区经济社会的发展，改善和提高人民生活水平，对于民族团结、政治稳定、边疆巩固、社会和谐都具有十分积极的促进作用。

没有全面健康就没有全面小康，实施健康扶贫工程是全面建成小康社会决胜阶段的重大政治责任。在西部大开发战略下，健康丝路迎来了前所未有的发展机遇，无论是中央层面的战略导向，还是西部地区政府的政策支持，随着中央对西部地区政策支持和财政投入，健康丝路的建设愈加深入人心，提高了当地人民的健康水平，促进了经济和社会各项事业发展。

五、人才聚集机遇

当今世界，人才是一国经济和社会发展最重要、最稀缺的战略资源，是决定一国兴衰存亡的关键。党的十九大报告指出："人才是实现民族振兴、赢得国际竞争主动的战略资源。"在共建"一带一路"不断深入推进的背景下，"一带一路"的发展不仅需要文化的支持，更离不开人才的支撑。特别是具有开阔的国际视野、具备跨国文化交流和解决复杂实际问题能力的人才更是难能可贵。近年来，不断加强同"一带一路"沿线国家在卫生领域的合作，卫生事业的国际化发展趋势进一步加快，对于卫生管理国际化人才的需求也随之快速增长。国家对"一带一路"和健康丝路的人才建设投入越来越大，与相关国家的教育合作日益密切，不断提升"一带一路"国际合作的整体发展水平。

1. 人才战略的重要性

人才资源作为经济社会发展第一资源的特征和作用更加明显，人才竞争已经成为综合国力竞争的核心。谁能培养和吸引更多优秀人才，谁就能在未来一个时期的综合国力竞争中占据优势和主动。实践充分证明，实施人才强国战略作为党和国家的一项重大战略决策，是保障"一带一路"和健康丝路发展的重大支撑，是实现中华民族伟大复兴的重大举措，是协调推进"四个全面"战略布局的重要保证。

党的十八大以来，以习近平同志为核心的党中央把加快建设人才强国摆到更加突出的位置，人才发展体制机制改革取得重要突破，人才队伍建设取得重大进展，人才创新创业能力大幅提升。习近平同志多次对人才工作做出重要指示，提出的一系列新思想、新观点、新论断，揭示了人才工作的内在规律，立起了选才用才的时代标尺，对指导健康丝路建设，广聚优秀人才步伐，更好地服务"一带一路"和健康丝路提供了科学指引。

2. 人才战略的紧迫性

2013 年，习总书记首次提出了"一带一路"倡议，随后《国家卫生计生委关于推进"一带一路"卫生交流合作三年实施方案（2015—2017）》《"一带一路"卫生合作暨"健康丝绸之路"北京公报》等医疗卫生领域的"一带一路"建设规划相继发布。《规划》中明确提出要在医疗和科研等多层面推动丝路沿线地区资源整合，加强与丝路周边国家在医学领域的广泛交流与合作。如何满足"一带一路"背景下各个国家和地区经济发展所需的各行各业人才需求至关重要。各个国家和地区已经形成共识，共建"一带一路"需要一大批具有开阔的国际视野、具备跨国文化交流和解决复杂实际问题能力的人才，因此"一带一路"人才建设十分必要。

"一带一路"是一项伟大的世纪工程，越来越多的国家已经看到"一带一路"建设合作共赢的成果，看到"一带一路"建设与各国发展战略的高度契合，看到"一带一路"建设为世界经济增长挖掘新动力、开辟新空间的积极成效。"一带一路"能否取得丰硕的成果，人才战略至关重要，人才是发展建设中的决定性因素，是推动"一带一路"和健康丝路建设最活跃的动力，亟须一大批具有全球视野、专业素质、创新能力的复合型人才参与其中。

3. 做好人才战略的思路

（1）制定国际化人才长期培养发展规划。深入贯彻落实我国"一带一路""人才强国"战略及根据《关于做好新时期教育对外开放工作的若干意见》《推动共建丝绸之路经济带和二十一世纪海上丝绸之路的愿景与行动》《推进共建"一带一路"教育行动》等文件精神，制定出适合我国当前国际化发展需求的"一带一路"国际化人才中长期培养发展规划。政府、院校与民间机构协作，共同搭建"一带一路"国际化人才培养和发展平台，建立"一带一路"前瞻性人才培养体系，培养适应"一带一路"要求的领导人才、管理人才和专业人才队伍，有效解决当前中国企业"走出去"水土不服、对外投资失败、跨国经营管理能力弱、企业品牌认知度低等问题，补足"一带一路""走出去"国际化人才短板。

（2）分清轻重缓急，做到主次分明。做好国际化人才培养调研工作。了解与"一带一路"相关的行业和企业国际化人才需求，培养行业和企业迫切需要的人才；了解什么样的专业人才需要加强国际化教育，将其放在人才培养第一梯队。根据"一带一路"倡议、中国企业"走出去"的形式与特点，可以把国际贸易和国际投资以及服务贸易和投资的金融、法律、财税等方面的人才培养放在首位。

（3）拓宽国际化人才培养渠道。建立国内外人才培养基地，依托国内外一流大学、知名教育机构的先进教学理念和教学力量，建立国际化人才培养基地，搭建产、学、研、用一体化人才培养和发展平台；开发短期和中长期境外研修项目，组织培养对象去有丰富专业理论和实践研究的世界名校和研究机构学习；搭建学习、研究、实践、国际合作交流平台，通过组织培养对象去国际知名机构访问、交流，参加国际性会议和论坛，拓展培养对象的宏观视野，加深跨国、跨行业人才互动和国际业务交流，增强国际同行之间的友谊，有利于更好地开展国际业务交流与合作。

（4）创新人才服务意识。建立"一带一路"国际化人才信息库，信息库包括专家人才库、项目库、企业数据库等，以便及时了解国际人力资源和企业发展动态，提升国际化人才管理和服务水平；建立国际化人才培养激励机制，有关政府部门、行业协会及跨国经营企业应充分认识到国际化人才培养的重要性，可以设立国际化人才培养专项资金，鼓励企业在引进人才的同时促使本土人才的国际化，有计划地安排专业技术人才出国培训、参加国际交流活动，定期安排企业经营管理人才到海外企业任职或去国际机构见习，积极与外国企业合作，接受国际先进的管理思想和经验；参与重点科研课题研究，建立完善的人才使用机制，鼓励培养对象充分利用学习机会，借鉴国际先进经验和做法，发挥专业才干，积极参与"一带一路""走出去"战略、海外投资并购、海外 PPP 项目风险防范、国际工程管理、国际商事仲裁等领域的探索性、原创性科研课题研究，形成高质量的研究报告并出版研究报告集；提升企业国际形象，企业除了充分认识到企业内部国际化人才培养的重要性，还需加强自身品牌的规划、建设与管理，打造企业的国际品牌形象，提升对高端人才的吸引力。未来的竞争不仅是产品的竞争、管理的竞争、服务的竞争、创新的竞争，也是品牌形象的竞争。

（5）借鉴国际成功经验和先进做法。我国对外投资、海外并购，走国际化道路晚于发达国家，开展国际化人才培养尚处于起步阶段，可以充分借鉴发达国家在国际化人才培养方面的成功经验和先进做法，完善我国国际化人才培养服务体系。

（胡　刚　欧阳静）

第六章 健康丝路之打造大美丝路健康生活实施体系

　　健康生活是指有益于健康的习惯化的行为方式，包括合理膳食、适量运动、戒烟限酒、心理平衡几个方面。根据世界卫生组织的研究，在影响个人健康和寿命的四大因素中，生活方式和行为占比高达60%，普及健康生活是促进人类健康的关键环节之一，是预防和控制各种疾病的一项先导性和基础性工作，是改善和提升国民健康素质、提高社会平均劳动生产力的重要途径，也是助力健康中国建设的重要手段。

　　我国正处于人口快速老龄化过程中，老龄化对死亡率和患病率产生了深远影响。世界卫生组织2014年研究发现，25年前，伤害、传染病、新生儿、营养和孕产妇疾病占中国疾病负担的41%。而与生活方式有关的慢性病占中国健康生命年损失的77%和死亡诱因的85%，我国慢性病高发并呈现低龄化发展趋势。普及健康生活方式，提高居民健康素养刻不容缓。

一、普及健康生活方式

　　健康风险是作用于人的身体、影响人的健康的一种风险，指在人的生命过程中，因自然、社会和人自身发展等因素，导致人出现疾病、伤残以及造成健康损失的可能性。健康风险是风险在健康领域的表现，作为直接关系到每人基本生存利益的特殊风险，健康风险具有客观性、危害性、普遍性、复杂性、社会性五个特点。

（一）控制健康风险因素

健康风险因素是指对国家或地区公众健康造成损害的不利因素。《2002年世界卫生报告》根据一系列健康风险造成的疾病负担提出了全球和地区两级的十大风险。全球一级的十大风险因素包括：①体重过轻；②不安全的性行为；③高血压；④吸烟；⑤喝酒；⑥不安全的水、不安全的卫生设施和卫生习惯；⑦缺铁；⑧固体燃料释放的室内烟雾；⑨高胆固醇；⑩肥胖。这些因素导致的死亡人数合计占世界范围全部死亡人数的1/3以上。2015年，一项由华盛顿大学健康测量与评价中心开展的荟萃研究，对188个国家1990~2013年的79种行为、环境、职业和代谢危险因素或危险集群，进行了全球、区域和国家相对危险评估。同时，由该中心牵头，我国疾病预防控制中心和全国妇幼卫生监测办公室协作，使用1990~2013年中国240种疾病死亡率等数据进行的研究结果显示，在全国范围内，脑血管疾病是人群死亡的首要原因。华盛顿大学健康测量与评价中心研究得到的数据显示，2013年全球前10位与死亡人数最多相关的危险因素包括高收缩压、吸烟、高身体质量指数（Body Mass Index，BMI）、高空腹血糖、高盐饮食、水果比重低的饮食、大气颗粒物污染、来自固体燃料的室内空气污染、高总胆固醇、饮酒；中国排在前10位的健康危险因素包括高收缩压、吸烟、高盐饮食、水果比重低的饮食、大气颗粒物污染、来自固体燃料的室内空气污染、高BMI、高空腹血糖、饮酒、全谷物比重低的饮食。对比2002年和2015年全球十大危险因素可以发现，经过十几年的经济发展，与经济落后有关的体重过轻、新生儿和孕产妇的营养不良、不安全的卫生设施和卫生习惯等危险因素已得到有效的控制，取而代之的是肥胖、高盐高糖饮食等不良生活方式引发的危险因素。

1. 全球十大健康风险因素

（1）高收缩压。高收缩压也称高血压，是血管持续受到较高压力时出现的一种疾病。高血压是心血管疾病的关键危险因素，严重影响着卫生体系脆弱的低收入和中等收入国家的人民。高血压在全球对11.3亿人造成影响，2015年，世界上超过一半的高血压成年人生活在亚洲，目前每年有900万人死于血压升高。2015年，约24%的男性和21%的女性没有对血压进行控制。高血压与过多摄入高脂、高糖、高盐食品密切相关。高血压再加上吸烟和过量饮酒则更为致命，因为吸烟和过量饮酒还是多种癌症以及心脏病、脑卒中和其他严重疾病的病因。

（2）吸烟。全球每年约有600万人死于吸烟，其中大多数人来自发展中国家，而这也夺走了许多家庭本可用于食品和教育的资金，并给家庭、社区和国家带来巨大的医疗费用支出，每年与烟草业相关的医疗保健支出高达1万多亿美元。全球15岁及以上吸烟人数高达11亿，其中约80%生活在低收入和中等收入国家，大约2.26亿烟民生活贫困。吸烟者的健康面临严重的长期危险，所有年龄段吸烟者的死亡率比不吸烟者高两三倍。

（3）肥胖。超重和肥胖的定义是可损害健康的异常或过量脂肪累积。BMI 通常用于对成人进行超重和肥胖的分类，WHO 将"超重"界定为 BMI 大于等于 25，将"肥胖"界定为 BMI 大于等于 30。对 5 岁以下儿童和 5～19 岁人群，超重和肥胖均有各自明确的定义。2014 年，全球 18 岁及以上的成年人中逾 19 亿人超重，其中，超过 6 亿人肥胖；有 4100 万 5 岁以下儿童超重或肥胖，超重儿童可能成为肥胖的成人，相对于非超重儿童而言，超重儿童可能会较早罹患糖尿病和心血管疾病，从而加剧过早死亡和残疾的风险。世界上 65% 的人口生活在超重和肥胖致死人数高于体重过轻致死人数国家中。在全球范围内，44% 的糖尿病患者、23% 的缺血性心脏病患者和某些癌症患者病因可归咎于超重和肥胖。肥胖曾被视为高收入国家的问题，而现在低收入和中等收入国家也广泛存在这一问题。

（4）高空腹血糖。2012 年，全球估计有 150 万例死亡与糖尿病直接相关，另有 220 万例死亡由高血糖导致。长期高血糖会引发糖尿病，WHO 预测，2030 年糖尿病将成为全球第 7 位的主要死因。

（5）高盐饮食。大多数人通过食盐摄入过多钠（相当于每日平均摄入 2～9 克盐），而钾摄入量则不足（每日平均摄入量少于 3.5 克盐）。盐摄入量超标加上钾摄入量不足会引起高血压，进而加剧心脏病和中风的风险。如果人们将盐摄入量降至每日低于 5 克的推荐水平，全球每年可以避免 170 万例死亡。

（6）水果比重低的饮食。世界卫生组织建议，每天至少食用 400 克水果和蔬菜。需要注意的是，土豆、红薯、木薯和其他淀粉类根茎食物不属于水果或蔬菜。

（7）大气颗粒物污染。据 WHO 的空气质量模型证实，世界上 92% 的人口所在地区的空气质量水平超过《世卫组织环境空气质量指南》（以下简称《世卫组织指南》）对直径小于 2.5 微米颗粒物（PM2.5）限定的年平均值。2012 年，全球约有 370 万 60 岁以下的人死于室外空气污染。《世卫组织指南》对 PM2.5 的年平均限值为 10 微克/立方米。PM2.5 包括硫酸盐、硝酸盐和黑炭等污染物，它们能深入肺部和心血管系统，对人类健康构成极大风险。

（8）固体燃料释放的室内烟雾。世界有一半的人口面临室内空气污染，主要原因是炊事和取暖所用固体燃料的燃烧。据估计，全球范围内有 36% 呼吸道感染和 22% 慢性阻塞性肺部疾病是这种污染造成的。

（9）高总胆固醇。高总胆固醇和高血压一样，是心血管疾病和中风的主要危险因素之一，高总胆固醇与饮食习惯有关，需要通过健康生活方式予以改善。

（10）饮酒。从世界范围看，每年酒精造成的死亡人数为 180 万，占全球疾病经济负担的 4%，比例最高的是美洲和欧洲。据估计，在世界范围内，酒精导致的食道癌、肝癌、癫痫症、机动车事故以及凶杀和其他故意伤害事件占 20%~30%。

2. 我国十大健康风险因素

（1）高血压。1990~2013 年，我国高血压死亡人数增长了 81.3%，成为致死第一危险因素，我国 54% 的心肌梗死死亡、71% 的脑卒中死亡都和高血压有关。高血压发病率居高不下与公众对高血压的认知程度不高和高血压规范控制效果不好均有关系。

（2）吸烟。1990~2013 年，我国因吸烟导致死亡的人数高出世界平均水平约 7%，其中女性吸烟致死人数虽下降 8%，但男性吸烟致死人数增加了 55.2%。近年来，尽管公众对吸烟危害的认识程度有所提高，控烟和戒烟也一直备受关注，但我国传统的"烟文化"使得吸烟率这么多年并未明显下降，而且吸烟群体日趋低龄化。

（3）高钠饮食。高钠饮食的致死风险正在中国逐年上升，且高于全球平均水平。钠摄入过量成为血压升高、肾脏代谢功能变差的主因。在中国，高钠饮食是常见现象，很多地方特色食品都比较重口味，食盐等调料放入过多，且很多人偏爱腊肉、腊肠等熏制食品，使得食物中钠含量始终处于较高水平。《中国居民膳食指南》推荐 18 岁以上成人每天食盐摄入量应控制在 6 克以内，但我国居民每日食盐摄入量平均为 10.5 克。

（4）水果蔬菜不足。我国居民水果摄入量呈减少趋势，由于摄入量的不足导致死亡风险大大增加，健康受到严重威胁。随着经济社会的发展，人民生活水平逐渐提高，水果日均摄入量却由 2010 年的 45 克降到 2012 年的 40.7 克，新鲜蔬菜摄入量相应地由 276.2 克降为 269.4 克。2013 年因水果摄入量不足导致 104 万人死亡，男性死亡风险比女性高 35%。WHO 指出，果蔬摄入量过少在全球造成约 19% 的胃肠道癌症，31% 的缺血性心脏病和 11% 的中风。

（5）大气颗粒物污染。1990~2013 年，我国因大气颗粒物污染导致的死亡人数上升了 59%，仅 2013 年就有约 91 万人因此死亡。大气颗粒物污染主要来自汽车尾气、工业废气、建筑扬尘、餐馆油烟等。这些颗粒物会吸附空气中有毒成分，危害健康，增加肺癌风险。大多数城市空气污染日益严重。许多因素导致了这一污染现象的恶化，包括依赖化石燃料、过度使用私人机动车辆、建筑的能源利用效率低等。

（6）来自固体燃料的室内空气污染。来自固体燃料的室内空气污染仍是致死的一大因素，但可喜的是，这是 23 年来，十大因素中唯一呈下降趋势的。数据显示，因它致死的人数减少了 25%。固体燃料的室内空气污染主要指煤、木材、秸秆等不完全燃烧产生的二氧化碳、二氧化硫、颗粒物和有害有机物。不完全燃烧释放的烟雾可能诱发哮喘、慢阻肺甚至癌症。目前，家庭燃煤烧柴的情况有所减少，但在农村地区依然存在。此外，烹调油烟、家装、家具可能释放有害气体，增加呼吸疾病、血液疾病甚至肿瘤风险。

（7）高 BMI。1990~2013 年，肥胖一跃进入我国十大健康风险因素前十名，死亡人数上升了 114%。仅在 2013 年，就有约 64 万人因肥胖而死，尤以男性为主。

（8）高空腹血糖。1990~2013 年，我国因高空腹血糖死亡的人数增加了 95%，仅 2013 年，这一数字就达 62 万人。一般情况下，空腹血糖、餐后血糖的正常值应分别控制在 5.6 毫摩尔每升、7.8 毫摩尔每升以内，血糖高不仅降低生活质量，还会引发致命并发症。有学者表示，导致我国高血糖人群激增的主因有三点：一是高脂饮食，加重身体代谢负担，导致次日早上空腹血糖高；二是国人饮食结构中，白米饭、白馒头等精制谷物摄入量过多，粗粮摄入量较少；三是肥胖导致肝脏胰岛素抵抗强，影响胰岛素降糖作用。

（9）饮酒。23 年来，公众饮酒死亡人数上升了 30%，以男性居多。2013 年饮酒致死 59 万人，男性占到 83%。我国传统的"酒文化"源远流长，传统节日离不开酒、婚丧嫁娶离不开酒、商务宴请离不开酒，尤其是我国这些年来经济飞速发展，公众平时饮酒量也在上升。很多人只知酗酒有害健康，但对量和具体危害的认知却不足，因此没有严格约束自己，有些人甚至在生病吃药期间依旧不忘饮酒，想要做到少饮酒、不饮酒还需要加强宣传和引导。

（10）粗粮吃得太少。1990~2013 年，公众谷物摄入量越来越少，2013 年因此导致的死亡人数达到 46 万人，这是"最新入榜"的死亡危险因素。粗粮能够为人体提供必要的营养物质，但由于人们生活水平的提高，精米细面反而更受欢迎，粗粮已经渐渐被人们抛弃。幸运的是，近几年来，人们关注自身健康的同时也意识到了粗粮对人体的重要性，渐渐开始摄入部分粗粮。

（二）预防健康风险

不健康的饮食和缺乏身体活动是引起慢性非传染性疾病的主要原因，并且在很大程度上造成疾病经济负担、死亡和伤残。政府在改善生活环境，鼓励和引导居民个体、家庭和社区的行为变化方面发挥不可替代的核心作用。

1. 饮食与健康

不良饮食习惯会导致人体正常的生理功能紊乱从而感染疾病，十大健康危险因素中，涉及饮食的问题，如高盐、高糖、少食蔬菜、少食粗粮、高 BMI 占了一半。健康饮食能帮助预防所有形式的营养不良以及包括糖尿病、心脏病、中风和癌症在内的非传染性疾病。

（1）不健康饮食习惯现状。随着我国工业化、城镇化的发展，越来越多加工食品的产量上升，公众的膳食模式也在悄然发生变化。高度加工食品越来越容易获得，价格也越来越便宜，然而加工食品含盐含糖量特别高。此外，我国传统、复杂的烹饪过程也导致加工食品中含盐含糖量较高。能量密集食品的饱和脂肪、反式脂肪、糖和盐的含量都很高。与此同时，人们消耗的水果、蔬菜和膳食纤维数量减少了，而这几种食物是健康饮食的重要组成部分。水果和蔬菜含钾，钾则有助于降低血压。

（2）健康饮食习惯。多样化、平衡和健康饮食的精确构成因个人需求、文化背景、本地可获得的食物以及饮食习俗不同而有所不同。而构成健康饮食的基本原则应相对固定。

成人阶段。成年人有益健康的饮食习惯包括：①多吃水果、蔬菜、豆类，坚果和谷物类食品；②每天至少食用 400 克水果和蔬菜；③对于一个有着健康体重、每天消耗大约 2000 卡路里的人来说，应只有不到 10% 的能量来自游离糖，相当于不到 50 克，如果低于总能量的 5%，可能更有益于健康；④脂肪含量占总能量的 30% 以下，其中不饱和脂肪优于饱和脂肪，工业制作的反式脂肪无益于健康；⑤每日食盐量低于 5 克，并使用加碘盐。

婴儿和幼儿阶段。培养健康的饮食习惯，从生命之初开始。母乳喂养可促进婴幼儿健康生长并改善认知发育，还可能会带来长久健康益处。

减少食盐、脂肪的摄入，同时增加蔬菜、水果摄入执行起来并不容易，世界卫生组织的研究提供了以下几种方法，可供参考。

1）减少脂肪摄入。可以采用的方法包括：①改变烹调方式；②剔除肥肉；③用植物油代替动物油；④用蒸煮或烘焙代替煎炒；⑤避免食用含有反式脂肪的加工食品；⑥少吃含有大量饱和脂肪的食物，如奶酪、冰淇淋和肥肉等。

2）减少食盐摄入。可以采用的方法包括：①在制备食物时不添加盐、酱油或鱼露；②不在饭桌上放盐；③限制食用咸味零食；④选择钠含量较低的食品。

3）减少糖摄入。在整个生命历程中都应该减少游离糖的摄入量。限制食用含糖量高的食品和饮料，增加蔬菜、水果摄入。每顿菜肴应配有一定量的蔬菜；可以作为零食吃新鲜的水果和生蔬菜；食用当季的新鲜水果和蔬菜；时常变换水果和蔬菜的种类。

2. 身体活动与健康

饮食和身体活动既单独又联合影响身体健康，虽然饮食和身体活动通常互相作用影响健康，特别是在肥胖方面，但是身体活动有着独立于营养和饮食的额外健康效益。身体活动是改善个人身体和精神健康的基本手段。

（1）身体活动。根据 WHO 的定义，身体活动是指由骨骼肌肉产生的需要消耗能量的任何身体动作，其中包括工作期间的活动、游戏、家务、出行和休闲娱乐活动。"身体活动"与通常所说的"锻炼"并不相同。锻炼是身体活动的一部分，涉及有计划、有条理和反复的动作，目的在于增进或维持身体素质的一个或多个方面。除了锻炼外，在休闲时间活动、步行或骑自行车等交通往来以及职业活动中的身体活动具有健康益处。此外，中等强度和高强度的身体活动可以增进健康。

（2）我国居民身体活动现状。随着经济、科技和社会环境的发展变化，我国居民身体活动逐渐减少。新技术、新设备不断被开发利用，一方面，研制出更适宜的运动器械，从设备设施上更方便居民开展身体活动；另一方面，扫地机器人等设备的出现使居民职业性身体活动强度降低和家务劳动减少，此外，居民机动车使用量的逐年增加，使居民静态活动时间随之增加。

城市化导致居民减少身体活动的趋势越来越明显，这主要与外部环境有关。①担心在室外遇到暴力和犯罪行为；②交通拥堵；③空气质量差和大气污染；④缺少公园、人行道和体育、娱乐设施。

在全球，23% 的成年人和 81% 的在校青少年身体活动不足。在高收入国家，26% 的男性和 35% 的女性缺乏身体活动；而在低收入国家，12% 的男性和 24% 的女性身体活动不足。国民生产总值较高或上升，身体活动水平往往较低或下降。只要全天抽空做一些相对简单的身体活动，就可轻易达到推荐的活动水平。

（3）身体活动的适宜量。WHO 提出的不同年龄段人群适宜的身体活动量：5~17 岁的儿童和青少年，每天应当至少进行 60 分钟中等强度到高强度身体活动，每天身体活动超过 60 分钟将可获得额外的健康效益，每周应当包括至少 3 次加强肌肉和骨骼的活动。18~64 岁的成人，每周应从事至少 150 分钟的中等强度身体活动，或一周至少 75 分钟的高强度活动，或中等强度和高强度活动综合起来达到等量的身体活动；不同类型身体活动的强度宜因人而异。为有利于心肺健康，每次应至少持续活动 10 分钟。

（4）身体活动的益处。身体活动的益处是显而易见的，经常和适当的身体活动水平能够改善肌肉和心肺功能；改善骨骼和功能性健康；降低高血压、冠心病、中风、糖尿病以及包括乳腺癌和结肠癌在内的多种癌症、抑郁症的风险；降低跌倒以及髋部或脊椎骨折的风险；对能量平衡和体重控制具有极其重要的作用。

缺乏身体活动是非传染性疾病，如中风、糖尿病和癌症的重要风险因素。与身体活动充分者相比，身体活动不足者的死亡风险会增加 20% ~ 30%。《规划纲要》明确提出积极发展健身休闲运动产业。政府应采取行动，使人们有更多保持活动的机会，以增加身体活动。

3. 环境保护与健康

根据世界卫生组织的研究，室内和室外空气、饮用水、卫生设施等环境危险，每年在全球夺走 170 万名 5 岁以下儿童的生命。儿童最常见的死亡原因中有很大一部分可通过获得安全饮用水和清洁的烹饪燃料得到预防。WHO 最新统计的全球所有数据中有 23% 与环境风险相关，如空气、水和土壤污染，化学品接触，气候变化以及紫外线辐射。除了肺炎和腹泻病外，这些风险还会引起 100 多种疾病和伤害。

室外空气污染的大多数来源远非个人所能控制，因此需要各个国家和城市的相关政府部门的通力协作。在工业方面：采用清洁的技术，减少工业烟囱的排放；改善城市和农业废弃物管理，包括以收集废弃物场所排放的甲烷气体替代焚烧垃圾的做法。在交通运输方面：转向清洁的发电方式；在城市中优先重视快速城市交通，步行和自行车网络以及城市间的铁路货运和客运；转向更清洁的重型柴油车辆以及低排放车辆和燃料，包括降低了硫含量的燃料。在城市规划方面：提高建筑物的能源效率，使城市更加紧密，从而高效节能。在发电方面：更多使用低排放燃料和可再生的无燃烧电力来源，采用热电联产以及使用分布式能源生产。在城市和农业废弃物管理方面：废弃物减量、分类、回收和再利用或废弃物后处理策略，以及生物废弃物管理的改良方法都是可以替代露天焚烧固体废弃物的低成本方法。在焚烧不可避免的情况下，则必须采用严格控制排放的燃烧技术。

工作场所的健康风险，如高温、噪声、粉尘、有害化学物质等会导致职业病，并可加剧其他健康问题。可采取有效的干预措施预防职业病，如隔离污染源、通风、控制噪声、替代危险化学品、改进家具、改进工作安排等。

各种疾病传播与受污染的水和较差的卫生条件相关，如霍乱、腹泻、痢疾、甲肝、伤寒、脊髓灰质炎。供水和卫生设施服务的缺失、不够或管理不当，使个人处于本可预防的健康风险。尤其在卫生保健机构的水、卫生设施和卫生服务缺乏时，患者和工作人员则处于感染和疾病的危险更大。在全球范围内，有15%的患者在住院期间发生感染，低收入国家的此类比例则大得多。治理水污染应在国家层面出台相应的政策、法规和监督机制，改善对水资源以及废水的安全管理，预防水源性疾病传播。

4. 政策与健康

增加身体活动，养成健康饮食习惯，降低环境污染需要包括政府在内的多个部门和利益相关方的参与，政府政策和战略应为其创造环境，鼓励人们消费适当数量的安全且富有营养的食品，这些食品共同组成低盐的健康膳食。

（1）健康饮食习惯培养政策。改善膳食习惯既是社会责任也是个人责任，需要开展多部门行动。确保在学前机构、学校、其他公共机构以及工作场所提供健康、安全且负担得起的食物，从而为促进健康饮食习惯建立标准；鼓励食品服务机构和饮食网点提高其食品的营养质量，确保可供选择的健康食品的可得性和可负担性，并检查份额和价格。通过政府相关部门的宣传，鼓励消费者要求获得健康食品和膳食，即增强消费者对健康饮食的意识；向儿童、青少年和成人讲解营养知识和健康饮食做法；鼓励掌握烹饪技艺，包括在学校进行传授。

（2）政策法规改善食品供给。政府通过适当的财政政策和法规，确保食品生产商和零售商生产更健康的食品或者以可负担的价格提供健康的产品；与私营部门一道提高低盐产品的可获得性和可及性；采取补贴措施将新鲜水果和蔬菜价格降低；对某些食品和饮料，尤其是对富含饱和脂肪、反式脂肪、游离糖、盐的食品征税；按产品或某一成分的数量或数额适当增加征税，如对烟草制品、酒精饮料、高糖或高盐包装产品高额征税。

（3）制定政策增加身体活动。国家制定和实施有益健康的身体活动指南；将身体活动纳入其他相关政策领域，确保各项政策和行动计划的一致性和互补性；利用大众媒体提高对身体活动益处的认识；建立监督和监测机制，增加身体活动的政策的目标有：①所有人都能安全地步行、骑自行车和使用其他形式的主动交通工具；②劳动和工作场所实行鼓励身体活动的政策；③学校拥有供学生积极度过空闲时间的安全地点和设施；④通过高质量体育课程，支持儿童接受有益健康的行为模式，使其能够终身积极从事身体活动。

二、提高健康素养

素养是人们在经常修习和日常生活中所获得知识的内化和融合，它对一个人的思维方式、处世方式、行为习惯等方面都起着重要作用。具备一定的知识并不等于具有相应的素养。只有通过内化和融合，并真正对思想意识、思维方式、处世原则、行为习惯等产生影响，才能上升为某种素养。广义上的健康素养是个人根据获得和理解的信息促进自己、家庭和社区健康的能力。健康素养是健康的重要决定因素，也是经济社会发展的综合反映，受政治、经济、文化、教育、卫生发展水平等多种因素的影响，因此健康素养的概念随着社会发展而演变。目前广为大众接受的是美国卫生与公众服务部给出的定义，健康素养是指个人获取、理解、处理基本的健康信息和服务，并利用这些信息和服务做出有利于提高和维护自身健康决策的能力。健康素养是确保显著健康结果的重要因素，一个人如果身体比较好，多半是因为他有维护自身健康的意识、健康素养水平相对较高。对社区、国家而言，健康素养的提高与否关乎全民身体素质能否增强，而全民身体素质的好坏关系到经济社会的发展。一个国家若想要富强起来，公众的身体素质是发展的基础，进而带动经济的发展，而社会经济发展最终的目标却又是提高全民素质，故而健康素养的提升对于一个国家发展有着很重要的作用。世界上很多国家都已将健康素养作为衡量公众健康状况、卫生事业发展以及经济社会发展水平的一项重要指标。

（一）公众健康意识

一个国家的整体健康水平不是全部取决于其医疗卫生系统有多发达、医药产业多先进，也不是全部取决于政府给予的医疗保障资金多雄厚，还取决于其公众的健康意识和健康责任意识有多高。

我国居民的健康意识和健康责任意识处在较低水平。一方面，中国的社会经济发展水平在改革开放以来才得以高速发展，居民物质生活水平才得以较快提高，脱离温饱水平的时间并不长，大部分公众关注更多的是物质生活水平的提升，对自身健康的关注限于疾病发生后的诊治上，缺乏对日常健康生活方式，包括健康行为、健康心理等的关注。另一方面，文化教育程度与欧美发达国家相比有较大差距。我们的九年义务教育刚刚开始普及，而且还没有百分之百普及；中等教育这一阶段只有60%左右；高等教育入学率现在只有23%。而像美国这样的发达国家已经不是九年义务教育了，中等教育已经完全普及，已经是12年义务教育，高等教育的入学率基本上在70%以上。我们的基础教育、高中阶段、高等教育的质量都不高。人均受教育年限在8年以下称为初级阶段，8~10年是中级偏下阶段，10~12年是中级偏上阶段，12~15年是高等阶段。我国目前是8.5年，属于中等偏下往上的转变过程，也就是说和中等发达国家还有较大差距。很多文化教育程度较低的人缺乏一些基本健康常识，文化教育程度是影响健康意识的重要因素。

健康责任意识是公众个人对自身健康的负责任程度以及对自身健康出现问题后的归责情况。我国居民健康责任意识也不高，表现在一部分居民对自身健康不负责任，吸烟酗酒滥饮滥食，不重视体育锻炼，而且生病后不检讨自身的生活方式，病愈后仍然如此。更有甚者，出现疾病后如果未能治愈，就将责任全部归咎于医务人员，以为医学是万能的，不能治愈就是医务人员的责任。实际上，医学是有限的，对于很多疾病也是无奈的。

公众的健康意识和健康责任意识是卫生改革的基石。当前我国公民的健康意识和责任意识不强，是影响卫生改革取得进展的重要因素，但这方面往往得不到政策制定者的重视。

政策制定者常常忽略提升公众健康意识和健康责任意识这一卫生事业发展的基石。大部分公众更关注物质生活水平的提升，对自身健康缺乏关注，在疾病发生后才匆忙诊治，对健康行为、健康心理等日常健康生活方式缺乏关注；很多人也是在年龄大了、身体出现疾病后才意识到健康的重要性，在公园里锻炼的绝大部分都是老年人，这和发达国家到处都是跑步运动的人有明显差异。

（二）公民健康素养

公民健康素养包括三个方面的内容：健康基本知识和理念、健康生活方式与行为、基本技能。2015年12月30日，国家卫生计生委办公厅印发了《中国公民健康素养——基本知识与技能（2015年版）》（以下简称《健康素养66条》），提出了现阶段我国城乡居民应该具备的基本健康知识和理念、健康生活方式与行为、健康基本技能。《健康素养66条》与2008年卫生部首次发布的《中国公民健康素养——基本知识与技能（试行）》相比，《健康素养66条》重点增加了近几年凸显出来的精神卫生问题、慢性病防治问题、安全与急救问题、科学就医和合理用药问题等。此外，还增加了关爱妇女生殖健康，健康信息的获取、甄别与利用等知识。

《健康素养 66 条》在公民应具备的健康基本知识和理念方面提出 25 条，在应具备的健康生活方式行为方面提出 29 条，在应具备的健康基本技能方面提出 12 条。具体内容如下：

1. 基本知识和理念

基本知识和理念包括：①健康不仅是没有疾病或虚弱，而是身体、心理和社会适应的完好状态。②每个人都有维护自身和他人健康的责任，健康的生活方式能够维护和促进自身健康。③环境与健康息息相关，保护环境，促进健康。④无偿献血，助人利己。⑤每个人都应当关爱、帮助、不歧视病残人员。⑥定期进行健康体检。⑦成年人的正常血压为收缩压 ≥12 千帕且 <18.7 千帕，舒张压 ≥8 千帕且 <12 千帕；腋下体温 36 摄氏度至 37 摄氏度；平静呼吸每分钟 16～20 次；心率每分钟 60～100 次。⑧接种疫苗是预防一些传染病最有效、最经济的措施，儿童出生后应当按照免疫程序接种疫苗。⑨在流感流行季节前接种流感疫苗可减少患流感的机会或减轻患流感后的症状。⑩艾滋病、乙肝和丙肝通过血液、性接触和母婴三种途径传播，日常生活和工作接触不会传播。⑪肺结核主要通过病人咳嗽、打喷嚏、大声说话等产生的飞沫传播；出现咳嗽、咳痰 2 周以上，或痰中带血，应当及时检查是否得了肺结核。⑫坚持规范治疗，大部分肺结核病人能够治愈，并能有效预防耐药结核的产生。⑬在血吸虫病流行区，应当尽量避免接触疫水；接触疫水后，应当及时进行检查或接受预防性治疗。⑭家养犬、猫应当接种兽用狂犬病疫苗；人被犬、猫抓伤、咬伤后，当立即冲洗伤口，并尽快注射抗狂犬病免疫球蛋白（或血清）和人用狂犬病疫苗。⑮蚊子、苍蝇、老鼠、蟑螂等会传播疾病。⑯发现病死禽畜要报告，不加工、不食用病死禽畜，不食用野生动物。⑰关注血压变化，控制高血压危险因素，高血压患者要学会自我健康管理。⑱关注血糖变化，控制糖尿病危险因素，糖尿病患者应当加强自我健康管理。⑲积极参加癌症筛查，及早发现癌症和癌前病变。⑳每个人都可能出现抑郁和焦虑情绪，正确认识抑郁症和焦虑症。㉑关爱老年人，预防老年人跌倒，识别阿尔茨海默病。㉒选择安全、高效的避孕措施，减少人工流产，关爱妇女生殖健康。㉓保健食品不是药品，正确选用保健食品。㉔劳动者要了解工作岗位和工作环境中存在的危害因素，遵守操作规程，注意个人防护，避免职业伤害。㉕从事有毒有害工种的劳动者享有职业保护的权利。

2. 健康生活方式与行为

健康生活方式与行为包括：①健康生活方式主要包括合理膳食、适量运动、戒烟限酒、心理平衡四个方面。②保持正常体重，避免超重与肥胖。③膳食应当以谷类为主，多吃蔬菜、水果和薯类，注意荤素、粗细搭配。④提倡每天食用奶类、豆类及其制品。⑤膳食要清淡，要少油、少盐、少糖，食用合格碘盐。⑥讲究饮水卫生，每天适量饮水。⑦生、熟食品要分开存放和加工，生吃蔬菜水果要洗净，不吃变质、超过保质期的食品。⑧成年人每日应当步行6000～10000步或与其相当运动量的身体活动，动则有益，贵在坚持。⑨吸烟和二手烟暴露会导致癌症、心血管疾病、呼吸系统疾病等名种疾病。⑩"低焦油卷烟""中草药卷烟"不能降低吸烟带来的危害。⑪任何年龄戒烟均可获益，戒烟越早越好，戒烟门诊可提供专业戒烟服务。⑫少饮酒，不酗酒。⑬遵医嘱使用镇静催眠药和镇痛药等成瘾性药物，预防药物依赖。⑭拒绝毒品。⑮劳逸结合，每天保证7～8小时睡眠。⑯重视和维护心理健康，遇到心理问题时应当主动寻求帮助。⑰勤洗手、常洗澡、早晚刷牙、饭后漱口，不共用毛巾和洗漱用品。⑱根据天气变化和空气质量，适时开窗通风，保持室内空气流通。⑲不在公共场所吸烟、吐痰、咳嗽、打喷嚏时遮掩口鼻。⑳农村使用卫生厕所，管理好人畜粪便。㉑科学就医，及时就诊，遵医嘱治疗，理性对待诊疗结果。㉒合理用药，能口服不肌注，能肌注不输液，在医生指导下使用抗生素。㉓戴头盔，系安全带，不超速、不酒驾、不疲劳驾驶，减少道路交通伤害。㉔加强看护和教育，避免儿童接近危险水域，预防溺水。㉕冬季取暖注意通风，谨防煤气中毒。㉖主动接受婚前和孕前保健，孕期应当至少接受5次产前检查并住院分娩。㉗孩子出生后应当尽早开始母乳喂养，满6个月时合理添加辅食。㉘通过亲子交流、玩耍促进儿童早期发展，发现心理行为发育问题要尽早干预。㉙青少年处于身心发展的关键时期，要培养健康的行为生活方式，预防近视、超重与肥胖，避免网络成瘾和过早性行为。

3. 基本技能

基本技能包括：①关注健康信息，能够获取、理解、甄别、应用健康信息。②能看懂食品、药品、保健品的标签和说明书。③会识别常见的危险标识，如高压、易燃、易爆、剧毒、放射性、生物危害等，远离危险物。④会测量脉搏和腋下体温。⑤会正确使用安全套，减少感染艾滋病、性病的危险，防止意外怀孕。⑥妥善存放和正确使用农药等有毒物品，谨防儿童接触。⑦寻求紧急医疗救助时拨打"120"，寻求健康咨询服务时拨打"12320"。⑧发生创伤出血量较多时，应当立即止血、包扎。⑨遇到呼吸，心跳骤停的伤病员，会进行心肺复苏。⑩抢救触电者时，要首先切断电源，不要直接接触触电者。⑪发生火灾时，用湿毛巾捂住口鼻、低姿逃生；拨打火警电话"119"。⑫发生地震时，选择正确的避震方式，震后立即开展自救互救。

4. 健康素养监测

为及时了解居民健康素养水平及其变化趋势，分析健康素养的影响因素，制定健康素养促进的干预策略，为各级政府和卫生计生行政部门制定相关政策提供科学依据，国家卫生计生委组织开展了全国居民健康素养水平的动态监测。基于"知识—行为—技能"的理论模式，健康素养水平包括基本健康知识和理念素养、健康生活方式与行为素养、基本技能素养三个方面。某个方面健康素养水平指具备该方面健康素养的人在总人群中所占的比例。结合主要公共卫生问题，将健康素养划分为六类健康问题素养，即科学健康观、传染病防治素养、慢性病防治素养、安全与急救素养、基本医疗素养和健康信息素养。某类健康问题素养水平，指具备某类问题健康素养的人在总人群中所占的比例。

2015 年 8～12 月，国家卫生计生委组织开展了第五次全国城乡居民健康素养调查。调查结果显示，2015 年中国居民健康素养水平为 10.25%，说明我国居民个人获取和理解基本健康信息和服务，并运用这些信息和服务做出正确决策的人口占比为 10.25%。该数据较 2012 年、2013 年、2014 年分别增长了 1.45 个、0.77 个和 0.46 个百分点，说明我国居民健康素养水平呈现缓慢但稳步上升的态势。从知识、行为和技能来看，2015 年中国居民基本知识和理念素养为 20.60%，健康生活方式与行为素养为 10.36%，基本技能素养水平为 13.94%。数据表明，居民要知晓健康知识与理念相对较为容易，但从知识信念转化为行为是一个漫长的过程，许多居民了解健康生活方式的要求，但要养成健康行为习惯和掌握健康技能较难，如在烟草控制方面，许多烟民深知吸烟的危害，但行动上却难以戒烟。从主要公共卫生问题来看，2015 年中国居民安全与急救素养为 45.72%，科学健康素养为 33.82%，健康信息素养为 17.08%，传染病防治素养为 15.02%，慢性病防治素养为 10.38%，基本医疗素养为 9.49%，公共卫生问题健康素养水平差异过大，居民安全和急救素养水平最高，慢性病防治素养水平最低，与慢性病成为我国居民健康首要危险因素形成鲜明对比，在我国，开展健康教育，倡导健康生活方式任重而道远。

（三）健康素养的培养与提升

健康素养促进可持续发展目标的实现。健康素养水平较高的人们更有可能采取更健康的行为，也更有可能接受健康信息和服务并采取行动。因此，健康素养使个人能够保护自己、家庭和社区避免受到健康不良和极端天气等事件的冲击，而这些冲击会加大因无法维持工作或照护作用以及灾难性医疗费用支出等造成的贫穷风险。健康素养水平较高的人们更能够理解得到的营养信息并更有能力做出健康的选择，从而能够应对营养不足和营养过多两方面的问题，并改善营养不良的情况，如具有健康素养的母亲了解母乳喂养的营养效益和含糖婴儿配方的营养缺陷，因此可以通过实际母乳喂养强化婴幼儿健康。健康素养水平高的人更有能力让政府负责，也有更多的精力和能力去关注环境、食品卫生等可能造成健康损失的危险因素。健康素养的提高促使人们了解自身权利并提出改善食品及生态环境的要求，督促监管部门着力改善健康环境。

《规划纲要》明确提出要"提高全民健康素养"，公民健康素养的提升，不仅是公民个体的事情，还需要加强和实施多部门公共政策和行动计划，需要各方主体的参与和努力，以多方努力达到提高健康教育和健康知识的普及的效果，发挥政府主导、部门合作、社会支持、公众参与健康教育模式应有的作用。

政府通过提供持续的资金、建立专门项目、协调跨部门行动和定期开展健康素养监测，制定和实施健康素养促进政策。在经济落后地区，测量健康素养水平和健康素养提升需求，增强健康脆弱人群的健康素养水平，敦促公民个体和社区开展持续的健康促进活动。

除了政府部门的努力外，媒体、社区以及科研机构在提升公民健康素养方面均发挥着不可替代的作用。媒体是向公众传播健康知识和技能的重要信息平台，媒体在引导青少年的理想和热情以及在知识的准确性方面应达到一定的道德标准，支持而不是误导公众的健康认知。在社区，可通过社区参与研究（Community Based Participatory Research，CBPR）培养公众健康素养，社区参与研究强调非学术型伙伴在创造和改革中的作用，重视发挥社区成员和社区领导的参与和组织作用。学术研究机构通过研究制定和改进衡量健康素养的方法，汇总和传播健康素养方面具有成功经验的干预措施及实施方案，并提供证据说明哪些措施有效，为健康素养提升行动提供新的工作平台，通过远程健康咨询与指导，可以医院、基层医疗卫生机构和学校等传统的健康素养教育平台提供补充。

三、加强健康教育

健康教育是通过有计划、有组织、有系统的社会教育活动，使公众自觉采纳有益于健康的行为和生活方式，消除或减轻健康危险因素的影响，预防疾病，提高生活质量的行为。健康教育对于提升全民健康素养和健康水平、促进经济社会可持续发展具有重要意义。健康教育的核心是教育人们树立健康意识、促使人们改变不健康的行为生活方式，养成良好的行为生活方式。

（一）健康教育面临的挑战

2015年，全国居民健康素养水平达到10.25%，说明我国居民健康素养整体上仍处于较低水平。全国卫生与健康大会确立了新时期卫生与健康工作方针，强调要倡导健康文明的生活方式，建立健全健康教育体系，提升全民健康素养。《规划纲要》提出到2020年全国居民健康素养水平要达到20%，2030年要达到30%。需要采取各种方式，加强健康教育效果，不断提升全民健康素养。

我国多部门协作应对健康危险因素的局面尚未完全形成，动员全社会参与的深度和广度不够。健康教育不仅需要卫生行政部门的努力，更需要教育、宣传、财政、体育、农业、扶贫办等相关部门发挥主导作用，不同行政部门各司其职，各负其责，发挥合力推进健康教育工作。

（二）健康行为及其分类

健康行为是指人们为了增强体质和维持身心健康而进行的各种活动，如充足的睡眠、平衡的营养、运动等。健康行为是保证身心健康、预防疾病的关键所在。健康行为可以增强体质，促进身心健康，帮助人们养成健康习惯，预防与行为因素和心理因素有关的常见病和多发病的发生。按照行为对行为者自身和他人健康状况的影响，可将行为分为促进健康行为和危害健康行为两大类。

1. 促进健康行为

促进健康行为是指个体或群体表现出的客观上有益于自身和他人健康的一组行为。其主要表现特征为以下六个方面：①有利性，即行为表现对自身、他人和全社会有益；②规律性，即行为表现有规律，如起居有常，饮食有节；③可接受性，即行为表现可被自己、他人和全社会所理解和接受；④适宜性，即个体行为表现出理性，无明显冲动表现；⑤一致性，即表现在外在行为与内在思维动机协调一致，没有冲突或表里不一的表现；⑥和谐性，即个体行为具有的固有特征，与他人或环境发生冲突时，主动调整自己的行为以适应整体环境。

促进健康行为分类在日常生活中主要体现在以下几个方面：

一是基本健康行为，指日常生活中一系列有益于健康的基本行为，如合理营养、平衡膳食、适当的身体活动、适量睡眠等。

二是戒除不良嗜好，包括戒烟、戒毒、戒除酗酒、戒除滥用药物、戒除网络成瘾等。

三是健康预警行为，指对可能发生的危害健康的事件预先采取预防措施从而预防事故发生，以及能在事故发生后正确处置的行为，如驾车使用安全带，车祸、火灾等意外事故发生后的自救和他救行为。

四是避免有害环境行为，采取措施调适、主动回避环境污染，积极应对引起过度心理应激的紧张事件。环境在此处既包括自然环境也包括生活环境。

五是合理利用卫生服务，指在感到不适或察觉到患有疾病时，主动寻求科学可靠的医疗卫生服务，在确诊患有疾病后，积极遵从医嘱检查、用药，配合治疗，维护自身健康的行为，包括定期体检、预防接种、患病后及时就诊、遵从医嘱、配合治疗、积极康复等。

2. 危害健康行为

危害健康行为是个体或群体在偏离个人、他人、社会期望的方向上表现出来的，客观上不利于健康的一组行为。其主要表现特征为以下三个方面：①对个体、他人、社会的健康有直接或间接的、明显或潜在的危害作用；②对健康的危害非偶然发生，有一定的强度和持续时间；③非先天因素造成，是个体在成长经历中养成的，属于自我创造的危险因素。

危害健康行为在日常生活中主要体现在以下几个方面：

一是不良生活习惯。不良生活习惯是一组日常生活中常见的、对健康有害的行为习惯，包括能导致各种成年期慢性退行性病变的生活方式，如吸烟、酗酒、缺乏运动锻炼、高盐高脂饮食、不良进食习惯等。

二是致病性行为。致病性行为是导致特异性疾病发生的行为，国内外研究较多的是 A 型行为和 C 型行为。A 型行为又称"冠心病易发性行为"，具有该行为的人群容易不耐烦和产生敌意；C 型行为又称"肿瘤易发性行为"，具有该行为的人群经常压抑、克制自己的情绪。

三是不良疾病行为。不良疾病行为指个体从感知到自身有病到疾病康复全过程所表现出来的一系列不良行为。具有该行为模式人群常见的表现有疑病、恐惧、讳疾忌医、不及时就诊、不遵从医嘱、迷信乃至自暴自弃等。

四是违反社会法律、道德的危害健康行为。我国有关法律、条例、具有法律效力的文件等对部分行为进行了规范，如禁止吸毒贩毒、性乱、公共场所禁止吸烟等。

3. 十大流行健康生活方式

世界健康生活方式促进会联合总会亚健康分会总结各国专家的最新研究成果，公布了 2015 年度的十大健康生活方式。

（1）勤洗手。洗手如同人体"自动产生"的疫苗，可以有效去除手部病菌，减少传播感染，降低腹泻和呼吸道疾病的风险。研究发现，勤洗手能有效预防传染性疾病的传播，降低员工病假率。

（2）乐助人。研究发现，真心实意地帮助他人可以增寿 4 年。给他人无私的帮助可以激发自身体内的护理行为系统，进而降低压力激素，促进有益身体恢复的激素分泌。

（3）多社交。社交活动多的人记忆力更好，平时与家人朋友联系密切的人，年老后出现记忆力减退的概率更低。研究发现，社会孤立的女性比社交活跃的女性死亡风险高出约 75%。而社会孤立的男性比社交活跃的男性死亡风险高出约 62%。

（4）听音乐。听音乐可起到降低人体内皮质醇水平的作用，从而降低血压。皮质醇是基本的应激激素，在压力状态下，人体需要皮质醇来维持正常的生理机能，但持续承受过大压力可使皮质醇水平长期过高，导致血压升高。

（5）早入睡。研究发现，睡得越晚，吃得越多，且晚上 8 点之后更容易多吃高盐、高脂和高糖食物，早睡早起可增强免疫力，抗击感冒等病毒侵入。不仅如此，充足睡眠还可以大大降低心脏病、肾病、高血压和糖尿病、中风等慢性病的风险。即使生病，康复也比普通人更快。

（6）健步走。研究发现，中老年人每天快走 45 分钟至 1 小时，其中风概率可减少 40%。平时走路多的人，前脑、后脑以及海马区的灰白质体积均更大，罹患认知障碍症的概率更低。

（7）喝茶水。乌龙茶、绿茶、红茶中的多种成分有预防口腔癌、肺癌等多发性恶性肿瘤的作用。茶叶中的茶多酚、茶色素和儿茶素等成分具有抗氧化能力，有抑制体内癌症基因、阻断癌细胞增殖的作用。

（8）静坐思。静坐冥想可以使肌肉放松，焦虑减轻，紧张激素的活跃程度下降。沉思冥想能够使患心血管病的患者心脏病发病概率减小一半。

（9）少吃肉。研究发现，素食者的高血压患病率要低于肉食者。这是因为前者的平均体重较轻，且他们会摄入大量的果蔬。少吃肉会降低人们患上代谢综合征的风险，代谢综合征是与Ⅱ型糖尿病、中风和心脏病相关的一组风险因素。

（10）晒太阳。研究发现，经常晒太阳的男性比不经常晒太阳的男性患前列腺癌的概率低一半，甚至低65%。这是因为太阳光有助于降低前列腺癌的发病概率，通过脑晒太阳，身体产生一种维生素D活性成分。维生素D能够促进前列腺细胞的正常生长，抑制前列腺癌细胞的入侵扩散。

（三）健康教育促进健康行为

据WHO界定，人类的健康和长寿40%靠遗传和客观条件，60%依靠人们自身形成的生活方式以及行为习惯。我国公众由于健康知识技能的缺乏，大部分人长期处于亚健康状态，在生活中有很多的不良习惯以及行为导致一些疾病的流行，如"富贵病"、肥胖症等。由于没有做好预防工作，致使一些不必要发生的疾病发生，且得不到及时的治疗。

近年来，在人们逐渐意识到健康行为的重要性之后，为改变行为方式，进而提出了健康教育的方法。通过教育手段，帮助人们通过自身认知、态度、价值观和技能的改变而自觉采取有益于健康的行为和生活方式，最终预防疾病，促进健康。健康教育意义重大，是实现我国全民健康和全面小康的前提和基础。但由于健康教育机制不健全、政府投入不足以及监管缺失等，我国健康教育事业仍面临巨大的挑战。健全健康教育体系，需加强部门合作，发挥社会各界参与健康教育的主体作用和责任意识，从基础教育开始，全员参与，提高公众利用健康知识实施健康生活的技能，提高对疾病的认知水平及自我保护能力，减少疾病与并发症的发生，节约医疗卫生资源，延长寿命。

青少年健康教育问题不容忽视。来自世界卫生组织的一组数字说明了青少年健康问题的严重性：2015年有130万名青少年死亡，其中多数死亡是可预防或可治疗的；2012年，交通意外是死亡的主要原因，每天约有330名青少年死亡；青少年的其他主要死因包括艾滋病毒、自杀、下呼吸道感染和暴力，全球每1000名15～19岁少女中有49例已生育；成年期的所有精神障碍有半数在14岁时开始，但多数病例未被发现，也未得到治疗。

世界上每6人中约有1人是青少年，也就是说10～19岁的人口约为12亿。

青少年中的多数人很健康，但也还会出现大量的疾病和死亡。疾病会影响他们充分生长和发育。喝酒或吸烟、缺少身体活动、无保护的性行为或接触暴力，不仅会危害他们目前的健康状况，往往还会对他们今后的健康甚至是他们将来孩子的健康产生不利的影响。全球范围内，青少年的主要健康问题包括早孕和生育、艾滋病病毒、其他传染性疾病（腹泻病、下呼吸道感染和脑膜炎等）、精神卫生、暴力、喝酒和吸毒、伤害、营养不良和肥胖症、缺乏运动和营养、吸烟。《规划纲要》提出，将健康教育纳入国民教育体系，把健康教育作为所有教育阶段素质教育的重要内容。以中小学为重点，建立学校健康教育推进机制。构建相关学科教学与教育活动相结合、课堂教育与课外实践相结合、经常性宣传教育与集中式宣传教育相结合的健康教育模式。

四、开展健康促进

开展健康促进，需要社会公众的共同努力，遵循"政府主导、部门合作、社会支持、群众参与"的原则，开展社会动员，使公众对社会发展应当采取的形式提出明显不同的想法和概念，增强健康促进的公平与正义，充分动员全社会的力量参与健康教育与健康促进工作，进而提高全民健康水平。

健康促进是 1986 年 11 月 21 日世界卫生组织在加拿大的渥太华召开的第一届国际健康促进大会上首先提出的，是指运用行政的或组织的手段，广泛协调相关部门以及社区、家庭和个人，使其履行各自对健康的责任，共同维护和促进健康的一种社会行为和社会战略。

（一）健康促进三要素

健康促进是促进人们维护和提高他们自身健康的过程，是协调人类与他们所处环境之间的策略，规定了个人与社会对健康各自所负的责任。

1. 良好治理

健康促进要求政府所有部门的决策者把健康当作政府政策的中心线条。这意味着必须将对健康的影响纳入所做出的所有决定之中，并将疾病预防相关政策摆在优先位置。疾病预防相关措施需要得到政策及法律法规的支持，比如，将酒类和烟草以及盐、糖和脂肪含量较高的食物制品等不健康或者有害产品的税收与贸易政策进行调整；通过创建方便步行的城市，减少空气和水污染；规定系安全带和佩戴头盔等政策减少交通事故的死亡率，以及其他有益于健康城市化的法规。

2. 健康素养

人们需要获得用来做出健康选择的知识、技能和信息，如关于健康、安全食品的选择，关于健康生态环境的选择，关于可获得的医疗保健服务的信息，公众需要具有相关的知识，并且能够有选择的权利。要采取政策行动以增强公众信心，提供使公众健康得到更大改善的信息和环境。

3. 健康城市

城市可在促进良好健康方面发挥重要作用。城市提供了许多就业机会以及获取良好健康和发展所需的更好的医疗卫生服务，但鉴于城市的社会、建筑和食品环境，非传染性疾病、暴力和精神疾病发生率也较高，应加强健康城市规划，在社区加大疾病预防措施的力度。我国生活在城市地区的人多于生活在农村环境中的人，可以以健康城市建设为基础，逐步实现健康中国建设目标。

（二）跨部门行动

我国面临着环境污染、生态破坏、抗生素耐药、慢性病防控不佳和卫生体系不完善等一系列的健康挑战，政府部门之间，以及企业、个人等社会各界，都应该共同承担维护健康的责任。健康取决于卫生部门直接控制之外的众多因素，例如教育、收入以及个体生活环境，相关部门做出的决定可以影响个体健康并改变疾病分布规律，卫生部门要支持其他部门并与之合作，以优化相关部门工作效率的方式，在各自职权范围内制定和实施政策、规划和项目，最终达到促进健康的目标。

1. 政府主导健康促进工作

健康促进是实现全民健康，建设全面小康社会的重要途径，而政府则起主导作用，其他部门协同参与。政府应当确立并坚持健康促进的方向，制定健康的公共政策；通过立法，制定地方法规、部门规章等措施，保证健康促进工作的长足发展。

首届国际健康促进大会通过的《渥太华健康促进宪章》中提出了"健康促进"的三大策略：倡导、赋权和协调。"倡导"策略含义之一是倡导政府部门的政策支持。公众对政府有极高的关注度和信任度，政府在动员全社会力量方面有着绝对优势，这有利于解决目前存在的健康问题，促进公众的健康。

2. 医疗卫生服务机构在健康促进中的作用

医疗卫生服务机构是健康促进的重要场所，其作用不仅是提供临床与治疗服务，还必须坚持健康促进的方向，为健康促进工作提供技术支持。医疗卫生服务机构应当更专注于提供更有效率的优质医疗服务，致力于打造一个更加安全、更舒适、更便捷的医疗环境，从而为健康促进工作提供更好的技术支持。

医疗卫生服务机构提供健康教育、开展健康促进工作效率更高。个体患病以后，迫切需要得到健康指导，此时才开展健康知识和健康技能的宣传，患者的依从度最高，接受度也最高。

3. 研究和教育机构在健康促进中的作用

教育机构主要是利用学校教育和职业教育，让学生和在职人员学习到相应的健康知识，掌握一定的健康技能，养成健康的生活方式以及行为习惯。研究机构开展健康危险因素对人群健康状况影响的研究，有针对性地提出预防保健策略，得出健康生活方式的研究结论，提高健康促进工作的科学性和实效性。

4. 媒体在健康促进中的作用

在我国，新闻媒体在传播健康知识、宣传健康生活方式等方面有着极大的优势，居有极其重要的地位，新闻媒体的积极传播对于健康促进是不可或缺的。新闻媒体要守住"坚持科学"的底线，形成良好规范，避免把错误观念传播出去，传播方式趋向现代化和艺术化。在我国全民健康素养水平仍较低的现状下，新闻媒体普及健康知识，将健康促进的理念扩散出去要更接地气，让全体公众，即使是住在边远山区偏僻小村的居民，也能够充分了解健康中国建设这一战略部署，从而利用身边的医疗卫生资源，自觉保护自身健康。通过媒体的传播，动员全社会力量共同参与，为实现健康中国目标而努力。

规划引领、分工合作，领导督办是全球公认的跨部门合作的经验。2016 年12 月国务院印发的《"十三五"卫生与健康规划》，明确了"十三五"时期卫生与健康工作的发展目标与主要任务，强调了国家卫生计生委、财政部、农业部、民政部、公安部、水利部、环保部、住建部、中国残联、食药监管总局、质检总局等多个部门的分工协作，提出了加强组织实施的保障措施。

（欧阳静）

第七章　健康丝路之打造大卫生网的健康服务实施体系

一、打造大卫生网的健康服务体系的迫切需要

自 2009 年新医改以来，中国医疗卫生事业加快发展，医疗健康服务体系不断改善，公共卫生整体实力上了一个大台阶，显著提高了人民健康水平。在过去很长一段时间内，对具体某种疾病的研究是主要内容，近几十年特别是 2005 年以后，全球卫生组织研究并关注健康卫生服务体系。许多全球卫生组织已经意识到，薄弱的健康服务卫生体系会成为实现全球健康这个既定目标的瓶颈。目前，中国基本医疗卫生服务的能力和质量还很薄弱，加强大卫生网的健康服务体系的证据薄弱。如何加强大卫生网建设方面缺乏明确实施计划，旧有的医疗卫生核心体制改变不多，医护人员合理的职业薪酬制度尚未建立，全国公立医院体系的逐利性质还未得到根本改变。习近平总书记在全国卫生与健康大会上提出了大健康概念，为进一步完善中国健康服务体系的顶层设计提供了战略决策和丰富的内容。

目前，我们迫切需要探讨建设大卫生网的健康服务体系的具体要素和关键突破点，完善健康服务体系顶层设计和具体可操作性的政策法规，健全各层级的综合性健康服务管理机构，统筹管理医疗卫生、健康保险、医药、医学教育和职业卫生人才，扭转卫生健康服务体制的碎片化，消除阻碍不同部门的各种不利因素，为促进中国新医疗改革和大卫生健康服务体制快速发展，最终为实现健康中国的宏伟目标奠定了基础。

世界卫生组织越来越重视大卫生网的健康服务体系。世界卫生报告多次以大卫生相关内容作为主题，并产生系列成果：成立了一个分享卫生体系加强理论与

实践做法的平台——全球卫生体系行动网络；提出了世界卫生组织的框架，该框架由服务提供，合格的卫生人员，良好的卫生信息系统，医疗产品，疫苗及技术的可及性，筹资、领导及管理六个要素组成。这一理论被众多全球卫生计划所采用，包括美国总统艾滋病紧急救援计划、全球疫苗免疫联盟及全球基金会等。同时，世界卫生组织积极推广初级卫生保健与全民健康覆盖计划，全民健康覆盖成为 2010 年世界卫生报告的主题。为进一步尊重、保护和实现健康权，2005 年世界卫生大会提出，人人都应获得医疗卫生服务，同时不会因为支付医疗卫生服务费用而遭受经济困难。这一目标被定义为"全民健康覆盖"。覆盖人群、覆盖的基本医疗卫生服务、疾病经济风险保护能力是衡量"全民健康覆盖"的三个维度。"全民健康覆盖"已成为各国卫生体系的发展目标，并在区域和全球层面得以积极倡导。在全球视野下，绝大多数国家与全民健康覆盖还有相当大的差距。在覆盖人群维度，医疗保障制度在从正式就业人群向全民扩展。在覆盖的基本医疗卫生服务维度，服务覆盖范围尽可能广，包括预防、促进、治疗、康复和临终关怀等。除发达国家实现了从预防至临终关怀的疾病全程服务覆盖外，很多国家的医保制度仍将关注点放在治疗性服务上。同时，在我国因收入、身份、地理与自然环境等差异，群众获得的医疗卫生服务水平参差不齐；在国家之间，差异更是如隔鸿沟。据估计，全球有 10 亿人仍无法获得所需的医疗卫生服务。在疾病经济风险保护能力维度，个人自付水平尽可能降低，控制在 15%～20% 时才能提供有效的风险保护。群众在利用医疗卫生服务时，通常需要支付很高甚至是灾难性的支出。全球每年大约有 1.5 亿人因看病就医遭受灾难性支出，更有 1 亿人被推向贫困线以下。即使在已初步实现全民健康覆盖目标的国家，基本医疗卫生服务范畴及其经济风险保护程度总有进步空间，全民健康覆盖进程永不止息。

二、打造大卫生网的健康服务体系的可行性

（一）国家高度重视，提升战略地位

健康是关系人类社会共同命运的重要问题。习近平总书记在 2016 年 8 月召开的全国卫生与健康大会上指出，没有全民健康，就没有全面小康，要为人民提供安全有效方便廉价的公共卫生和基本医疗服务。李克强总理出席同年 11 月在

上海举办的第九届全球健康促进大会并致辞，他提到"切实把卫生与健康放在优先发展的战略地位，促进人民健康与经济社会协调发展"。这一年，"健康中国"写入《"十三五"规划纲要》，《"健康中国2030"规划纲要》正式颁布，健康与卫生工作在国家战略中上升到前所未有的高度，成为国家建设的重中之重。推进健康中国建设，是全面建成小康社会、基本实现社会主义现代化的重要基础，是实现人民健康与经济社会协调发展的国家战略，卫生体系和服务能力现代化是健康中国建设的重要支撑。我国卫生服务体系和服务能力不能满足人民群众日益增长的健康需求。在国家治理现代化的大背景下，卫生体系和服务能力现代化直接影响国家治理现代化全局。

（二）出台多项相关政策，开展系列健康宣教活动

我国已出台多项与健康相关的全国性政策文件。在这些政策的指导下，自20世纪50年代起，特别是80年代中期至今，我国开展了一系列有特色的健康促进实践活动，包括由健康教育机构或卫生部门主导的健康教育活动（如卫生宣传日进行的义诊、发放健康教育宣传材料）、基于项目的健康教育与健康促进活动（如与世界卫生组织合作的"健康促进学校"项目）、多部门合作的综合卫生项目（如"爱国卫生运动""创建国家卫生城市"）等。

（三）互联网大数据助力打造健康服务体系

随着互联网、云计算和数字经济等技术的快速发展，我国提出了"互联网＋"行动，并且成功地改造许多传统行业，正成为我国新一轮产业革命的加速剂。在这一背景下，在我国健康服务体系也面临着种种问题，"互联网＋"新型模式的探索必须跟进，无疑是未来健康服务模式的最佳路径。

互联网大数据正在改变人们的生活及理解世界的方式，且更多的改变正蓄势待发。2012年，奥巴马政府宣布投资2亿美元拉动大数据相关产业发展，将"大数据战略"上升为国家战略，认为大数据为"未来的新石油"。2014年大数据首次进入我国政府工作报告；李克强总理提出在疾病防治、灾害预防、社会保障、电子政务等领域开展大数据应用示范。2015年，国务院通过《关于促进大数据发展的行动纲要》（以下简称《纲要》），在全社会引起广泛影响。《科学》杂志于2014年底和2015年初分别刊登了"公共卫生遇上了大数据"和"将大数据纳入公共卫生系统"两篇文章，指出强大的流行病学基础、稳健的知识整合、循证医学原则以及拓展的转化研究议程可以推动大数据在公共卫生方面的应用，

这些均预示着公共卫生大数据研究的春天即将来临。大数据给人们带来的最直接利益就是对未来的预见，其可指导民众规避健康风险、预防疾病、提升生命质量，我国作为世界人口基数最大国，具有其他国家难以比拟的基础数据优势，海量公共卫生大数据亟待挖掘、整合、利用。

三、打造大卫生网的健康服务体系的核心要素

健康服务业是统筹基本医疗卫生服务和非基本医疗卫生服务，为人民群众提供医疗服务、健康管理与促进服务、健康保险服务及相关支撑保障服务，满足个体或群体明确和隐含的健康服务需求的现代服务业及健康产业的重要组成部分。

（一）我国健康服务体系新业态发展趋势

近年来，我国健康服务新业态得以快速发展，成为促进居民消费、产业升级和区域经济增长的重要动力，其背后离不开新一代信息技术与生命科学技术驱动、产业链条整合以及相关产业之间的跨界融合。

（1）医疗健康零售国际化。所谓的医疗零售化，指的是引入零售业态的手法来提供医疗服务，从而提升医疗服务整体的服务能力。

（2）多点执医（医生）集团化。随着新医改深化，商业保险发展、个性化诊疗需求增长、互联网技术发展等，为优质医生资源合理配置创造了条件，组建医生集团是大势所趋。医生集团可以满足医生自由职业的患者来源、品牌构建、风险控制和运用管理需求，一般由至少两名执业医生为主体组成。

（3）社会办医多样化。新一轮医改启动以来，在一系列鼓励政策的激励下，社会办医的热情空前高涨，作为政府办医的有益补充，已经成为我国健康服务体系的重要组成部分。

（4）中医健康服务智能化。互联网、大数据、人工智能成为颠覆各个产业的技术力量，中医药产业也在本次技术浪潮冲击下发生了革命性的变化。

（5）医疗康复保障化。随着我国医疗卫生体制改革不断深化，近年来中央不断推出利好政策，拉开康复医疗发展大幕，未来市场规模不少于千亿元。

（6）健康体检定制化。《中国卫生统计年鉴》显示，2016年我国的健康体检达到4.52亿人次，相比2015年上涨了17.4%。随着健康体检行业规范化发展，

个性化体检与跟踪管理服务逐渐成为业内共识。

（7）慢病健康管理专业化。慢病健康管理成为解决新时代医疗健康领域新矛盾的重要策略与途径，是《"健康中国2030"规划纲要》的重要目标和任务。

（8）健康促进医院化。建设健康促进医院就是要把健康促进的理论、理念和策略应用到医疗机构当中去。截至2017年，在中央补助地方健康素养促进行动项目的支持下，全国共有3000余家医院已经开展了健康促进医院试点建设工作。

（9）健康管理（体检）信息服务标准化。发展健康管理必须有信息标准和大数据作为支撑。健康管理信息团体标准和健康管理（体检）数据是国家卫生信息团体标准及医疗健康大数据体系的重要组成部分，是优先发展的重点领域与重点关注的方面。

（10）医疗健康旅游康养服务时尚化。《"健康中国2030"规划纲要》首次提出支持发展健康医疗旅游新态。健康医疗旅游涵盖医疗旅游和健康旅游，多为"轻医疗"项目，包括抗衰老、医治、美容、康养、保健、体检等。

（11）健康地产服务市场化。《"健康中国2030"规划纲要》发布后，多数地方将大健康产业规划为带动地方经济高质量发展的主导产业，与之相对应的是，健康地产受到政府和各路资本的广泛关注，或是炒作概念，或是真金投入，"健康地产"成为地产界的热词。

（12）健康园区服务聚集化。在政策、市场、科技和投资的共同导向下，所有的风正朝着健康医疗汇聚，大健康产业身处风暴中心。

（13）"互联网＋医疗健康"服务普及化。因传统医疗行业资源分布不均衡、信息不透明等痛点长期存在，旨在优化资源配置、创新服务模式、提高服务效率、降低服务成本的"互联网＋医疗健康"服务应运而生。

（二）中国健康服务体系新业态发展新对策

1. 完善服务体系，促进协同发展

应用全链条顶层设计，引导健康服务业新业态快速规范发展。在普及基本医疗卫生服务的基础上发展多种新业态，以满足多元化需求；同时，开拓高端健康服务市场以满足高层次健康需求，构建多层次协同发展的健康服务产业体系；统筹推进与其他产业的融合发展，协同推进大健康产业全方位布局。

2. 加大科技创新力度，推动新业态发展

以保障全人群、全生命周期的健康需求为核心，重点发展创新药物、医疗器

械、健康产品三类产品，引领发展以"精准化、数字化、智能化、一体化"为方向的新型医疗健康服务模式，着力打造科技创新平台、公共服务云平台等支撑平台，构建全链条、竞争力强的产业科技支撑体系，建设一批健康产业专业化园区和综合示范区，培育一批具有国际竞争力的健康产业优势品牌企业，助推健康服务业创新发展。

3. 搭建多元平台，实现共享发展

"建设健康中国"战略的主题是"共建共享、全民健康"，明确将"共建共享"作为"建设健康中国的基本路径"。健康中国要由无数"健康细胞"组成，每一个家庭、单位、村镇、社区、城市等，都应该积极参与到建设中来，共建共享。这就需要从普及健康生活、优化健康服务、完善健康保障、建设健康环境、发展健康产业等方面进行全面部署，把健康融入所有政策，加快转变健康领域发展方式，全方位、全周期维护和保障人民健康，大幅提高健康水平，显著改善健康公平。

4. 加快成果转化，推动市场化发展

科技成果转移转化是卫生与健康科技创新的重要内容，是加强科技创新和发展健康产业紧密结合的关键环节。紧扣发展健康服务业需求，以满足人民群众多元化健康需要和解决阻碍科技成果转移转化的关键问题为导向，建立符合健康产业特点和市场经济规律的科技成果转移转化体系；加强重点领域和关键环节的系统部署，推动中央与地方、不同部门、不同创新主体之间的协同；完善科技成果转移转化政策环境，充分调动各方推动科技成果转移转化的积极性；促进技术、资本、人才、服务等创新资源深度融合与优化配置，推动健康服务业发展。

5. 强化标准规范，实现高质量发展

行业标准和行业规范缺失，严重影响我国健康服务业健康持续发展。新常态下引入行业标准这一适应市场化需求的国际通行的方法和手段，健全信用体系，加强健康服务业自律和诚信建设，规范行业市场秩序。通过制定和推进健康服务标准应用，明确健康服务企业等级评定的相关评判细则与管理办法，制定健康服务的效果评估与评价细则，为政府监管行业提供技术保障和支撑。

（三）健康服务体系向"健康服务与管理"理念的转变

健康管理学起源于 20 世纪 80 年代的美国，由健康体检发展而来，由健康保险推动，由健康信息技术支持，因公众不断增长的健康物质和精神需求而壮大。研究领域涉及健康信息管理、健康风险监测与评估、健康干预、健康政策研究、

健康服务产品研发等多方面。

医学模式是认识健康与疾病等医学问题的思维方法。21世纪医学发展的新方向其核心是将预警、预防、个性化治疗及强调个体和群体的参与性有机结合为一体，全面提高人类的健康水平。两千多年的中医理论，其"治未病"的理念和实践与健康管理的主要内容可以互为补充和促进，是符合我国特色的健康管理。健康管理学主要研究人的健康和行为方式的理论与实践，并与现代医学技术服务相结合，实现健康维护与促进的医学。

健康服务与管理在我国的兴起与快速发展，一方面是国际健康产业和健康管理行业迅猛发展影响的结果；另一方面是中国改革开放以来，社会经济持续发展、国民物质与精神生活不断改善与提高，健康物质文化与精神需求增加的结果。它以较少投入获得较大的健康效果，从而增加了医疗服务的效益，提高了医疗保险的覆盖面和承受力。一般来说，有以下三个基本步骤：

（1）了解和掌握你的健康，开展健康状况检测和信息收集。只有了解个人的健康状况，才能有效地维护个人健康。个人健康信息包括个人一般情况（性别、年龄等），目前健康状况和疾病家族史、生活方式（膳食、体力活动、吸烟、饮酒等），体格检查（身高、体重、血压等）和血、尿实验室检查（血脂、血糖等）。

（2）关心和评价你的健康，开展健康风险评估和健康评价。根据所收集的个人健康信息，对个人的健康状况及未来患病或死亡的危险性用数学模型进行量化评估。其主要目的是帮助个体综合认识健康风险，鼓励和帮助人们纠正不健康的行为和习惯，制定个性化的健康干预措施并对其效果进行评估。患病危险性的评估，也被称为疾病预测，可以说是慢性病健康管理的技术核心。其特征是估计具有一定健康特征的个人在一定时间内发生某种健康状况或疾病的可能性。

在健康风险评估的基础上，我们可以为个体和群体制订健康计划。个性化的健康管理计划是鉴别及有效控制个体健康危险因素的关键。将以那些可以改变或可控制的指标为重点，提出健康改善的目标，提供行动指南以及相关的健康改善模块。个性化的健康管理计划不但为个体提供了预防性干预的行动原则，也为健康管理师和个体之间的沟通提供了一个有效的工具。

（3）改善和促进你的健康，开展健康危险干预和健康促进。在前两步的基础上，以多种形式来帮助个人采取行动，纠正不良的生活方式和习惯，控制健康危险因素，实现个人健康管理计划的目标。与一般健康教育和健康促进不同，健康管理过程中的健康干预是个性化的，即根据个体的健康危险因素，由健康管理师进行个体指导，设定个人目标，并动态追踪效果。如健康体重管理、糖尿病管理等，通过个人健康管理日记、参加专项健康维护课程及跟踪随访措施来达到健康改善效果。如一位糖尿病高危个体，除血糖偏高外，还有超重和吸烟等危险因素，因此除控制血糖外，健康管理师对个体的指导还应包括减轻体重（膳食、体力活动）和戒烟等内容。

以上三个步骤可以通过互联网的服务平台及相应的用户端计算机系统来帮助实施。应该强调的是，健康管理是一个长期的、连续不断的、周而复始的过程，即在实施健康干预措施一定时间后，需要评价效果、调整计划和干预措施。只有周而复始，长期坚持，才能达到健康管理的预期效果。

四、打造大卫生网的健康服务体系的可能路径

健康服务体系的建立是一个长期、复杂的过程，根据健康中国战略的实施方案确定相应的可行性路径，稳步有序推进。

（一）总体规划

①实施扩大国家免疫规划，建立预防接种异常反应补偿保险机制。②不断加大对基本公共服务的投入，优先保障贫困地区急需的公共服务。③发动媒体积极开展系列宣传教育活动，引导各族群众转变生育观念。④优先支持社会力量举办非营利性医疗机构，落实社会办医在土地、投融资、价格、财税等方面的扶持政策，破除社会力量进入医疗领域的不合理限制和隐性壁垒，推进和实现非营利性民营医院与公立医院同等待遇。⑤建设好丝绸之路核心区医疗中心，努力打造丝绸之路经济带核心区医疗服务中心，继续办好丝绸之路健康论坛系列活动，积极开展面向周边及沿线国家的医疗卫生和健康保健养生服务，进一步简化手续，畅通面向国外患者的服务通道，促进旅游医疗发展。⑥健全覆盖城乡的中医医疗保健服务体系。在乡镇卫生院和社区卫生服务中心建立中医医馆、国医堂等中医综合服务区。加快制定中医养生保健服务类规范和标准。形成针对不同健康状态人群的中医健康干预方案或指南（服务包）。推广中医传统运动的锻炼，开展药膳食疗。运用云计算、移动互联网、物联网等信息技术开发智能化中医健康服务产品。开展中药资源普查及动态监测。⑦实施母婴安全计划，向孕产妇免费提供生

育全过程的基本医疗保健服务。构建覆盖城乡居民，涵盖孕前、孕期、新生儿各阶段的出生缺陷防治体系。实施健康儿童计划，继续开展重点地区儿童营养改善等项目。逐步扩大妇女"两癌"检查项目覆盖范围，筑牢妇幼保障网。⑧健全医疗卫生机构与养老机构合作机制。鼓励社会力量兴办医养结合机构，全面建立经济困难的高龄、失能老人补贴制度，建立多层次长期护理保障制度。⑨制定实施残疾预防和残疾人康复条例，建立残疾儿童康复救助制度，建立医疗机构与残疾人专业康复机构双向转诊机制，制订实施自治区残疾预防行动计划。

（二）分阶段逐步推进

第一阶段是 2016～2017 年，这一阶段已经完成，其标志性事件是召开全国卫生与健康大会、发布《"健康中国 2030"规划纲要》和党的十九大报告提出"实施健康中国战略"。目前，健康中国战略的基本原则已经明确，健康工作在党和政府工作的地位提高，健康中国战略的基本任务也逐渐清晰。实施健康中国战略的征程已经开始，健康服务体系建设也随之开始。

第二阶段是 2018～2020 年。这一阶段的主要任务是落实规划纲要，鼓励试点，发挥地方首创精神。党的十九大报告和《"健康中国 2030"规划纲要》虽然已勾勒出了健康中国的蓝图，但由于健康融入所有政策在我国的实践还处于起步阶段，因此创新对大卫生网的健康服务体系的成效至关重要。如何建立多部门协调机制、应对健康的社会决定因素挑战、建设健康评估制度是当前实施的重点和难点，国内外也没有现成的做法和经验，这就需要创新工作方法，探索可行路径。通过借鉴改革开放以来中国改革发展的成熟办法，鼓励地方先行先试，做好地方试点的"指导员"和"裁判员"，争取在某些地方率先取得突破。

第三阶段是 2021～2025 年。在这一阶段，建议总结地方实践经验，制定和落实《"健康中国 2030"实施细则》（以下简称《实施细则》）。该阶段总结过去几年地方实践的经验和教训，调整和细化原有的思路，结合各地所长，制定全国性的健康服务实施细则。相比于《"健康中国 2030"规划纲要》，《实施细则》需要拿出切实可行的方案，制定行之有效的考核指标，同时对实施健康中国战略起到指导和推动作用。在内容上，统筹健康中国战略的各个方面，在控烟、污染治理、食品安全等人民群众最关心的重点健康领域制订出可行的方案，重点突破。与此同时，为了配合全面实施健康中国战略，政府应该实施健康中国战略的相关指标全面纳入官员政绩考核的指标体系中，并建立全国性的健康监测网络，为科学决策提供数据支持，也为官员考核和指标设计提供数据支撑。

第四阶段是2026～2030年。这将是全面实施健康中国战略的冲刺5年，也是全面建成健康中国的决胜阶段。大卫生健康服务体系作为配套措施，也进入收官之年，相关部门应当对"健康中国2030"完成情况进行中期评估，对以往的政策效果和实施手段进行科学合理的评估。根据中期评估反馈，对实施细则进行细调和微调，最终在政治上和经济上给予健康中国战略以更大的支持。

（三）全方位保障手段

实施大卫生健康服务体系需要法律保障、组织保障、人才保障、财政保障、技术保障以及服务保障。

第一，在法律保障方面，国内与健康相关的法治建设还相对滞后。建议尽快制定健康领域的基本法，同时完善与健康相关的其他法律建设，为实施健康中国战略提供法律保障。

第二，在组织保障方面，一方面，建议在国务院与各级地方政府成立国民健康委员会，统筹实施健康工作在各部门的顺利开展；另一方面，明确各层级、各部门之间的权利与义务，建立权责明晰、协调配合的高效组织体系。

第三，在人才保障方面，建议重点解决优质医学人才培养问题，包括全科与专科医生队伍建设，建立一支高素质高水平的医学人才与健康人才队伍。与此同时，加强对卫生政策人才队伍的培养。

第四，在财政保障方面，建立健全政府健康领域相关投入机制，加大健康领域投入力度。同时，要优化财政支出结构，提高资金使用效益，开展健康投入绩效监测和评价。从供给侧和需求侧两端分别通过加大对基层卫生与健康事业的财政投入和改善国民的收入水平入手，对健康需求的满足给予经济保障；实施健康扶贫工程，解决因病致贫返贫问题。

第五，在技术保障方面，建议进一步加大投入力度，综合应用各项手段支持各类创新主体加快科技创新的步伐。特别是信息化保障，消除数据壁垒，建立可跨部门、跨领域共享健康数据的人口健康信息平台，创新互联网健康医疗服务模式，满足个性化服务和精准化医疗的需求。

第六，在服务保障方面，不断地推动创新合作，在经济社会发展规划中为全民提供基本卫生与健康服务，增强健康供给和服务能力，充分考虑个性化健康需求，体现"以需为本"的保障和服务理念，缩小城乡、地区、人群基本健康服务的差距。在公共政策制定实施中向健康倾斜的同时首先应当确保向上述重点人群倾斜。

人类的健康是社会经济可持续发展的重要保障，"共享共建，全民健康"为主题的健康中国战略就是要使全体国民在健康需求满足的过程中享受科技发展与社会经济发展带来的成果，极大地提升人力资本的积累和释放潜力，为实现中华民族伟大复兴和推动人类文明进步做出更大的贡献。

（四）存在的问题

全球金融危机、全球卫生政策的不确定性，对大卫生体系的影响不可估量，同时带来的健康需求的不确定因素给健康服务体系实施带来诸多阻碍。

1. 健康风险评估不可小觑

人口学效应改变带来的健康需求政策环境的变化促使健康风险的人口学效应随之改变，人口学效应对健康的突出影响体现在人口的年龄结构上，健康风险敏感人群包括 5 岁以下和 50 岁及以上易受疾病危害的人群。健康风险敏感人群的变化会给健康服务的需求总量和结构带来直接的影响。随着中国人口增速由急转缓后生育政策的陆续调整，中国人口的规模和结构也随之发生变化。根据预测，十年之内中国 5 岁以下和 50 岁及以上人口将达 6.03 亿，占总人口的比例超过 60%。相对于健康风险敏感人群中的"显性"健康风险，潜在的健康风险和易感人群对未来人口的健康需求总量和构成、对人口和卫生政策更具提示和预警的意义，需要从发展的视角对其进一步探讨深究。

2. 健全供需匹配的健康服务体系

在我国社会经济的转型期，对人力资本的要求越来越高，以人口健康促进社会经济的发展，是既利当前又利长远的战略选择。完善高效、供需匹配的健康服务供给体系是保障健康需求满足的基石。建立供需匹配的服务供给模式首先要识别健康需求背后的风险致因。世界卫生组织将健康影响因素定义为影响人群健康的所有因素的集合，其中健康服务因素和生物学因素、环境因素、行为与生活方式因素并列为健康风险四大类致因。这不但促使我们从供给侧重新审视当前在中国社会经济转型关键时期全民健康覆盖的服务供给模式，也对在全生命周期针对不同生命阶段的主要健康问题及健康需求提供惠及全民的、"以需为本"的创新服务思路提出了新的要求。因此，建设"健康中国"需要在各部门之间形成合力与联动的机制，以健康风险预防为主，从提供优质医疗保健服务、大力整治环境污染、加强健康教育、改善营养与促进运动等内容全方位综合构建国民的"大健康"。从生命全程的视角关注和预防健康风险，缩短风险累积时间，有效降低不良健康结局的发生，关键点在于落实"健康中国"战略中以预防为主的战略思路，帮助全民建立终其一生的健康素养。要加大健康教育的力度，将引导全民形成"自主自律、符合自身特点的健康生活方式"与"强化个人健康责任"密切结合，实现"有效控制影响健康的生活行为因素"，尽可能将健康需求维持在个人整个生命周期内基于维持健康存量为目的的"预防保健"需求层面。推动健康服务供给侧的结构性创新改革，推动健康产业转型升级，满足国民在物质生活提升到较高水平后，注重对生活品质和维持身心健康的需求。认识生命周期不同阶段、不同人群的多层次、多元化、个性化的健康需求特点，建立"以需为本"的健康服务供给模式。妇女、儿童、老年人、残疾人、低收入者是健康问题较为突出的重点人群，存在健康需求多元，但需求表达渠道不畅、服务供给主体单一、供给渠道不能满足个性化需求、服务效能较低等问题。

（曹　凤　欧阳静）

第八章　健康丝路之形成大安全网的健康保障实施体系

　　健康保障制度是对国民预防保健、疾病治疗、康复护理、健康促进、健康教育等健康服务内容进行综合保障的制度，包括公共卫生、医疗保险、医疗服务和药品供应等。健康保障通过医疗保健投入，提高国民健康水平，增加国民健康资本，促进经济增长和社会发展。因此消除健康贫困，增加健康资本，增强医疗卫生服务的可及性，实现国民均等受益，成为健康保障制度的核心目标。健康中国将完善健康保障与普及健康生活，优化健康服务等一同作为健康中国建设的制度安排，提出要健全以基本医疗保障为主体，其他多种形式补充保险和商业健康保险为补充的多层次医疗保障体系。随着全民医保的实现，由城镇职工基本医疗保险、城乡居民基本医疗保险、城乡医疗救助、城乡大病保险、疾病应急救助等制度构成的中国城乡居民基本医疗保障体系已初步形成，从制度上实现了全民覆盖，"人人享有健康保障"的目标已经实现。在全民医保制度全覆盖、初步实现"人人享有健康保障"目标的背景下，从全民医保向健康保障的转型优化成为健康保障制度发展的重要方向。

一、医疗保障体系

　　李克强指出，中国是健康促进的积极倡导者和坚定践行者，走出了一条符合中国国情的卫生与健康发展道路。2009 年，中国启动实施新一轮医药卫生体制改革，确立了把基本医疗卫生制度作为公共产品向全民提供的基本原则。我们织起了覆盖 13 多亿人的全民基本医保网，为人人病有所医提供了制度保障。大力推进公共卫生服务均等化，为所有城乡居民免费提供基本公共卫生服务。

（一）全民医保体系

卫生问题是全球性挑战，推进全球卫生事业，是落实 2030 年可持续发展议程的重要组成部分。"一带一路"沿线既有意大利、法国、日本等发达国家，也有尼泊尔、伊朗、印度、缅甸、喀麦隆、马里、乌干达等发展中国家。中高收入国家医疗卫生资源拥有量及居民卫生服务利用率较高、人群健康水平良好；中低收入国家卫生资源拥有量及卫生服务利用率较低、人群健康水平较差。在我国卫生问题以发展较为缓慢的地区最为突出，卫生健康事业发展不平衡、不充分。

我国正在全面推进健康中国建设，全民健康是中国实现"两个一百年"奋斗目标的基础。没有全民健康，就没有全民小康。中国始终把卫生事业摆在优先发展的战略位置。我们建立了世界上规模最大的基本医疗保障网，制定了《"健康中国 2030"规划纲要》，以基层为重点，按照兜底线、织密网、建机制的要求，加大人员和财政投入，重心下沉，努力提升基层、偏远和欠发达地区的医疗服务水平，推动健康领域基本公共服务均等化，全面建成覆盖全民、城乡统筹、权责清晰、保障适度、可持续的多层次全民医保体系。形成城乡居民基本医疗保险制度和大病保险制度完善统一的医保体系。

1. 医疗保险制度

2003 年与 2007 年，我国针对农村人口、城镇非就业人口分别建立了新型农村合作医疗（以下简称新农合）、城镇居民基本医疗保险（以下简称城镇居民医保）制度。制度建立以来，覆盖范围不断扩大，保障水平稳步提高，制度运行持续平稳，对于健全全民基本医保体系、满足群众基本医疗保障需求、提高人民群众健康水平发挥了重要作用。目前，我国全民医保体系基本形成，覆盖人口超过 13 亿，但仍分为城镇职工基本医疗保险、城镇居民基本医疗保险、新型农村合作医疗、医疗救助四项基本医保制度。

近年来，随着经济社会快速发展，两项制度城乡分割的负面作用开始显现，存在重复参保、重复投入、待遇不够等问题。2009 年 1 月国务院颁布《关于深化医药卫生体制改革的意见》和《2009—2011 年深化医药卫生体制改革实施方案》，新一轮医改方案正式出台（以下简称"新医改"），把加快推进基本医疗保障制度建设作为近期的五项重点改革之首，提出要建立健全覆盖城乡居民的基本医疗保障体系，达到人人享有基本医疗保障的目标。2011 年 3 月 16 日，《中华人民共和国国民经济和社会发展第十二个五年规划纲要》（以下简称"十二五"规划）得以通过并发布。其中明确提出要加快推进覆盖城乡居民的社会保障体系建设，稳步提高保障水平。规划还指出，要健全覆盖城乡居民的基本医疗保障体系，进一步完善城镇职工基本医疗保险、城镇居民基本医疗保险、新型农村合作医疗和城乡医疗救助制度，逐步提高城镇居民医保和新农合人均筹资标准及保障水平并缩小差距。2015 年 10 月 29 日，《中华人民共和国国民经济和社会发展第十三个五年规划纲要》（以下简称"十三五"规划）又指出要推动区域协调发展，塑造基本公共服务均等、资源环境可承载的区域协调发展新格局。推动城乡协调发展，健全城乡发展一体化体制机制，健全农村基础设施投入长效机制，推动城镇公共服务向农村延伸，提高社会主义新农村建设水平。2016 年 10 月 25 日，中共中央、国务院发布了《"健康中国 2030"规划纲要》，提出"健全以基本医疗保障为主体、其他多种形式补充保险和商业健康保险为补充的多层次医疗保障体系。整合城乡居民基本医保制度和经办管理。健全基本医疗保险稳定可持续筹资和待遇水平调整机制，实现基金中长期精算平衡。完善医保缴费参保政策，均衡单位和个人缴费负担，合理确定政府与个人分担比例。改进职工医保个人账户，开展门诊统筹。进一步健全重特大疾病医疗保障机制，加强基本医保、城乡居民大病保险、商业健康保险与医疗救助等的有效衔接。到 2030 年，全民医保体系成熟定型"。2019 年，国务院下发《关于整合城乡居民保险制度的意见》提出"六个统一"，即"统一覆盖范围""统一筹资政策""统一保障待遇""统一医保目录""统一定点管理""统一基金管理"，是推进医药卫生体制改革、实现城乡居民公平享有基本医疗保险权益、促进社会公平正义、增进人民福祉的重大举措。

2. 大病医疗保险制度

大病保险是在我国医疗保障的基础上的延伸和拓展，是政府与市场的有效结合，更是我国政府一项创造性的服务民生工程，大病保险体现了新时代中国特色社会主义的基本方略，是破解人民日益增长的美好生活需要和不平衡不充分的发展之间矛盾的重要途径。我国大病保险制度改革既体现社会主义的公平正义原则，同时又发挥市场竞争在提升效率方面的作用。在我国，重大疾病呈现"三高一低"的趋势：发病率越来越高，治疗费用越来越高，治愈率越来越高，发病有低龄化趋势。随着全民医保时代的到来，百姓看病难、看病贵有所缓解。但是也要看到，一人生病全家贫困和因病致贫、因病返贫的问题还比较突出。城乡居民大病保险制度是我国医疗保障体系的重要一环，是基本医疗保障制度的扩展和延伸，是政府购买服务的重要探索。

从 2010 年 6 月我国开始大病保险探索，先是以农村儿童的先天性心脏病和急性白血病开始，逐步扩大到现在的20多种疾病。主要的做法是通过对试点的病种实施临床路径管理，同时实行按病种定额或限价付费方式，这些改革的配套措施，规范了医疗行为，同时有效地控制了医疗费用。

2012年8月24日，国家发展和改革委、卫生部、财政部、人力资源社会保障部、民政部、保监会六部委联合发布《关于开展城乡居民大病保险工作的指导意见》（以下简称《指导意见》）。大病保险试点工作在各地先后展开。这是自3月14日国务院印发《"十二五"期间深化医药卫生体制改革规划暨实施方案》、6月5日保监会《关于贯彻落实〈"十二五期间"深化医药卫生体制改革规划暨实施方案〉的通知》之后，中央各有关部委联合开展大病医保工作的决心。由此，大病医保的序幕正徐徐拉开，民众期待已久的医改又向前推进了一大步。《指导意见》提出，"开展大病保险可以市级统筹，也可以探索全省统一政策，统一组织实施，提高抗风险能力。有条件的地方可以探索建立覆盖职工、城镇居民、农村居民的统一的大病保险制度"。据人力资源和社会保障部数据，截至2013年12月底，全国已有25个省份制定了城乡居民大病保险试点实施方案，确定了134个试点城市。其中59个试点城市已经启动并开始支付待遇，其他省市也相继制定方案、开展委托管理招投标工作并启动实施。此外，200多个地市探索了多种形式的大病保障措施。总的来看，大病保险试点工作平稳推进，取得了初步成效。通过委托商业保险机构承办大病保险业务，探索了创新公共管理服务的路径，取得了较好的社会反响。大病保险试点工作取得初步成效。

2015年，国办印发《关于全面实施城乡居民大病保险的意见》（国办发〔2015〕57号），所有地市启动实施，大病保险支付比例达到50%以上，标志着城乡居民大病保险制度的正式铺开和全面推广，制度完善以提高大病患者的保障水平、加强与其他各项医疗保障制度的衔接为主要目标。2016年按照精准扶贫的要求，进一步巩固完善大病保险，对贫困人口等困难人员实行精准施策，在起付线、报销比例等方面给予重点倾斜。民政部、人力资源社会保障部等部门印发《关于进一步加强医疗救助与城乡居民大病保险有效衔接的通知》（民发〔2017〕12号），加强两项制度政策衔接和经办协作。《"健康中国2030"规划纲要》提出，"加强基本医保、大病保险和医疗救助的有效衔接。拓展基本医保功能，放大保障效应，夯实医保托底保障和精准扶贫的制度基础，切实提高医疗保障水平。积极推进医疗保险省级统筹。完善基本医保缴费参保政策，建立同经济社会发展水平、各方面承受能力相适应的基本医疗保险稳定可持续筹资机制，健全同筹资水平相适应的基本医疗保险待遇调整机制。深化支付方式改革，发挥医保在医改中的基础性作用。改进职工基本医疗保险个人账户，开展职工门诊费用统筹。推进建立长期护理保险制度"。到 2030 年，全民医保体系成熟定型。

（二）医保管理服务体系

维护医保基金安全是保障中国特色医疗保障制度安全稳定运行的关键。要加大监督检查力度，形成高压态势和不敢骗、不想骗、不能骗的局面。就要加强制度建设，强化内部管理。健全和完善医保经办机构内控制度，深化医保经办业务标准化、规范化、制度化建设，从源头上防范和控制医保基金风险。

2015 年《国务院关于印发深化标准化工作改革方案的通知》（国发〔2015〕13 号）中强调了国家高度重视标准化的意义——标准化在保障产品质量安全、促进产业转型升级和经济提质增效、服务外交外贸等方面起着越来越重要的作用。国家医保局在通知中提到，我国医疗保障制度建立运行 20 多年，尚未形成统一的标准化体系，难以适应医疗保障治理现代化要求。各地要充分认识医疗保障标准化工作的重要性和紧迫性，运用科学手段，采取有效措施，扎实推进医疗保障标准化工作。积极适应医疗保障改革发展需要，统一规划、统一分类、统一发布、统一管理，制定各项医疗保障标准，推动标准实施，形成全国统一的医疗保障标准化体系，为新时代医疗保障高质量发展提供支撑。

现在，我国医疗保障信息交换开始使用通用语言——业务编码标准，实现医保业务"纵向全贯通、横向全覆盖"。最终，国家医保局将带头完成医保疾病诊断，手术操作分类与代码，医疗服务项目分类与代码，医保药品分类与代码，医保医用耗材分类与代码，医保系统单位分类与代码，医保系统工作人员代码，定点医疗机构代码，定点零售药店代码，医保医师代码，医保护士代码，医保药师代码，医保门慢、门特病种目录，医保按病种结算目录，医保日间手术病种目录，医保结算清单的编制工作。拿医保药品分类与编码来说，这项工作覆盖了经药品监督管理部门批准上市的全部药品，实现了一物一码，可以便于公众查询，提供资源共享，服务异地就医结算，支持数据分析。国家医保局提到，到 2020 年，在全国统一医疗保障信息系统建设基础上，逐步实现疾病诊断和手术操作等15 项信息业务编码标准的落地使用。

2016 年，《"健康中国 2030"规划纲要》中提到："严格落实医疗保险基金预算管理，加快推进医保支付方式改革，全面推行付费总额控制基础上的按病种付费为主，按人头、按床日等多种付费方式相结合的复合型付费方式，积极探索按疾病诊断相关分组付费，健全经办机构与定点医疗机构的谈判协商与风险分担机制。推进基本医保全国联网和异地就医结算，实现跨省异地安置退休人员住院医疗费用直接结算和符合转诊规定的异地就医住院费用直接结算。全面实现医保智能监控，积极探索将医保监管延伸到医务人员医疗服务行为的有效方式。逐步引入社会力量参与医保经办。加强医疗保险基础标准建设和应用。到 2030 年，全民医保管理服务体系完善高效。"

医保重点领域标准化主要有：①基础共性标准。建立全国统一的医疗保障基础共性标准，形成全国医疗保障系统共建共享、相关部门单位衔接交换的"通用语言"。包括医疗保障信息业务编码标准、统一标识、档案管理规范等，以及医疗保障信息化建设涉及的网络安全、数据交换、运行维护等技术标准。②管理工作规范。完善覆盖医疗保障基金管理、业务经办管理、医药价格和招标采购管理等工作规范。包括审核结算支付、转移接续、异地结算、支付方式管理等基金管理和经办业务规范，经办机构建设、经办人员行为等经办体系建设规范，医疗服务项目与价格以及药品、医用耗材的招标采购管理规范等。③公共服务标准。优化快捷高效、方便实用的医疗保障公共服务标准。包括基本医疗保险参保登记、信息披露、个人信息查询等公共服务规范，医疗保障经办部门与定点医药机构等第三方机构的协议管理规范，长期护理保险失能评估标准、服务项目标准等。④评价监督标准。建立医疗保障绩效考核和服务评价标准。包括对参保人、参保单位、定点医药机构及其工作人员的信用评价标准，以及医疗保障基金运行监控管理规范、医药服务价格监测规范等。

要落实"放管服"要求，建立高效、便民经办管理流程，医保经办坚持采取互联网＋医保，实现医保经办服务"一网、一门、一次"，经办服务事项"马上办、网上办、就近办、一次办"，让参保对象方便快捷，提速增效。全面贯彻国家医保信息化建设战略，落实国家信息平台建设、医保信息标准统一要求，立足长远、勇于创新、统筹规划医保信息化工作，建设一体化的医疗保障信息平台，形成自上而下医疗保障信息化"一盘棋"格局。推进医保业务系统、异地就医系统、医保监控系统与基于互联网的医保管理服务融合，拓展提升为集监控管理、医保服务、决策支持为一体的"医保管理服务系统"，将经办机构、医院、药店、参保人行为规范嵌入系统，提高制度运行规范化水平和透明度，形成多方参与、自我约束的引导制约机制。实现参保人、业务种类、业务环节、基础数据统一处理，使不同地区、不同人群的信息共享和业务协同成为现实。

（三）商业健康保险体系

创新医保经办服务模式，丰富健康保险产品，积极发展商业健康保险，推动形成多元化竞争和服务格局。落实税收等优惠政策，鼓励企业、个人参加商业健康保险及多种形式的补充保险。鼓励开发与健康管理服务相关的健康保险产品，开展老年护理保险与意外伤害保险等业务。促进商业保险公司与医疗、体检、护理等机构合作，发展健康管理组织等新型组织形式。到 2030 年，现代商业健康保险服务业进一步发展，商业健康保险赔付支出占卫生总费用比重显著提高。

（四）医疗救助体系

医疗救助作为广义的社会福利制度的项目之一，是医疗保障的最后一道安全网。是对低保对象和特困供养人员进行多重兜底、救助，而对其他医疗困难对象界定条件苛刻，特别是低收入医疗救助对象只进行较小救助甚至得不到救助。我国医疗救助制度在困难群体医疗保障方面发挥了重要作用。目前，我国医疗救助对象人数达到全国人口的 5%，基本实现困难群体全覆盖。近年来，国家资金投入逐步加大，年均增长超过 10%，医疗救助政策进一步凸显保障困难群众基本医疗权益的特征。我国医疗救助制度自 2003 年建立以来在困难群体医疗保障方面发挥了重要作用。医疗救助制度保障了困难群体享有基本医疗服务的公平权益，也为困难群体编织了一张因病致贫、因病返贫的防护网。医疗救助制度已经成为我国医疗保障体系的重要组成部分。

医疗救助制度的重要目标是让困难群体也能享受基本的医疗服务，实现医疗服务的公平性。目前主要通过两个措施来实现：第一，资助困难群体参加基本医疗保险。自 2005 年开始，医疗救助制度就将资助农村困难群体参加新型农村合作医疗纳入其中。到 2008 年，扩展到资助城市困难群体参加医疗保险，从而每年保证了数千万的城乡困难群体可以享受到国家基本医疗保障。第二，对困难群体的门诊和住院费用直接给予救助。在资助城乡困难群体参加基本医疗保险的基础上，医疗救助考虑到患重大疾病给困难群体带来的经济压力，所以在基本医疗保险和大病报销之后，再给予一定额度的门诊或住院救助，进一步减轻了困难群体的医疗费用负担，有利于防止因病致贫、因病返贫现象的发生。2015 年 4 月，国务院办公厅转发民政部等部门《关于进一步完善医疗救助制度全面开展重特大疾病医疗救助工作的意见》，对完善医疗救助作了制度性安排和顶层设计。2016年，《"健康中国2030"规划纲要》中提到："制定完善最低生活保障、特困人员供养、受灾人员救助等政策措施，构建与经济社会发展水平相适应、与基本医保、大病保险、商业健康保险等相衔接、覆盖城乡的医疗救助体系。健全社会力量参与机制，鼓励社会力量参与医疗救助。加强残疾人基本公共卫生服务，完善残疾人社会保障和服务体系，健全困难残疾人生活补贴、重度残疾人护理补贴和残疾儿童康复救助制度。加大流浪乞讨人员特别是未成年人救助保护力度，发挥慈善事业在扶贫济困、改善民生等方面的作用。"

目前，我国医疗救助体系存在几大挑战：①医疗救助标准较低，难以满足困难群体的需求。据中国公益研究院测算，2017 年医疗救助对门诊和住院直接救助的人均标准为 756.56 元，该救助标准对一般住院病人来说，可缓解自负费用的压力，但对于治疗费用高昂的重大疾病患者，救助力度有限。而且目前大病保险和重特大疾病医疗救助都是在合规医疗费用部分提供报销或救助。按照上述报销比例，即使在试点地区，重特大疾病患者也需要自己承担 3 万多元的医疗费用，根据 2017 年城镇人均可支配收入及农民人均纯收入，80% 的城镇家庭和几乎所有的农村家庭会发生灾难性支出（注：合规医疗费用的界定由地方政府确定，在实际执行过程中，地方普遍采用了城居保和新农合医保目录内发生的费用作为标准）。②重特大疾病人数和所需医疗救助经费底数不清。由于尚未建立重特大疾病患者医疗统计系统，以及缺乏认定救助对象的统一标准，增加了测算重特大疾病兜底救助需要资金量的难度。③缺乏统一认定救助对象的标准。目前城乡低保人员、农村五保人员、建档立卡贫困群体的身份认定比较清晰，但是低收入家庭、因病致贫和因病返贫的界定标准不清晰且不统一，因此数据难以测算。④缺乏重特大疾病发病率和治疗费用信息。目前，各地对重特大疾病的界定标准不统一，部分试点地区采取卫生部规定的 22 种大病为标准，部分地区在此基础上增加了一些病种，部分试点地区以医疗实际花费超过某一额度作为标准，对各病种也没有发病率和医疗费用的监测数据，导致对全国的发病率和发病人数无法测算。⑤缺乏统一的重特大疾病医疗救助标准。目前，没有测算重特大疾病门诊费用和住院费用的比例，以及各自的救助标准，导致无法测算救助费用。总的来讲，由于重特大疾病人数和所需医疗救助经费底数不清，影响了重特大疾病医疗救助政策的全面落实。⑥医疗救助形式单一，无法满足大病患者多样化需求。目前政府的医疗救助只能提供资金方面的帮扶，除了资金救助，重特大疾病患者和家庭至少需要以下三个方面的支持：第一，心理情绪的疏导需求。对于一个普通家庭来说，一旦有人罹患大病，就会给患者本人和家庭带来巨大的心理压力，加上治疗需要频繁地来往于家和医院之间，导致其他家庭成员疲于奔波，没有充足的时间休息和放松，还要不断地四处筹钱。家庭成员的身心处于高度应激状态，导致生理应激反应的产生，表现为持续的躯体症状，如睡眠障碍、精力减退、工作效率下降、各种疼痛等。这种情况下就特别需要具有一定专业知识的社工或义工的介入，起到安抚情绪、协助救助程序等作用。第二，医疗救助信息支持的需求。由于贫困家庭多处于农村，重特大疾病患者往往文化程度不高，信息闭塞，对重特大疾病了解不多，对相关政策、治疗、照顾、救助等方面的信息不清楚，这在一定程度上影响了重特大疾病的及时治疗。第三，救助程序和资源对接的需求。无论是政府医疗救助还是慈善机构的医疗救助对相关的程序都有严格的要求，很多患者及家庭成员受文化程度等因素的影响对救助程序和要求的资料不是特别了解，导致需要多次提供资料才能完成救助，这无形中也增加了患者及家庭的时间成本和心理压力，这就特别需要医疗社工或义工参与辅导，争取一次性完成救助程序，减轻患者及家庭的负担。

此外，有一些大病患者还会存在一些特别的需求，如患儿有学业辅导、融入社会、饮食营养等方面的需求。这些都是慈善组织可以引导和介入的领域。

（五）健康扶贫体系

党的十九大报告提出："深入开展脱贫攻坚，保证全体人民在共建共享发展中有更多获得感，不断促进人的全面发展、全体人民共同富裕。"解决因病致贫、因病返贫问题是脱贫攻坚的"硬骨头"，做好健康扶贫工作就是要敢于啃硬骨头，采取针对性、系统性措施，通过综合治理、精准识别、靶向治疗，实现"五个提高"，破解因病致贫、因病返贫问题。

落实医疗扶贫政策，完善精准健康扶贫措施，把 22 个深度贫困县作为健康脱贫攻坚主战场。实施健康扶贫工程"三个一批"行动计划，加强贫困人口大病专项救治，坚持精准识别健康救助对象，合理安排健康救助项目，精准使用医疗救助资金，为农村贫困人口脱贫提供健康保障。巩固完善大病保险政策，降低贫困人口大病费用个人实际支出。实现农村低保制度与扶贫开发政策有效衔接，落实医疗救助政策，对丧失劳动力的贫困人口医疗需求实行政策性保障兜底。推动二、三级医院对口帮扶贫困地区医疗卫生机构，加强基层医疗卫生服务能力建设，保障贫困人口享有基本医疗卫生服务，推进贫困地区基本公共卫生服务均等化。加强远程医疗服务体系建设，促进医疗资源纵向流动，提高优质医疗资源可及性和医疗服务整体效率。加大贫困地区重点疾病防控力度，推进适宜重大公共卫生服务项目覆盖所有贫困地区。推进政府购买公共卫生服务。

1. 加大政策支持力度，不断提高健康扶贫保障能力

要使硬招下硬功夫，促进健康扶贫政策落到实处。再好的政策，若落实不到位或打了折扣，都会变成"纸上谈兵"。健康扶贫要见实效，政策落实不能打折扣。要做到"规定动作不走样，自选动作有创新"。各级各部门要强化监督管理职能，严格督导考核，将健康扶贫工作纳入卫生健康重点工作考核，并细化考核内容；建立部门同步、上下联动的督导考评机制，对标精准；采取定期检查、随机抽查、跟踪督察和通报问责等方式，确保健康扶贫政策落实到位，不打折扣、不搞形式主义。

2. 要根据扶贫进程中出现的新情况新问题，及时研究制定新政策

近年来，从中央到地方制定出台了一系列健康扶贫支持政策和配套措施，从基本医保、大病保障、医疗救助、政府兜底、"一站式"服务等制度，到降低住院起付线、取消报销封顶线、扩展重特大疾病救助病种、药品降费等具体操作都有明确的要求。从顶层设计到具体实施达成了共识，相关部门也在当地党委、政府的统一部署下，团结协作，建立了强有力的保障机制。但是，在健康扶贫具体工作中会不断出现新情况、新问题，需要不断健全完善健康扶贫政策体系。为进一步开展好健康扶贫工作，让贫困人口享受更多政策红利，各级各部门要因地制宜完善健康扶贫政策，出台政策更有创造性、更接地气，更有针对性、指导性。例如，根据地区实际情况，适当扩大大病救助病种、扩充基药目录品种，让患病群众获得更多实惠；加快医改进程，推进异地就医直接结算工作，将更多救命救急的好药纳入医保，提高大病住院报销比例，让健康扶贫保障更给力。

3. 加大队伍建设力度，不断提高扶贫干部执行能力

打造一支素质过硬、能力过硬、作风过硬，具有超强执行能力的健康扶贫队伍，是打赢健康扶贫攻坚战的关键。要把敢担当、善作为作为选人用人标准，把敢于挑重担、吃苦耐劳、甘于奉献的干部充实到健康扶贫一线。健康扶贫的工作特点，对扶贫干部的综合素质提出了更高的要求，不仅要能带领群众脱贫致富，还要能指导贫困群众"未病早防少生病，有病早治早痊愈"。具体来说，打造高素质的健康扶贫队伍，需要做好以下几点工作：

一是加强干部培训。丰富健康扶贫干部的培训内容，实现扶贫政策与业务知识相结合，做到有的放矢。通过培训，让扶贫干部熟练掌握扶贫领域的相关政策，进一步提升健康扶贫的能力和本领，能够指导群众有效预防常见病、多发病、传染病、地方病等疾病，指导患病群众正确就医、规范治疗，安全用药、合理用药。

二是加强干部监管。健全完善驻村制度，规范管理扶贫干部的日常行为，通过电话调查、现场访查、入户暗查等督察方式，防止脱岗缺位，促使扶贫干部真正下沉到村、扶贫到户、在岗尽责。要善于利用绩效考核制度来检验扶贫干部的工作能力和水平，通过第三方评估机构，考核政策落实情况、项目实施进展、产业发展现状以及贫困人员家庭收入增长程度、疾病防控能力等方面取得的成效，促使扶贫干部增强责任意识，树立打赢攻坚战的决心和信心。

三是关爱干部成长。各级各部门要处处关心关爱扶贫干部的成长，让能干事、干成事的干部在精神上得鼓励、事业上有发展，树好选人用人导向；要时时关心关爱一线扶贫干部的家庭，要关心关爱长年坚守在脱贫攻坚第一线的干部的生活状况，着力解决其家庭困难，确保扶贫干部无后顾之忧，能安心驻村、专心扶贫。

4. 加大基层基础工作力度，不断提高综合服务能力

贫困地区基层基础工作相对薄弱，卫生健康基础设施设备落后，医疗卫生技术人才缺乏，综合服务能力亟待提高。加强贫困地区基层基础工作，提高卫生健康综合服务能力，对于做好健康扶贫工作十分重要。

一方面，要夯实基础设施，升级医疗器械设备。各级各部门在安排扶贫资金投入时应向贫困地区倾斜，满足基础设施建设的需要。重点抓好县、乡、村三级健康服务网络建设，落实三级医院对口帮扶、优质医疗资源下沉。由三级医院对口帮助贫困地区县级医院建设好职能科室、重点项目，做到技术兜底，推进乡镇卫生院、村卫生室标准化建设全覆盖；更新升级换代乡镇卫生院、村卫生室的医疗器械设备，提高其诊疗能力。同时，要依托"互联网＋医疗健康"，使远程医疗服务全面覆盖公立医院、乡镇卫生院、村卫生室。通过不断改善就医条件，给予贫困群众全面的健康保障。

另一方面，要加快技术人才培养。对口帮扶医院要制订人才帮扶计划，多举措帮助贫困地区培养急需短缺人才。通过"上派下送"、办培训班和学术讲座、组织基层卫生技术人员跟班学习或脱产进修等形式，提高基层医疗机构诊疗技术水平。同时，要加大人才引进力度，并在职称评定、岗位编制、薪酬待遇等方面对愿意扎根贫困地区为农村群众健康服务的医疗卫生人才给予政策支持，做到"真诚留人、待遇留人、事业留人"。

5. 加大健康促进工作力度，不断提高群众防控疾病能力

贫困地区由于受到资源贫乏、交通不便、信息闭塞等因素的制约，群众健康知识不多、防控疾病意识不强、抵御疾病能力较弱。开展健康促进行动进行健康教育是提升群众健康素养和防病治病能力的有效途径，其能够使科学文明健康的生活方式成为风尚，引导群众做到"有病早治、无病早防"。一是要成立机构组建队伍，做到健康教育有机构有人员有场所。二是要扎实开展"四进"活动，广泛开展健康教育进校园进农村进社区进家庭活动，精准识别不同人群的健康状况与需求，做到分类指导。如通过农村喇叭、农家书屋、文化大院、微信短信等宣传平台和形式，把健康知识送到最需要的群众中去；通过知识讲座、义诊咨询，现场为群众提供求医问药、防病治病的指导；依托家庭医生签约服务，进村入户发放健康知识读本，实现"一人一张健康处方"，对慢性病患者开展"一对一"心理疏导和个性化施治。三是要开展爱国卫生运动，把健康教育融入美丽乡村建设，改厕改水美化环境，指导农村群众科学膳食、注重食品安全，不断提高群众防病治病意识，减少患病风险，筑牢群众抵御疾病的防火墙。

6. 加大产业扶贫力度，不断提高贫困群众"造血"能力

"扶贫先扶志"，思想脱贫才能早日脱贫。要彻底激发群众的内生动力，引导他们确立"幸福是奋斗得来的"的观念，树立脱贫致富的信心。同时，健康扶贫产业发展应立足健康创特色，依托地区资源优势大力培育健康产业、养老产业等新兴产业及就业稳定、市场前景广阔的产业，注重因地制宜、因人而异。如帮助劳动力少的贫困户就近就业、以土地山林入股分红，使他们在增加收入的同时，既能照顾家庭，又能保养身体、治疗疾病，获得更多的幸福感。

（六）健康保险的构建

健康保险（Health Insurance）是指在特定社会形态和卫生条件下，以被保险人的身体为保险标的，对被保险人因遭受保险范围内的各种疾病或意外伤害事故所发生的医疗费用或导致工作能力丧失所引起的收入损失，以及因为年老、疾病或意外伤害事故导致需要长期护理的费用支出提供经济补偿的保险。

首先，医疗服务是健康服务业的关键环节和核心内容。尽管健康服务业的内涵丰富、外延宽泛、医疗服务以及提供医疗服务的医疗机构始终是发展的核心所在，没有优质的医疗服务作为支撑，其他衍生、外延服务难以持续发展。要切实落实政府办医责任，坚持公立医疗机构面向城乡居民提供基本医疗服务的主导地位。同时，广泛动员社会力量发展医疗服务，努力扩大医疗服务供给，提高服务效率。

其次，健康保险是健康服务业发展的重要保障机制。人民群众的健康需求能不能转化为消费，在很大程度上取决于购买力。国内外的经验表明，健康服务业

的长足发展需要成熟的健康保险体系来保障。近年来，随着医改的深入推进，我国基本形成了覆盖城乡居民的全民医保体系，但商业健康保险发展仍然相对滞后，健康保险保费占卫生总费用的比重仅约为 2.8%，发展健康服务业，需要在完善全民基本医保的基础上，加快发展商业健康保险，建立多层次的医疗保障体系。

再次，健康管理与促进主要面向健康和亚健康人群，内涵丰富，发展潜力巨大。随着人民群众生活水平的不断提高，对健康服务的需求正在从传统的疾病治疗转为更加重视疾病预防和保健，以及追求健康的生活方式，对健康体检、健康咨询、健康养老、体育健身、养生美容以及健康旅游等新兴健康服务的需求都在快速增加。发展健康服务业，需要在不断加强基本医疗卫生保障的基础上，不断发现并针对市场需要，创新服务模式，发展新型业态，不断满足多层次、多样的健康服务需求。

最后，支撑性产业涵盖对医疗服务、健康管理与促进、健康保险服务形成基础性支撑及所衍生出来的各类产业，主要包括药品、医疗器械、保健用品、健康食品等研发制造和流通等相关产业，以及信息化、第三方服务等衍生服务。这些产业普遍存在多、小、散、乱的问题，需要进一步提高科技水平，通过支持健康相关产品的研制和应用，加快发展并形成健康服务业产业集群，增强市场竞争力。

二、药品供应保障体系

（一）药品、医疗器械流通体制改革

2018 年 8 月 28 日，《国务院办公厅关于印发深化医药卫生体制改革 2018 年下半年重点工作任务的通知》（国办发〔2018〕83 号）（以下简称《通知》）正式公布，调整国家基本药物目录相关事宜被重新提起。按规定，国家基本药物目录每三年一个调整周期，第一版是 2009 版，第二版是 2012 版。

就在人们普遍认为"基本药物"已经被抛弃时，《通知》重新提出，要求"制定完善国家基本药物制度的指导性文件，推动优先使用基本药物"。

此外，在药品降价上，《通知》表示，将开展国家药品集中采购试点。而

《通知》提出的"制定治理高值医用耗材和过度医疗检查的改革方案"，实际上是一个"老大难"问题，还要等具体方案的出台。

制定零售药店分类分级管理的指导性文件，支持零售药店连锁发展，允许门诊患者自主选择在医疗机构或零售药店购药等，也许能给取消以药养医开辟另一条新的路径。推进药品、医疗器械流通企业向供应链上下游延伸开展服务，形成现代流通新体系。规范医药电子商务，丰富药品流通渠道和发展模式，推进"互联网＋药品流通"。强化医疗机构采购主体地位，深化药品采购"两票制"改革，完善药品、耗材、医疗器械集中采购机制，落实公立医院药品分类采购，坚持集中带量采购原则，鼓励跨区域联合采购和专科医院联合采购，完善公开透明、多方参与的价格谈判机制。建立药品信息全程追溯体系，使药品从出厂到患者每一个环节处于可溯、动向可查状态。巩固公立医疗机构全面取消药品加成成果，加强动态监测与评估。强化短缺药品供应保障和预警，完善药品储备制度和应急供应机制。提高流通企业集中度，推广应用现代物流管理与技术，建设遍及城乡的现代医药流通网络，提高基层和边远地区药品供应保障能力。

（二）国家药物政策

国家药物政策是由政府制定，用于指导药品研究、生产、流通、使用和定价的纲领性文件，它强调基本用药政策和合理用药的理论相结合，旨在提高临床合理用药水平，保障社会广大人群临床用药的基本需求，使有限的社会医药资源得到最大限度的合理使用。国家药物政策最基本的目标有三点：让消费者买得到、买得起基本药物；保证向公众提供安全、有效、优质的药物；医护人员与公众共同改善处方，促进合理用药。目前，公认的合理用药包含了安全、有效、经济、适当四个要素。对合理用药的包含要素及国家药物政策的基本目标进行比较不难发现，合理用药与国家药物政策相互渗透，相辅相成。通过推行国家药物政策实现合理用药。

1. 我国药物政策

基本药物是国家药物政策的基础和核心，也是合理用药的基础和核心。国家发展和改革委、卫生部等九部委于2009年8月18日发布了《关于建立国家基本药物制度的实施意见》，标志着我国建立国家基本药物制度工作正式实施。为巩固完善基本药物制度，建立健全国家基本药物目录遴选调整管理机制，国家卫生计生委、国家发展和改革委、工业和信息化部、财政部、人力资源社会保障部、商务部、食品药品监管总局、中医药局、总后勤部卫生部对《国家基本药物目录管理办法（暂行）》（卫药政发〔2009〕79号）进行了修订，形成了《国家基本药物目录管理办法》，制定和实施基本药物目录，是规范医疗机构用药行为，促进临床药物使用安全、有效、简便、及时、经济，保障合理用药的重要手段。保证了基本药物足量供应和合理使用，有利于保障群众基本用药权益，转变"以药补医"机制，也有利于促进药品生产流通企业资源优化整合，对于实现人人享有基本医疗卫生服务，维护人民健康，体现社会公平，减轻群众用药负担，推动卫生事业发展，具有十分重要的意义。

《国家基本药物目录》（2012年版）于2012年9月21日卫生部部务会议讨论通过并发布，自2013年5月1日起施行。2009年8月18日发布的中华人民共和国卫生部令第69号同时废止。基本药物是适应我国基本医疗卫生需求，剂型适宜，价格合理，能够保障供应，公众可公平获得的药品。国家将基本药物全部纳入基本医疗保障药品目录，报销比例明显高于非基本药物，降低个人自付比例，用经济手段引导广大群众首先使用基本药物。主要先由基层医疗机构开始执行。我国从1982年颁布第一版基本药物目录，但到目前为止，基本药物制度的执行还主要停留在目录的调整上，已经制定的国家基本药物目录并未真正发挥其作用。在药品使用的主要终端，有相当数量的临床医师在处方用药时首先考虑的是医保和医院用药目录，对所使用的药品是否为国家基本药物、什么是国家基本药物，几乎一无所知。这一现象折射出，基本药物制度从制度的建立、立法到监管都存在严重的缺失，其在提高合理用药水平方面的作用并未得到实际的发挥。

2018年，医药政策发布之密集、力度之大、落地速度之快远超往年。医保局、卫健委、药监局三大医疗机构崛起；仿制药一致性评价进入关键阶段；17种抗癌药纳入医保报销目录；新版《国家基本药物目录》发布中国医药行业的体系建设在进一步完善的同时，也在创新得到进一步发展。医药行业的发展深受政策牵引。

2018年1月建立质量管理体系，加强药品监管，1月5日，国家食品药品监督管理总局发布《总局办公厅公开征求〈药品检查办法（征求意见稿）〉意见》。为进一步规范药品检查行为，保证检查质量，食品药品监管总局组织起草了《药品检查办法》。食品药品监督管理部门应当设立药品检查机构，建立质量管理体系，承担药品检查的具体实施工作。办法中具体列述了检查的内容、流程和结果处理细则。

2018年2月，四方助力药品生产端，保障短缺药品供应，2月1日，工业和信息化部、卫生计生委、发展和改革委、食品药品监管总局发布《四部门关于组织开展小品种药（短缺药）集中生产基地建设的通知》（工信部联消费〔2018〕21 号）。针对小品种药市场用量小、企业生产动力不足的实际情况，组织开展小品种药集中生产基地建设。对小品种药优先审评审批、集中采购，加强小品种药供需信息对接，整合利用现有产业资源，发挥集中生产规模效应，保障小品种药持续稳定供应。

2018 年 3 月基本解决再审药品积压，药品审查踏上节奏，3 月 22 日，食品药品监管局发布《2017 年度药品审评报告》。报告指出，2017 年，总局批准上市药品 394 个，其中化学药品 369 个，中药 2 个，生物制品 23 个；国产药品 278 个，进口药品 116 个；国产药品中化学新药 28 个，中药新药 1 个，生物制品 10 个，化学仿制药 238 个，中药仿制药 1 个；纳入优先审评审批品种 53 个，占 13.5%。排队等待审评的注册申请已由 2015 年 9 月高峰时的近 22000 件降至 4000 件，中药、化药、生物制品各类注册申请基本实现按法定时限审评审批，基本完成了国务院 44 号文件确定的解决药品注册申请积压的工作目标。

2018 年 4 月，改革完善仿制药，促进仿制药研发，4 月 3 日，国务院办公厅发布《关于改革完善仿制药供应保障及使用政策的意见》。旨在促进仿制药研发，提升仿制药质量疗效，提高药品供应保障能力，更好地满足临床用药及公共卫生安全需求，加快我国由制药大国向制药强国跨越。具体而言，主要有以下几点意见，包括制定鼓励仿制的药品目录、加强仿制药技术攻关、完善药品知识产权保护、加快推进仿制药质量和疗效一致性评价工作、提高药用原辅料和包装材料质量、提高工艺制造水平、严格药品审评审批、加强药品质量监管、及时纳入采购目录、促进仿制药替代使用、发挥基本医疗保险的激励作用、明确药品专利实施强制许可路径、落实税收优惠政策和价格政策、推动仿制药产业国际化、做好宣传引导。

2018 年 5 月，深化审评改革，仿制药再添细化规定，5 月 14 日，国家药品监督管理局发布了《关于加强化学仿制药注射剂注册申请现场检查工作的公告》。国家药品监督管理局将加大有因检查的力度，国家食品药品监督管理总局药品审评中心在严格审评的基础上，根据审评需要提出现场检查需求，由国家食品药品监督管理总局食品药品审核查验中心实施现场检查，严格药品注射剂审评审批，保障药品安全、有效。

2018 年 6 月，加强药企监督管理，药品检查再杀回马枪，6 月 4 日，国家药品监督管理局发布《国家药品监督管理局关于开展 2018 年国家药品跟踪检查有关事宜的通告》（2018 年第 35 号）。基于 2017 年度国家药品检查、抽检、不良反应监测、投诉举报等方面发现的问题制订了《2018 年药品跟踪检查计划》，涉及 201 家药品生产企业。国家药监局要求各省、自治区、直辖市药品监督管理部门，配合做好国家跟踪检查工作，同时切实落实属地监管责任，督促生产企业全面落实企业主体责任，主动排查潜在风险，自觉规范生产行为，切实保证药品质量。

2018 年 7 月，强化临床功能，鼓励创新药研发，7 月 27 日，国家药品监督管理局发布《国家药品监督管理局关于调整药物临床试验审评审批程序的公告》（2018 年第 50 号）。为鼓励创新，加快新药创制，满足公众用药需求，落实申请人研发主体责任，国家药监局对药物临床试验审评审批的有关事项做出调整：在我国申报药物临床试验的，自申请受理并缴费之日起 60 日内，申请人未收到国家食品药品监督管理总局药品审评中心否定或质疑意见的，可按照提交的方案开展药物临床试验。

2018 年 8 月，重拳出击中药饮片领域，加快完善技术管理体系，8 月 31 日，国家药品监督管理局印发《中药饮片质量集中整治工作方案》（国药监〔2018〕28 号）。提出严厉查处中药饮片违法违规行为，加快完善符合中药饮片特点的技术管理体系，组织实施阶段（2018 年 10 月至 2019 年 9 月）。方案要求各级药品监管部门加大查处力度，既要曝光违法违规的中药饮片生产经营企业，也要曝光不合格中药饮片的使用单位。对违法案件的处理，既要处罚违法的生产经营使用单位，也要依法追究单位直接负责的主管人员和其他直接责任人员的责任。

2018 年 9 月，鼓励新仿制药申报，加快一致性评价工作进度，9 月 4 日，国家药监局发布《国家药品监督管理局关于调整化学仿制药长期稳定性研究申报资料要求的通告》（2018 年第 82 号）。国家为加快推进化学仿制药长期稳定性研究申报资料要求与国际技术要求接轨，加快仿制药一致性评价工作进度，鼓励新仿制药申报，调整关于稳定性试验的申报资料要求：化学仿制药上市申请及仿制药质量和疗效一致性评价申请时，在注册批生产规模符合要求的前提下，申报资料至少需要包括三个注册批样品 6 个月长期稳定性试验数据。

2018 年 10 月，17 种药品纳入医保报销目录，减轻肿瘤患者用药负担，10 月 10 日，国家医疗保障局印发了《关于将 17 种药品纳入国家基本医疗保险、工伤保险和生育保险药品目录乙类范围的通知》。经过 3 个多月的谈判，17 种抗癌药纳入医保报销目录，大部分进口药品谈判后的支付标准低于周边国家或地区市场价格，将极大减轻我国肿瘤患者的用药负担。本次纳入药品目录的 17 个药品中包括 12 个实体肿瘤药和 5 个血液肿瘤药，均为临床必需、疗效确切、参保人员需求迫切的肿瘤治疗药品，涉及非小细胞肺癌、肾癌、结直肠癌、黑色素瘤、淋巴瘤等。17 个谈判药品与平均零售价相比，平均降幅达 56.7%，大部分进口药品谈判后的支付标准低于周边国家或地区市场价格，平均低 36%。

保障公众用药安全，落实企业主体责任。2018 年 11 月 1 日，国家药监局发布了《关于药品信息化追溯体系建设的指导意见》，明确以保障公众用药安全为目标，以落实企业主体责任为基础，以实现"一物一码，物码同追"为方向，加快推进药品信息化追溯体系建设，强化追溯信息互通共享，实现全品种、全过程追溯，促进药品质量安全综合治理，提升药品质量安全保障水平。该指导意见要求药品上市许可持有人、生产企业、经营企业、使用单位通过信息化手段建立药品追溯系统，及时准确地记录、保存药品追溯数据，形成互联互通药品追溯数据链，实现药品生产、流通和使用全过程来源可查、去向可追；有效防范非法药品进入合法渠道；确保发生质量安全风险的药品可召回、责任可追究。

2018 年 12 月，深化落实一致性评价，加大服务指导力度，12 月 28 日，国家药品监督管理局发布了《关于仿制药质量和疗效一致性评价有关事项的公告》（2018 年第 102 号）。药监部门将根据基本药物品种的具体情况，继续发布可豁免或简化人体生物等效性试验品种目录、存在特殊情形品种评价要求等，进一步加大服务指导力度，对重点品种、重点企业组织现场调研和沟通，帮助企业解决难点问题，对一致性评价申请建立绿色通道、随到随审。企业在研究过程中遇到重大技术问题的，可以按照《药物研发与技术审评沟通交流管理办法》的有关规定，与药品审评机构进行沟通交流。

国家信息中心发布《2019 年医药行业发展报告》，在医保控费、带量采购、一致性评价等政策影响下，药品价格降价压力较大，且新药研发投入较大导致企业生产成本提高，医药行业利润增速或将继续下行，并购会继续保持活跃，同时上市药企会继续加大研发以求抢占更多的市场份额。初步估计，2019 年医药行业利润总额将达到 233 亿元左右，同比增长约 6%。

2. 药品分类管理实施

在医疗机构之外，通过药物政策来加强药品管理、促进合理用药的有效方法。新中国成立以来，我国已先后实行了麻醉药品、精神药品、医疗用毒性药品、放射性药品和戒毒药品的分类管理，正在进行的处方药与非处方药分类管理，其核心是加强处方药的管理，规范非处方药的管理，减少不合理用药的发生，切实保证人民用药的安全有效。党中央、国务院从我国社会和经济发展的实际出发，做出国家建立并完善处方药与非处方药分类管理制度的决定。这项决定，是适应我国社会主义市场经济体制发展和深化改革，加快医药卫生事业健康发展，完善药品监督管理体制，保障人民用药安全有效的实际需要；是推动医疗卫生改革、医疗保险制度改革，增强人们自我保健、自我药疗意识，降低国家和个人医药费用支出，满足人们在不同层次对医疗保健消费需求的客观要求；是充分发挥和合理利用社会医疗卫生资源与药品资源，实现我国"人人享有初级卫生保健"总体目标的重要保证；是加快我国医药工业调整产品结构，提高药品质量，促进医药产业和扩大药品市场发展与繁荣的良好机遇。1998 年以来，我国一直将药品分类管理作为重要的药物政策积极推行，并制定了一系列相应的管理法规，至 2005 年底，所有零售药店基本实现了药品分类管理。目前，我国的药品分类管理尚存在以下主要问题：零售药店为保住处方药销售份额违规销售处方药的现象较为普遍，零售药店缺乏正规、合法、畅通的处方药处方来源，零售药店执业药师的数量、素质不能满足药品分类管理的需要，公众对药品分类管理的认识和理解不到位等，这些问题的存在一定程度上影响了我国药品分类管理深入实施的进程，给医疗机构之外的合理用药带来隐患。

巩固完善基本药物制度，落实基本药物优先和合理使用政策，促进基本药物公平可及，加强儿童、老年人、慢性病人、结核病人、严重精神障碍患者和重度残疾人特殊人群基本药物保障。完善现有免费治疗药品政策，增加艾滋病防治等特殊药物免费供给，落实罕见病用药保障政策。规范临床用药行为，建立以基本药物为重点的临床综合评价体系。按照政府调控和市场调节相结合的原则，完善药品价格形成机制。强化价格、医保、采购等政策的衔接，坚持分类管理，加强对市场竞争不充分药品和高值医用耗材的价格监管，建立药品价格信息监测和信息公开制度，制定完善医保药品支付标准政策。建立健全医院总药师制度。完善中药民族药政策，加强中药民族药材质量管理，鼓励中药饮片、民族药的临床应用。

三、健康丝路合作机制

"一带一路"具有广阔美好的前景，体现了我国与沿线国家共商、共建、共享的合作发展理念。2017 年，农工党中央结合农工党的界别特色，选择"推进'健康丝绸之路'建设"作为大考察的主题，希望通过系统深入、重点突出、针对性强的考察调研，提出促进"健康丝绸之路"的真知灼见，推进我国与沿线国家在卫生与健康领域的良好合作，从而有利于促进"一带一路"倡议的实施。

"健康丝绸之路"是一项涉及多部门配合的系统工程。农工党中央大考察调研组由全国人大常委会副委员长、农工党中央主席陈竺率队，调研组成员主要由全国政协常委、副秘书长，农工党中央专职副主席何维，全国政协常委、国家食品药品监管总局副局长、农工党中央常委焦红（女），中国工程院院士、中国医学科学院阜外心血管病医院院长胡盛寿，中国工程院院士、中国中医科学院常务副院长黄璐琦等领导和相关领域的知名专家学者，以及中共中央统战部、外交部、国家发展改革委、商务部、国家卫生计生委、国家中医药管理局等相关中央和国家部委的领导专家组成。

2003年以来，中国—东盟卫生健康合作逐步机制化，双方建立了卫生部长会议、高官会议机制，搭建了中国—东盟卫生合作论坛。15年来，双方合作领域逐步加宽，从传染病防控领域向传统医学、卫生人力资源和医院管理等领域拓展；双方合作深度逐步增加，从中央到地方，从政府部门到民间机构，开展了一系列务实合作。

近年来，卫生健康已成为中国—东盟合作的一大亮点。中国与东盟相关国家在疟疾、登革热、艾滋病、鼠疫等传染病防控领域开展项目合作，中方累计投入近2800万元人民币，为东盟相关国家合作培训930余名专业技术人员；合作开展"光明行"白内障复明手术等义诊活动，累计为东盟相关国家近5000余名患者免费实施手术；为老挝、柬埔寨、缅甸等国援建医院、疾控中心和流动诊所，提高了其卫生系统服务能力；加强双方卫生健康领域人文交流、学术研讨和科研合作，共同促进本地区卫生发展。

在中国的支持下，老挝的医疗服务设施得到了改善，希望进一步加深老中在传统医药等领域的合作，让民众享受到更好的卫生服务。作为面向东盟的国际大通道，广西与东盟各国在传染病防控、传统医药、卫生人力资源和科学研究等领域开展了一系列务实合作，广西愿与东盟各国一道，进一步夯实中国—东盟卫生合作论坛机制，建立和完善中国—东盟卫生合作基地，共享地中海贫血防控经验，共享发展、服务健康、造福人民。中国提出的"健康丝绸之路"，聚焦维护卫生安全、促进卫生发展和推进卫生创新三大维度，致力于促进2030年可持续发展议程相关健康目标的实现，推动构建人类命运共同体，更好地维护本地区民众健康福祉。

（王亭艳　欧阳静）

第九章 健康丝路之营造全方位的健康环境实施体系

中国正处于全面建成小康社会的决胜阶段，全国卫生与健康大会又提出"以基层为重点，以改革创新为动力，预防为主，中西医并重，将健康融入所有政策，人民共建共享"的卫生与健康工作方针，《"健康中国2030"规划纲要》要求到2030年人人享有全方位、全生命周期的健康服务，人均预期寿命达到79岁，主要健康指标进入高收入国家行列。为此，我们将在以下方面做出不懈努力：一是切实把卫生与健康放在优先发展的战略地位，促进人民健康与经济社会协调发展，努力为全体人民提供基本卫生与健康服务。二是构建全程健康促进体系，全周期维护和保障人民健康。着力抓好预防保健，大力加强健康教育，深入开展全民健身，加强环境污染治理和重大疾病防控。

一、爱国卫生运动的开展

（一）城乡环境卫生综合整治

环境卫生是公共卫生的重要组成部分。中国城乡环境卫生体系建设起步较晚，发展很快。特别是从20世纪70年代末实行改革开放政策以来，我国城乡环境卫生体系迅速发展，环境卫生体系逐步建立完善，推动了经济的健康发展和社会的全面进步。我国高度重视城乡环境卫生体系的建设，把环境卫生事业作为可持续发展战略，全面建设小康社会，建立公共卫生体系的重要内容。构建城乡环境卫生体系，加快生活废弃物污染治理，加强环境卫生管理，提高环境卫生质量，促进体制机制创新，满足城乡居民需求，倡导循环经济理念，实现人与自然的和谐，使我国环境卫生事业走出一条具有中国社会主义特色的发展道路。

政府大力推进环境卫生监管的政府行政体系、环境卫生治理的市场运行体系、环境卫生管理的社会参与体系和环境卫生突发事件的应急体系四大体系建设，从而构成完整、规范的城乡环境卫生体系。

1. 环境卫生监管的政府行政体系

第一，建立健全城乡环境卫生行政管理体系。从监督管理层面加强建设部及各省、自治区、直辖市建设行政主管部门的环境卫生行政管理职责，并加强与相关行政管理部门的协调配合；从具体实施主体建立健全地方各级政府的环境卫生行政管理网络。管理主体为地方各级环境卫生行政主管部门。

第二，建立和完善环境卫生规划、政策、法规、标准和技术规范体系。并纳入省、自治区和城市经济社会发展总体规划，实现环境卫生设施合理布局、适度超前发展。主要有：

（1）环境卫生规划体系。抓紧制定城乡环境卫生总体规划及其相关专业规划，建立和完善环境卫生规划体系。建设部会同相关行政管理部门组织编制全国环境卫生总体规划和各项专业规划，并指导和检查各省、自治区、直辖市环境卫生规划的编制工作。各省、自治区、直辖市环境卫生行政主管部门负责编制省级环境卫生总体规划及各类专业规划，经省、自治区政府审议通过，纳入城乡社会经济发展总体规划。各省、自治区、直辖市环境卫生行政主管部门指导和检查各类规划的具体实施。城市政府要根据要求，组织编制本城市的环境卫生总体规划和各类专业规划，并纳入当地国民经济和社会发展规划，按规划组织实施，同时加大对城乡环境卫生设施建设的资金投入。要结合社会主义新农村的建设，合理规划和建设乡村垃圾处理设施，整治村容村貌，逐步改善农民生活环境。

（2）健全环境卫生法规。以适应市场经济要求、符合依法行政要求和提高环境卫生标准为原则，健全环境卫生法规。指导各省、自治区、直辖市环境卫生行政主管部门组织相关的立法工作，清理、修订和完善现有法规，逐步健全环境卫生法规。进一步完善城市环境卫生执法体制，明确执法主体，严格执法责任，提高城乡环境卫生的执法水平和执法效率。

（3）制定体制改革和产业发展政策体系。加快环境卫生体制改革，研究制定配套政策和垃圾处理产业发展政策，如价格政策、税收政策、投融资政策、技术政策以及相关的涉外经济政策等。

（4）完善环境卫生标准规范体系。根据城乡发展的新趋势、科技发展的新水平、环境建设的新要求，组织制订、修订和完善环境卫生标准和技术规范，研究提出环境卫生标准体系框架。注重生活垃圾无害化处理和资源化利用技术研究，积极推广适宜我国国情的经济适用的垃圾处理技术。

第三，建立公共财政为主导和环卫作业服务与垃圾处理市场化相结合的投融资体制。环境卫生具有公共性、公益性、公平性特点。要结合公共财政体制改革的推进，逐步增加公共财政对城乡环境卫生体系建设的投入，不断完善支持城乡环境卫生体系建设的配套经济政策；同时，鼓励社会资金投入。研究确定政府公共财政投入的范围，加强监管和评估。环卫作业服务和垃圾处理实行市场化、产业化运营，环境卫生主管部门通过制定发展和实施规划、监管政策对环境卫生企业实施行政管理。

第四，强化环境卫生宏观调控与监管手段。

（1）严格实施行政许可。按照《中华人民共和国行政许可法》等法律、法规的要求，对依法设定的搬动、拆除、封闭存放生活垃圾的设施核准，城市生活垃圾清扫、收集、运输、处理服务的审批，建筑垃圾处置的核准等行政许可事项，环境卫生行政主管部门等实施机关要依法审批，简化审批环节，提高审批效率，加强审批后的监督检查。

（2）强化政府监管。按照统筹城乡发展和统筹区域发展的要求，加强规划编制和管理。按照完善政府社会管理和公共服务职能的要求，培育公开、公正、公平竞争的市场。实施政府采购制度，加强对技术、设施、设备市场的监督管理，加强对中介、咨询服务市场的管理，保障公众利益和公共安全，维护企业的合法权益。

（3）开展环境卫生监测和技术评估。逐步建立全国环境卫生质量监测网络体系，加强监测机构建设和日常管理，严格监控的规范和要求，及时收集环境卫生信息，进行分析处理，为政府决策提供依据。

2. 环境卫生治理的市场运行体系

首先，构建环境卫生市场化运作体系。放开环卫作业、垃圾处理设施建设和运营市场。要加快环卫事业单位向企业化改制的步伐，通过政府采购形式，公开招标选择符合条件的环卫企业承担道路清扫、保洁，垃圾收集、运输作业。通过建立特许经营制度，选择市场主体，从事垃圾处理处置的投资建设和运营管理。培育和发展环卫技术与产品市场。

其次，加快环境卫生市场化运作步伐。逐步消除地区封锁和行业垄断，培育、放开、规范市场，优先保证公众利益和公共安全，开展公开、公正、公平竞争，实现市场优化配置资源的基础作用。

（1）开放投融资市场。利用税收、信贷等方面的政策优惠，吸引社会资金和外资的投入。通过银行信贷、投资信托、融资租赁等方式拓宽环境卫生基础设施项目的融资渠道，研究项目融资的具体管理办法。规范项目投资建设程序和项目合同管理。同时，积极探索相关资产证券化融资、债券融资、产业投资基金等融资手段。

（2）规范项目建设和营运市场。建立环境卫生基础设施项目规划选址和设计、施工与监理资格的管理制度。参照《城市生活垃圾处理特许经营协议范本》规定，逐步实行垃圾处理特许经营制度。建立环境卫生基础设施、技术、设备的评估、认证机制，保证市场规范有序、健康地运行。

（3）培育中介服务和技术咨询市场。中介组织可受政府委托，从事环境监测、质量检查、产品认证、技术服务和信息服务，为企业提供信息咨询、法律咨询、产品招商、展示等社会化服务。加快国外先进技术、设备的引进和转化，推动环境卫生新技术、新工艺的研究和开发。

（4）培育和健全环卫人才市场。发展环境卫生高等教育和在职教育，培训管理、技术人员，提高环卫队伍素质。研究设立相关专业技术职称系列，建立职业经理制度和职业技术资格制度。发展环卫人才流动和人力资源开发中介服务，为专业技术人才的交流提供服务。建立全国性的环境卫生技术人才专家库。

3. 环境卫生管理的社会参与体系

第一，推进社会管理体制和管理机制创新。社会单位和公众的广泛参与，是现代城乡管理的基本要求，既是环境卫生管理的基本目标，也是环境卫生体系建设的重要内容。要充分发挥地方各级政府和基层居民委员会、村委会在社区、村庄环境卫生管理和建设中的自主作用。发挥环境卫生相关行业协会在参与环境卫生体系建设中的骨干作用，并承担相关的协调、沟通职能。引导社会公众对环境卫生管理参与的积极性，支持各类环境卫生志愿者组织的活动，并提供必要的帮助。

第二，通过社会单位和公众参与政策制定、价格听证、规划公示、污染监督、权益维护等形式，实现环境卫生管理民主化、决策科学化。

第三，制定社会性考核标准，实现公众参与环境卫生管理目标的具体化、标准化，并把这项工作同人居环境奖、园林城市、生态城市创建以及文明社区建设、爱国卫生运动等群众性的活动结合起来。

第四，组织发动新闻媒体进行宣传教育和舆论监督。加强社会宣传教育工作，充分利用互联网、各类新闻媒体开展环境卫生宣传教育，提高全民环境卫生意识。各地建设的技术先进、运营良好的大型环境卫生基础设施，可作为教育基地向公众开放。要认真组织好与环境卫生有关的世界性主题日活动。把环境卫生教育纳入中小学的基础教育课程。

4. 环境卫生突发事件的应急体系

第一，建立全国性环境卫生突发事件的应急管理系统。包括各层面突发事件应急管理的组织架构、职责配置和协调机制设计、信息反馈和处理要求。

第二，制定环境卫生突发事件的应急预案。建设部与相关行政管理部门指导地方根据环境卫生管理不同对象的实际和特点，分别研究提出全国性的、区域性的、地方性的应急预案。地方性的生活固体废弃物、城市公共保洁方面应予考虑的应急预案有：

（1）各种油料运输途中因突发事故引起的道路污染应急处理。

（2）各种禽畜因病疫引起的禽畜尸体处置的应急处理。

（3）生活垃圾填埋场（简易堆场）因沼气引发火灾的应急处理。

（4）城市建筑物因各种原因倒塌后建筑废弃物清运处置的应急处理。

（5）因灾害性气候原因，暴雨、大风、雪灾及其他恶劣气候导致运输系统中断，或引发的生活垃圾出路受阻的应急处理。

（6）因传染病流行引起的特种医疗废弃物及生活垃圾处置的应急处理。

（7）生活垃圾渗滤液泄漏突发事故引起的水域污染应急处理。

（8）其他因突发事故引起的环境卫生问题的应急处理。

第三，建立环境卫生管理应急系统。各地政府应建立由主要领导、环境卫生行政主管部门与相关部门等联合参与的工作机构，研究提出环境卫生应急预案和措施。

第四，制定环境卫生突发事件应急处理设施建设的规划方案，包括可以依托的社会设施的征用方案。落实和管理好环境卫生突发事件应急处理经费，以及必需物资的储备和征用。加强对环境卫生突发事件应急处理的队伍落实和技术培训。加强突发事件应急处理基础工作的日常检查和工作考核。

持续推进城乡环境卫生整治行动，完善城乡环境卫生基础设施和长效机制，统筹治理城乡环境卫生问题。加大农村人居环境治理力度，全面加强农村垃圾治理，实施农村生活污水治理工程，大力推广清洁能源。到2030年，努力把农村建设成为人居环境干净整洁、适合居民生活养老的美丽家园，实现人与自然和谐发展。实施农牧区饮水安全巩固提升工程，进一步提高农村集中供水率、自来水普及率、水质达标率和供水保证率，全面建立从源头到龙头的农村饮水安全保障体系。继续加快无害化卫生厕所建设，力争到2030年，农牧区居民基本都能用上无害化卫生厕所。实施以环境治理为主的病媒生物综合预防控制策略。深入推进国家及自治区卫生城市创建。

（二）健康城市和健康村镇建设

影响健康的因素更多地倾向于生物因素、个人遗传因素，但现代医学进一步提出环境因素对健康很重要。健康城市是卫生城市的升级版，通过完善城市的规划、建设和管理，改进自然环境、社会环境和健康服务，全面普及健康生活方式，满足居民健康需求，实现城市建设与人的健康协调发展。健康村镇是在卫生村镇建设的基础上，通过完善村镇基础设施条件，改善人居环境卫生面貌，健全健康服务体系，提升群众文明卫生素质，实现村镇群众生产、生活环境与人的健康协调发展。建设健康城市和健康村镇，是新时期爱国卫生运动的重要载体，是推进以人为核心的新型城镇化的重要目标，是推进健康中国建设、全面建成小康社会的重要内容。把健康城市和健康村镇建设作为推进健康建设的重要抓手，保障与健康相关的公共设施用地需求，完善相关公共设施体系、布局和标准，把健康融入城乡规划、建设、治理的全过程，促进城市与人民健康协调发展。广泛开展健康社区、健康村镇、健康单位、健康家庭等建设，提高社会参与度。重点加强健康学校建设，加强学生健康危害因素监测与评价，完善学校食品安全管理、传染病防控等相关政策。加强健康城市、健康村镇建设监测与评价。到 2030 年，建成一批健康城市、健康村镇建设的示范市和示范村镇。

1. 普及健康生活

坚持以人民健康为中心，开展健康教育与健康促进活动。将健康教育纳入国民教育体系和所有教育阶段素质教育。各类媒体加大健康科普力度，广播电视、报纸开设和规范健康栏目，积极拓展新媒体健康教育。到 2020 年，通过大众传播媒体接受健康科普的人群比例达 80%。继续实施全民健康素养促进行动、全民健康生活方式行动，建立健全健康教育工作网络，组建健康生活指导员队伍，引导居民塑造自主自律的健康行为。充分发挥健康社区、健康单位、健康家庭等健康"细胞"工程的辐射效应，打造一批健康步道、健康广场、健康主题公园，开发并推广促进健康生活的技术和用品，把促进健康融入居民日常生活。积极参与国家和省级流动人口健康促进示范单位创建活动。

2. 优化健康服务

坚持基本医疗卫生事业的公益性，健全基本医疗卫生服务体系，不断完善制度、扩展服务、提高质量，让广大人民群众享有公平可及、系统连续的预防、治疗、康复、健康促进等健康服务。加强基层卫生人才特别是全科医师队伍建设，补足医疗卫生服务的短板。规范妇女儿童和农村人口的健康管理，强化疾病预防控制，实施慢性病综合防控战略，加强传染病、职业病、地方病和精神疾病防治。提高中医药服务能力，健全覆盖城乡的中医医疗保健服务体系。实施中医治未病健康工程，将中医药优势与健康管理结合，探索中医药与养老、旅游、文化等产业协同发展的新业态。到 2020 年，高血压和糖尿病患者规范管理率、严重精神障碍患者管理率、公众自救互救单位覆盖率、孕产妇和 0~6 岁儿童健康管理率、每千人口医疗卫生机构床位数 6 张、执业（助理）医师数、所有基层医疗卫生机构均能提供中医药服务；乡镇卫生院和社区卫生服务中心中医馆实现全覆盖。

3. 完善健康保障

健全完善社会保障制度，实施全民参保登记计划，扩大社会保障覆盖范围，基本养老、基本医疗保险保障人群全覆盖。推进医疗养老融合发展，积极构建养老、医护、康复、临终关怀服务相互衔接的服务模式。统筹城市和农村养老资源，促进基本养老服务均衡发展，建设以居家为基础、社区为依托、机构为补充、医养相结合的多层次养老服务体系，确保所有老年人口享有基本养老服务。建立覆盖全过程的农产品、农业投入品和食品药品监管体系，保障饮食用药安全。健全社会救助体系，支持慈善事业发展，逐步拓展社会福利保障范围，保障老年人、残疾人、孤儿等特殊群体有尊严地生活和平等参与社会发展。到 2020 年，基本养老保险、城乡基本医保参保率均达 98% 以上，每千名老年人口拥有养老床位数达 40 张，已经创建成为国家卫生镇（县城）的地区达到健康镇（县城）标准的占 50% 以上，30% 以上的省卫生村、社区达到健康村（社区）标准。

4. 建设健康环境

统筹规划、设计、建设城乡污水处理厂、垃圾无害化处理场和公共厕所等环境卫生基础设施，提高其运行效率和管理水平。加强水源保护，开展影响健康的环境问题治理，强化大气、水、土壤等污染防治，实施工业污染源全面达标排放计划。建立健全环境与健康监测、调查和风险评估制度。大力发展节能建筑、绿色建筑。构建安全、便捷、高效、绿色、经济的现代化综合交通体系，促进道路交通安全，减少公共安全事件对人民生命健康的威胁。持续推进城乡环境卫生整洁行动，统筹治理城乡环境卫生问题，清除病媒生物滋生地。开展生活垃圾源头减量和分类收集处理，建立餐厨废弃物回收处理机制，杜绝"地沟油"返回餐桌。加强城乡集贸市场升级改造，创造舒适、规范、整洁、放心的消费环境。到

2020 年，城市生活垃圾无害化处理率达 100%；城市污水处理率达 98% 以上，集中式饮用水水源地水质达标率 100%，城乡水质监测持续保持乡镇、水厂全覆盖；空气环境质量优良率达 73.9% 以上，PM2.5 年均浓度下降到 47 微克/立方米左右，达到国家病媒生物密度控制水平标准的城市比例为 100%；城市标准化菜市场建设达 80%。

5. 培育健康人群

着力建设"优生之城"，实施母婴安全计划，倡导优生优育，提高婚前医学检查、孕前优生健康检查、儿童保健等妇幼健康服务覆盖率。加强重点人群健康服务，制订实施青少年、妇女、老年人、职业群体及残疾人等的健康干预计划。大力开展健康教育与健康促进活动，定期开展健康素养监测调查，提高干预效果。引导居民建立合理膳食、适量运动、戒烟限酒和心理平衡的健康生活方式，增强群众维护和促进自身健康的能力。严格落实公共场所控烟措施，降低烟草相关疾病发病水平。推广居民健康自我管理模式，鼓励成立形式多样的健康自我管理组织和志愿者队伍。建立健全精神卫生预防、治疗、康复服务体系，加强心理健康服务体系建设和规范化管理，促进全民心理健康。完善全民健身公共服务体系，优化体育设施布局和管理，促进全民健身与全民健康深度融合。推行公共体育设施免费或低收费开放，确保公共体育场地设施和符合开放条件的企事业单位体育场地设施向社会开放。以筹备省运会为契机，重点推进大型体育场馆、生态体育休闲公园体系建设，进一步完善城市社区"10 分钟体育健身圈"，提升管护平台智能化水平。实施农村健身设施提质工程。2020 年，人均期望寿命、城乡居民健康素养水平、城乡居民综合阅读率、孕产妇死亡率、婴儿死亡率均达标，有组织参加体育锻炼人数占锻炼达到《国民测定标准》合格以上城乡居民人数比例达 93% 以上。

二、环境问题治理

（一）大气、水、土壤等污染防治

2016 年环保工作及成果主要有：政策上，制定实施生态文明建设目标评价考核办法，推进水污染防治，出台土壤污染防治行动计划，开展中央环境保护督察，严肃查处一批环境违法案件，推动了环保工作深入开展；具体指标上，二氧化硫、氮氧化物排放量分别下降5.6%和4%，相对于设定目标分别超额完成2.6个和1个百分点，74个重点城市细颗粒物（PM2.5）平均浓度下降9.1%。2017年3月5日，党的第十二届全国人民代表大会第五次会议在北京召开，国务院总理李克强作《2017年政府工作报告》，包括对2016年的工作回顾和2017年的工作部署。其中，加大生态环境保护治理力度是2017年九大重点工作任务之一，大气治理是2017年环保工作重点，坚决打好"蓝天保卫战""污染防治"是《2019年政府工作报告》的热门词之一。政府工作报告中有13处提及"污染"，有8处提及"污染防治"。以提高环境质量为核心，推进联防联控和区域共治，实行环境质量目标考核，实施最严格的环境保护制度，切实解决影响广大人民群众健康的突出环境问题。深入推进产业园区、新城、新区等开发建设规划环评，严格建设项目环评审批，强化源头预防。持续实施大气污染防治行动，深化重点区域大气污染同防同治，建立常态化区域协作机制。完善重度及以上污染天气的区域联合预警机制，降低污染峰值。全面实施城市空气质量达标管理，促进重点区域环境空气质量明显改善。加快水污染防治，实施综合治理。推进饮用水水源地规范化建设，依法清理饮用水水源保护区内违法建筑和排污口。强化地下水管理和保护，推进地下水超采区治理与污染综合防治。加快城镇污水处理设施建设与改造，推进污泥无害化、资源化处置。强化土壤污染管控和修复，开展自治区土壤环境质量监测网络建设，建立建设用地土壤环境质量调查评估制度。以耕地为重点，实施农用地分类管理。全面加强农业面源污染防治，实施化肥、农药零增长行动，建立农膜回收利用机制，推进秸秆综合利用，有效保护生态系统和遗传多样性。强化农村环境整治项目和设施设备的运行管护。加强畜禽养殖污染防治，科学划定畜禽养殖禁养区、限养区。加强噪声污染防控。加强植树造林及防风固沙治理，减少发生沙尘天气及土地荒漠化。

（二）工业污染源全面达标排放计划的实施

国家环境保护部发布《关于实施工业污染源全面达标排放计划的通知》，要求到2017年底，钢铁、火电、水泥、煤炭、造纸、印染、污水处理厂、垃圾焚烧厂八个行业达标计划实施取得明显成效，污染物排放标准体系和环境监管机制进一步完善，环境守法良好氛围基本形成。提高污染排放标准，强化排污者责任，健全环保信用评价、信息强制性披露、严惩重罚等制度。全面实施工业污染源排污许可管理，推动企业开展自行监测和信息公开，建立排污台账，实现持证按证排污。加快淘汰高污染、高环境风险的工艺与设备。加强工业企业污染防治，开展工业集聚区污染专项治理，实施工业污染源全面达标排放计划，推进钢铁、水泥、石化等行业达标排放改造，发挥环境标准引领企业升级改造和产业结构调整的作用，不断改善环境质量。到 2020 年底，各类工业污染源持续保持达标排放，环境治理体系更加健全，环境守法成为常态。

（三） 环境与健康监测、调查和风险评估制度

《"健康中国 2030"规划纲要》提到：开展重点区域、流域、行业环境与健康调查，建立覆盖污染源监测、环境质量监测、人群暴露监测和健康效应监测的环境与健康综合监测网络及风险评估体系。实施环境与健康风险管理。划定环境健康高风险区域，开展环境污染对人群健康影响的评价，探索建立高风险区域重点项目健康风险评估制度，防止或减少环境污染对健康造成的损害。建立环境健康风险沟通机制和环境信息公开平台，推进县级及以上城市空气质量、饮用水水质等监测和信息发布。我国环境保护法修订草案规定，国家建立、健全环境与健康监测、调查和风险评估制度；鼓励和组织开展环境质量对公众健康影响的研究，采取措施预防和控制与环境有关的疾病。逐步建立健全环境与健康管理制度。2018 年，国家环境保护部办公厅印发《国家环境保护环境与健康工作办法（试行）》，以加强环境健康风险管理，推动保障公众健康理念融入环境保护政策。明确规定，设区的市级以上地方环境保护主管部门要在本级地方人民政府领导或上级环境保护主管部门指导下，负责开展本行政区域内的环境与健康工作，制订部门环境与健康工作规划和计划，推动环境与健康工作纳入地区国民经济和社会发展规划及环境保护规划。指出环境保护部统筹规划国家环境健康风险监测工作，制定监测方案并组织实施。省级环境保护主管部门可按照国家环境健康风险监测相关技术规范，开展本行政区域内环境健康风险监测工作。明确有下列情形之一的，设区的市级以上环境保护主管部门应组织开展环境与健康调查：①环境保护主管部门根据环境管理需要，结合实际情况制订调查计划的；②对环境健康风险监测结果进行风险评估，评估结果表明风险超过可接受水平，经研究确有调查必要的；③公众对环境污染影响健康问题反复投诉，经研究确有调查必要的。要求各地应加强对环境与健康监测、调查及风险评估结果的应用。环境健康风险超过可接受水平的，应提出针对性的风险防控对策措施，必要时可开展环境与健康调查。

三、食品药品安全保障

（一）食品安全监管体制

　　食品安全监管体制建立责权明确、协调一致、高效运转的食品安全监管体制是提高食品安全控制水平的基础。随着食品产业的发展、食品贸易量的增加、新食品种类的快速增加、新的食品技术的发展以及饮食方式的改变，食品安全问题日益受到各国关注。尤其是"疯牛病""二噁英""苏丹红"等事件发生以后，许多国家认为，监管体制不完善是导致食品安全事件频发的主要原因之一。为此，许多国家纷纷调整原来的监管体制。目前，欧盟建立了食品安全管理局，专门负责食品安全监管问题。与此同时，德国、英国、丹麦、爱尔兰、荷兰等国家纷纷建立了单一的机构体系，来提高食品安全监管的协调性；加拿大专门建立了食品检验署，承担食品安全监管职能；印度也正在着手加强监管的协调性；在美国，改革传统的食品安全监管体制的呼声也非常高。鉴于食品安全问题的重要性和复杂性，许多国家并不是采取修修补补的方式调整原来的监管体制，而是以根本性变革的方式重塑新的体制。

　　中国的食品安全问题受到国内外的广泛关注。微生物污染、农兽药残留超标、人畜共患病等问题不仅直接威胁到公众健康，而且对食品国际贸易也产生了非常明显的影响，对食品产业的国际竞争力和农民收入水平的提高也产生了直接的影响。目前，中国国内普遍认为，监管体制不完善是制约食品安全水平提高的主要原因之一。为此，国务院于 2004 年 9 月 1 日颁布的《国务院关于进一步加强食品安全工作的决定》要求，"按照一个监管环节由一个部门监管的原则，采取分段监管为主、品种监管为辅的方式，进一步理顺食品安全监管职能"，并对农业、质检、卫生、工商、食品药品、发展改革和商务等部门的职责进行了划分，对进一步发挥行业协会和中介组织的作用以及强化地方政府对食品安全监管的责任也提出了明确的要求。新的食品安全监管体制已经取得了明显的效果。但总体来看，目前的体制仍然存在协调性不够、部门交叉、权责不明、行业组织的作用没有得到充分发挥等问题，食品安全监管体制亟待进一步完善。

　　为探索如何进一步完善中国食品安全监管体制，2004 年 5 月，国务院发展研究中心农村经济研究部与加拿大国际发展署"小农户适应全球市场项目"办公室达成一致协议，决定对中国国内的食品安全监管体制进行专门研究。为此，国务院发展研究中心农村经济研究部组成了专门的专家组，对其他国家食品安全监管体制的基本情况及其改革情况进行了梳理，对中国食品安全监管体制的现状和食品安全监管体制存在的不足进行了分析，对部分地区食品安全监管体制的调整情况进行了分析，在此基础上，对如何进一步改革提出了相关政策建议。有关政策建议曾经在"全球食品安全（北京）论坛"发表，并以《国务院发展研究中心调查研究报告择要》形式递交决策层和相关部门。

中国的食品安全监管责任由中央、省级以及地方政府共同承担。在中央一级，负责食品安全监管的机构包括国家食品药品监督管理局、卫生部、质检总局、农业部、国家工商总局、商务部等。在中央政府下面，中国有 33 个省（直辖市、自治区）、333 个地区（市、自治州）、2861 个县（市、自治县）。大多数省、地区和县设有食品安全控制机构，将当地的情况向国家食品药品监督管理局、卫生部、农业部、国家工商总局、国家质检总局报告。一般地，食品安全监管机构直接向当地政府负责，并接受中央监管机构的监管与技术方面的指导，如卫生部门。但在有些情况下，当地的食品安全监管机构直接向中央监管机构负责，如国家质检总局下面的进出境动植物检疫局。

2003 年以前，中国的食品安全监管工作主要由卫生、农业、质检、经贸、工商等部门负责，其基本特征是一个部门负责食品链中一个或者几个环节的监管，部门之间的协调性较差。2003 年十届人大一次会议后，中国食品安全监管体制进行了重大改革。最大的一项举措是成立了国家食品药品监督管理局，赋予其食品、保健品、化妆品安全管理的综合监督、组织协调和依法组织开展对重大事故的查处三方面的职责，并将国家食品药品监督管理局定位为"抓手"的角色，直接向国务院报告食品安全监管工作。2004 年 9 月下发的《国务院关于进一步加强食品安全工作的决定》对食品安全监管体制做出了新的安排。主要的措施包括：①进一步明确部门之间的分工，克服多头监管问题。农业部门负责初级农产品生产环节的监管；质检部门负责食品生产加工环节的监管，将现由卫生部门承担的食品生产加工环节的卫生监管职责划归质检部门；工商部门负责食品流通环节的监管；卫生部门负责餐饮业和食堂等消费环节的监管；食品药品监管部门负责对食品的综合监督、组织协调和依法组织查处重大事故。②强化地方政府对食品安全监管的责任。地方各级人民政府对当地食品安全负总责，统一领导、协调本地区的食品安全监管和整治工作。③按照责权一致的原则，建立食品安全监管责任制和责任追究制。地方要明确直接责任人和有关负责人的责任，一级抓一级，层层抓落实，责任到人。这样，就形成了以部门按照食品链环节进行分工为主、品种监管为辅的监管框架。食品安全问题逐渐受到广泛关注，目前，商务、国家发展和改革委员会、财政、宣传、公共安全等部门从不同角度参与了食品安全监管工作。

1. 国家食品药品监督管理局

国家食品药品监督管理局是国务院综合监督食品、保健品、化妆品安全管理和主管药品监管的直属机构，负责食品、保健品和化妆品安全管理的综合监督，组织协调和依法开展对重大事故的查处，负责保健品的审批。在食品安全领域的主要职责包括：组织有关部门起草食品、保健品、化妆品安全管理方面的法律、行政法规；组织有关部门制定食品、保健品、化妆品安全管理的综合监督政策、工作规划，并监督实施；依法行使食品、保健品、化妆品安全管理的综合监督职责，组织协调有关部门承担的食品、保健品、化妆品安全监督工作；依法组织开展对食品、保健品、化妆品重大安全事故的查处；根据国务院授权，组织协调开展全国食品、保健品、化妆品的安全专项执法监督活动；组织协调和配合有关部门开展食品、保健品、化妆品安全重大事故应急救援工作；综合协调食品、保健品、化妆品安全的检测和评价工作；会同有关部门制定食品、保健品、化妆品安全监管信息发布办法，并监督实施；综合有关部门的食品、保健品、化妆品安全信息，并定期向社会发布。国家食品药品监督管理局作为综合监督和组织协调部门，不代替具体监管部门的职能，但是负责监督各项食品安全监管工作的实施。作为其前身，原来的国家药品监督管理局已经初步建立了统一的药品监管体制，国家、省、市、县药品监管网络基本形成。

2003 年 7 月，由国家食品药品监督管理局牵头，公安部、农业部、商务部、卫生部、工商总局、质检总局、海关总署共同制定了《食品药品放心工程实施方案》。在 2003 年实施"食品放心工程"的过程中，国家食品药品监督管理局起到了组织和综合协调的作用。从此后的情况来看，该部门将在食品安全监管中充当更为重要的角色。

2. 卫生部

卫生部主要负责国内市场的食品卫生政策和食品管理工作，主要职责是：负责拟定食品卫生安全标准；牵头制定有关食品卫生安全监管的法律、法规、制度，并对地方执法情况进行指导、检查、监督；负责对重大食品安全事故的查处、报告；研究建立食品卫生安全控制信息系统。其具体负责机构包括以下几个。

3. 卫生法制与监督司

卫生法制与监督司总体负责食品安全管理工作。负责国家食品安全政策、食品法律和标准的起草工作，对相关法律的解释和实施提供指导以及地方官员的培训等负有重要责任。卫生部门在设立卫生监督所的同时，将原卫生防疫站改建为疾病预防控制中心负责检验工作，并形成了从中央到省、市、县的全国食品安全监督检验体系。国家质量监督检验检疫局成立后，进出口环节的食品安全管理工作由该局负责，而相关法律的起草、特殊产品（如新式食品、功能食品、食品包装和添加剂）的审批工作仍由卫生部负责。同时，卫生部还要负责监督食品抽样和分析工作以及食品安全信息的传递。

4. 国家卫生监督中心

国家卫生监督中心是卫生部和地方卫生部门的技术支持机构，负责卫生标准的具体管理工作，包括：产品的评价、审核和批准（如功能食品和添加剂）；生产场所的检查等规范卫生监督检验的事务性工作；卫生监督的咨询、投诉受理和执法稽查等。

5. 中国疾病预防控制中心

中国疾病预防控制中心负责流行性和非传染性疾病的预防和控制工作。下设众多与食品安全有关的研究所和中心，包括传染病预防控制所、寄生虫病预防控制所、病毒病预防控制所和营养与食品安全所等。疾病预防控制中心的职能包括：食源性疾病的调查、监督工作；食品的实验室分析、研究和培训工作；向国家和地方卫生管理机关提供技术支持等。疾病预防控制中心建立了一个覆盖省、市、县的网络体系，其中大部分地方建有实验室。中国疾病预防控制中心的实验室得到了卫生部和国家质检总局的认证。

从以往的情况来看，卫生部门是与食品安全监管联系最密切的一个部门。目前，卫生部已经制订了部门食品安全战略计划和部门食品安全行动计划，为今后开展食品安全工作提供了指南。目前，其工作主要体现在以下几个方面：①制定食品卫生法规和标准。②开展食品卫生监督。③推行食品卫生监督量化分级管理制。④建立食源性疾病监测、食品中毒报告体系。

6. 农业部

农业部主管种植养殖过程的安全，负责农田和屠宰场的监控以及相关法规的起草和实施工作，负责食用动植物产品中使用的农业化学物质（农药、兽药、鱼药、饲料及饲料添加剂、肥料）等农业投入品的审查、批准和控制工作，负责境内动植物及其产品的检验检疫工作。在农业部门内部，几乎所有的业务部门都与食品安全工作有关，主要包括市场与经济信息司、种植业司、畜牧业司、兽医局、渔业局、产业政策与法规司、科技教育司等。其中，市场与经济信息司是综合性协调部门，负责研究并提出农业质量标准工作的政策建议和措施，研究拟定农业标准体系和质量监测体系发展规划并组织实施；综合协调管理农业投入品和农业各产业质量、标准、监督、认证、计量和新产品鉴定工作，组织实施农业质量振兴计划和农业名牌发展战略；承办农业部工业生产许可证和质量"打假"工作；负责农业部全国"菜篮子"工程办公室的日常工作。种植业司、畜牧业司、兽医局、渔业局则分别负责种植业产品、饲料和畜禽产品、水产品与食品安全有关的具体业务。产业政策与法规司负责与农产品安全有关的法律法规方面的工作。科技教育司负责与食品安全有关的科技与教育工作。

在农业部门内部，成立了农产品质量安全领导小组，负责农业部农产品安全管理重大事项的研究、协调、决策和重大工作的部署。农产品质量安全领导小组办公室设在市场与经济信息司（质量技术监督处），具体负责的内容包括：有关决定和知识的落实；食品放心工程部级联席会议和全国技术性贸易措施部级联席会议联络工作；其他农业部农产品质量安全管理工作相关事宜。

农业部门的食品安全工作主要是围绕"无公害食品行动计划"展开的，基本思路是以全面提高农产品质量安全水平为核心，以农产品质量安全标准、检验检测、认证体系建设为基础，以"菜篮子"产品为突破口，以市场准入为切入点，从产地和市场两个环节入手，全面实施"无公害食品行动计划"。2001年4月，农业部启动了这一计划，并率先在北京市、上海市、天津市和深圳市试点。2002年7月，该计划开始在全国范围内实施。在实施该计划的过程中，重点解决的问题包括：蔬菜中农药残留超标问题；畜禽饲养过程中药物滥用和畜禽产品药物残留超标和动物疫病问题；水产品生产过程中药物滥用和水产品中有毒有害物质超标以及贝类产品的污染问题。具体工作主要体现为以下几个方面：①加快立法进程，完善法律法规。②建立农业标准体系。③建设国家级和部级农产品质检中心。同时，指导全国地市县建立以速测为主的农产品质量安全检测站。④建设农产品安全认证体系。⑤开展农产品质量安全示范工作。⑥实施专项整治，强化污染源头管理。

7. 国家质检总局

国家质检总局主要负责食品生产、加工和出口领域内的食品安全控制工作。负责食品安全的抽查、监管，并从企业保证食品安全的必备条件抓起，采取生产许可、出厂强制检验等监管措施对食品加工业进行监管，建立与食品有关的认证认可和产品标识制度。特别是监管出口食品加工厂的注册、出口动物和植物性食品检查、活体动物的进出口检疫、出口检验检疫证书的发放等。省级进出口检验检疫局和县级分支机构，都直接对国家质检总局负责。近年来，国家质检总局按照法律法规规定和国务院要求，进一步加大了对食品质量安全的监管力度，不断加快食品安全标准的制定和修订步伐，大力增加食品安全检验检测体系的建设投入，不断强化进出口食品质量安全检验检疫工作。目前，基本建设形成了食品安全监督管理体系（包括国内和进出口食品）、进出口动植物检验检疫体系、食品安全标准体系、食品安全检验检测体系、食品安全认证体系、食品安全进出口技术贸易壁垒体系六大体系。其中，标准体系、检测体系、技术贸易壁垒体系共同构成确保中国食品质量安全的技术性支撑体系是食品安全体系的基础；监督管理体系、检验检疫体系、认证体系是管理性支撑体系，是技术体系的具体实践和保障。国家质检总局在进出口食品和内销食品（各地技监局对食品加工企业实施的监督）的把关、服务中，积累了丰富的食品加工安全控制、食品风险分析、食品安全预警机制、食品安全卫生检测技术及其相关研究经验，并拥有一支相应的专业队伍。近年来，国家质检总局主要从以下几个方面加强了食品安全方面的工作：①突出重点，不断加大国内食品质量安全监督管理力度。一是进行食品质量安全监督。二是组织开展重点食品的产品质量国家监督抽查和生产企业保证产品质量必备条件的专项调查。三是开展食品专项打假。四是充分发挥市场机制的引导作用，扶优扶强，积极引导企业完善自律机制。②加强进出口食品安全管理工作。一是进一步加强进出口食品安全检验检疫监管工作。二是对进出口食品实施卫生注册登记制度。三是制订并实施了《中华人民共和国动物及动物源食品中残留物质监控计划》。四是建立和完善风险预警和快速反应机制。③加强食品安全法规和标准体系建设。④加强食品质量安全检验检测体系建设。

8. 商务部

商务部侧重于食品流通管理，主要职责是通过积极开展"争创绿色市场"活动，整顿和规范食品流通秩序，建立健全食品安全检测体系，监管上市销售食品和出口农产品的卫生安全质量。1999年，商务部会同财政、卫生、铁道、交通、工商、质检和环保部门实施了以保障食品安全为目的，以建立健全加工和流通环节食品安全保障体系为手段，以严格市场准入为核心，以"提倡绿色消费、培育绿色市场、开辟绿色通道"为主要内容的"三绿工程"。

9. 国家工商行政管理总局

国家工商行政管理总局负责组织实施市场交易秩序的规范管理和监督，对食品生产者、经营企业和个体工商户进行检查，审核其主体资格，执行卫生许可前置审批规定。同时，查处假冒伪劣产品和无证无照加工经营农副产品与食品等违法行为。2003 年，国家工商行政管理总局在全国范围内确定了 10 个重点监管的食品专业市场，对食品生产、经营企业和个体工商户进行了一次普遍排查。开展了重点针对粮油、酒类、调料、肉及肉制品、蔬菜、水果、奶、豆制品、水产品、饮料等食品及节日消费食品的专项质量抽查。

10. 科技部

科技部主要负责食品安全科研工作，具体工作主要由农村与社会发展司负责。其基本思路是"反弹琵琶"，抓好市场准入安全这一关键环节，加强技术攻关与集成，应用示范与对策研究并重，落实"人才、标准、专利"三大战略。

根据提高食品安全水平的需要，科技部设立了"食品安全关键技术"这一重大专项研究项目，主要内容包括：①共性技术研究，包括污染物、农药残留、兽药残留、生物毒素、病原微生物等检测、控制、监测技术研究。②标准体系建设，包括食品安全标准总体设计、重要标准和技术措施的制定。③综合示范，以市场为导向，政府、科技界、产业界紧密合作，实现"农田到餐桌"全程监管。④进行食品安全战略和政策研究，制定《食品安全科技发展纲要》，出版食品安全科技年度报告。

11. 其他部门

除以上部门外，还有一些政府机构也参与了食品检验和控制。例如，铁路和交通管理部的食品安全监督司参与自己职责领域内的食品安全检验工作；环保局参与产地环境、养殖场和食品加工流通企业污染物排放的监测与控制工作。

实施食品安全战略，坚持党政同责、齐抓共管，坚持源头治理、标本兼治，坚持最严谨的标准、最严格的监管、最严厉的处罚、最严肃的问责，加快食品安全现代化治理体系建设，确保各族人民群众"舌尖上的安全"。以基层为重点，完善统一权威的食品安全监管体制，落实食品安全监管有责、有岗、有人、有手段，强化食品安全日常检查责任和监督抽检责任。建立健全职业化检查员队伍。完善食品安全地方标准体系。加强食品安全风险监测评估，到 2030 年，食品安全风险监测与食源性疾病报告网络实现全覆盖。全面推行标准化、清洁化农业生产，深入开展农产品质量安全风险评估，加强农产品质量源头监管，推进农兽药残留、重金属污染综合治理，实施兽药抗菌药治理行动，提高优势农产品标准化生产率和"三品一标"获证产品占食用农产品生产总量比重。发展生态循环农业，开展农产品质量安全风险评估，实现重点区域、重点产品、重点时段检查全覆盖。加强对食品原产地指导监管，实现投入品使用记录建档全覆盖，完善农产品市场准入制度。建立食用农产品全程追溯协作机制，健全从源头到消费全过程的监管格局，严守从农田到餐桌的每一道防线。加强检验检测能力建设，强化日常监督检查，扩大产品抽检覆盖面。加强互联网食品经营治理。加强进口食品准入管理，加大对境外源头食品安全体系检查力度。推动建设出口食品农产品质量安全示范区。推进食品安全信用体系建设，全面落实企业主体责任。

（二）药品质量管理体制

药品质量是指反映药品能满足规定要求和需要的特征总和。

（1）安全性。安全性是指药品在按规定的适应症、用法和用量使用的情况下，对服药者生命安全的影响程度。安全性是药品最基本的特征，大多数药品均有不同程度的不良反应。药品只有有效性大于不良反应的情况下才能使用。假如某物质对防治、诊断疾病有效，但对人体有致癌、致畸、致突变的严重损害，甚至致人死亡，则不能作为药品，安全性的另一个要求就是药品不能被污染、混杂和变更任何成分。如"齐二药假药案"发生的直接原因是误用有毒的"二甘醇"替代了"丙二醇"，因而导致了11人死亡的悲剧事件。

安全性研究贯穿于药物研发与上市整个过程：临床前须通过非临床安全性评价，包括急性毒性、长期毒性、特殊毒性（生殖毒、遗传毒、致癌试验）以及制剂其他安全性评价，结合药效学的结果，找出药物毒性剂量，确定安全性剂量范围发现毒性反应，找出毒性靶器官，研究毒性反应是否可逆，为临床试验设计提供依据；通过临床试验评价，确定其安全受益比。只有受益大于风险的药物才能成为药品。药品在上市后，对于设立监测期的新药，每年要对其生产工艺、质量、稳定性、疗效及不良反应等情况进行监测报告，一般的药品要进行不良反应报告，以关注并评价其安全性。

（2）有效性。有效性是指在规定的适应症、用法和用量的条件下，能满足预防、治疗、诊断人的疾病，有目的地调节人的生理机能的性能，有效性的程度是有区别的，我国一般分为痊愈、显效、有效；国外分为完全缓解、部分缓解、稳定。有效性是药品的基本特征，若对防治疾病无效，则不能成为药品。

药品的有效性须通过临床前药效学研究、最终经过科学的人体临床试验得以验证。药品整个疗效的确认经过一个漫长的过程，首先，上市前开展的临床试验，疗效需要通过药品当局的审批；其次，药品上市后需要应用研究，考察广泛使用下的疗效；最后，上市后药品需要进行疗效再评价，疗效不好的药品将予以淘汰。

（3）稳定性。稳定性是指药品在规定的条件下保持其有效性和安全性的能力。规定的条件包括药品的有效期限以及药品生产、贮存、运输和使用的要求。假如某物质不稳定，极易变质，虽诊断疾病的有效性和安全性，但也不能作为药品进入市场。

从化学角度来讲，药品的稳定性通过影响因素试验（强光、高湿，氧、高温）、加速稳定性试验、药物配伍试验及长期稳定性试验，包括室温留样试验确定，最终确定其有效期。包装材料、贮存条件等，在该条件下，其物理指标、化学指标、生物学指标等均保持稳定。药品的有效期及贮存条件在包装及说明书上予以标注。

（4）均一性。均一性是指药品的每一单位产品（如一片药、一支注射剂等）都符合有效性、安全性的规定要求。由于人们用药剂量一般与药品的单位产品有密切关系，特别是有效成分在单位产品中含量少药品，若不均一，则可能因用量过小而无效，或因用量过大中毒甚至致死。均一性是药品的重要特征。药品均一性靠生产工艺过程及质量控制予以保证，如小量的药物，采用等量递加工艺予以混合均匀，保证药物的均一性。

（5）经济性。经济性是指药品生产、流通过程中形成的价格水平。药品的经济性对药品价值的实现有较大影响。若价格过高，超过人们的承受力，尚不能作为药品普遍使用。对于具有同等疗效的不同品种的药品，价格便宜具有竞争优势。

我国将持续全面实施药品、医疗器械生产经营质量管理规范，提高药品质量。加强基本药物、特殊药品、医疗器械、化妆品监管及药品、医疗器械经营企业信用信息管理，加强疫苗等生物制品和需要低温储存药品的质量管理，形成全品种、全过程监管链条，确保各族人民群众用药安全。落实国家药品标准体系，实施医疗器械标准提高计划。完善地方民族药材标准体系，规范中医药饮片炮制技术。加快推进仿制药质量和疗效一致性评价工作。深化审评审批制度改革，鼓励药品医疗器械创新，提高产品质量和产业竞争力。

四、公共安全体系

公共安全体系是针对不同的威胁所建立的安全体系不同，但它们的基本内容是相同的，公共安全体系就是在这些共同的基础上，进行资源的整合和共享（不是集中），构成一个统一的平台，提供一个基础环境。既保证统一地协调、调度和指挥，又充分体现各部门的特殊性和专业的要求。

（一）安全生产和职业健康的强化

随着我国经济的发展，与生产密切相关的职业安全健康问题已受到人们的普遍关注，安全生产已是国家经济与社会发展中的一件大事，成为我国的一项基本国策，各企业越来越重视自己在职业安全健康方面的表现和形象，并期望以一套系统化的方法来推进安全管理，促进企业发展。

安全生产标准化是指通过建立安全生产责任制，制定安全管理制度和操作规程，排查治理隐患和监控重大危险源，建立预防机制，规范生产行为，使各生产环节符合有关安全生产法律法规和标准规范的要求，使人、机、物、环处于良好的生产状态并持续改进，不断加强企业安全生产规范化建设。职业健康安全管理体系是总的管理体系的一个部分，便于组织对与其业务相关的职业健康安全风险的管理。它包括为制定、实施、实现、评审和保持职业健康安全方针所需的组织结构、策划活动、职责、惯例、程序、过程和资源。

加强安全生产，落实责任，加大监督检查力度，加快构建风险等级管控、隐患排查治理两条防线，切实降低重特大事故发生频次和危害后果。强化行业自律和监督管理职责，推动企业落实主体责任，推进职业病危害源头治理，强化矿山、危险化学品等重点行业领域安全生产监管。开展职业病危害基本情况普查，健全有针对性的健康干预措施。进一步完善职业安全卫生标准体系，建立完善重点职业病监测与职业病危害因素监测、报告和管理网络，减少尘肺病和职业中毒。建立分级分类监管机制，对职业病危害高风险企业实施重点监管。开展重点行业领域职业危害专项治理，实施安全生产与职业健康一体化监管执法。强化职业病报告制度，开展用人单位职业健康促进工作，预防和控制工伤事故及职业病发生。

（二）道路交通安全的促进

道路交通安全是指在交通活动过程中，能将人身伤亡或财产损失控制在可接受水平的状态。道路交通系统作为动态的开放系统，其安全既受系统内部因素的制约，又受系统外部环境的干扰，并与人、车辆及道路环境等因素密切相关。系统内任何因素的不可靠、不平衡、不稳定，都可能导致冲突与矛盾，产生不安全因素或不安全状态。

1. 道路交通安全的内容

交通安全是一门"5E"科学。"5E"是指法规、工程、教育、环境及能源。

"法规"是指维护交通秩序，保障交通安全的交通规则、交通违章法则及其他有关交通安全的法律等。交通法规是交通安全的核心，对交通安全起保障作用。交通法规必须具备三大条件：一是科学性；二是严肃性；三是适应性。

"工程"是指交通工程，它包括三个方面的内容：一是研究和处理车辆在街道和公路上的运动，研究其运动规律；二是研究和处理为使车辆到达目的地的方法、手段和设施，包括道路设计、交通管理和信号控制等；三是研究和处理为使车辆安全运行而需要维持车辆与固定物之间的缓冲空间。

"教育"是指安全教育，包括学校教育与社会教育两种。学校教育是对在校学生进行交通法规、交通安全和交通知识的教育；社会教育是通过报刊、广播、电视及广告等方式，广泛宣传交通安全的意义和交通法规，同时对驾驶员定期进行专业技术知识、守法思想、职业道德及交通安全等方面的教育。

"环境"是指环境保护。在发达国家，80%以上的噪声污染及废气污染是由汽车运行造成的，因此，保障道路交通安全是道路交通环境保护的最重要措施。

"能源"是指燃料消耗。汽油、柴油的大量使用，造成不可再生资源的大量消耗，给人类发展带来影响。交通事故与能源消耗的关系一直是发达国家研究的一大热点。

交通工程是交通安全的基础科学，一切交通法规必须以交通工程为科学依据，一切交通安全对策和设施必须以交通工程为理论基础，交通安全教育必须以交通工程为指导，环境保护和降低能耗必须以交通工程为分析依据。这就是交通安全法规、工程、教育、环境和能源之间的关系。

2. 道路交通安全改善措施

提升道路交通安全程度是利国利民的大事，许多专家学者都在这方面进行了广泛深入的研究。预防交通事故是交通安全的主要任务之一，也是交通工程学研究的重要内容。从交通工程学的角度看，认为预防交通事故应从法规、教育和工程三个方面着手；从构成道路交通四要素——人、车、路、环境的角度看，也认为预防交通事故应从这四要素着手。

（1）健全交通法制。加强道路交通安全法规体系建设是改善道路交通安全整体水平直接、有效的措施。我国目前的道路交通安全法规体系的内容已涵盖在不同的法律、法规以及其他交通管理的规范性文件之中，并且在我国目前的道路交通运营实践中发挥着积极和重要的作用。随着时代的发展，法律体系也要相应地加以修正和调整。

（2）加强交通安全教育。交通安全宣传活动是宣传群众、教育群众的重要方法。进行宣传活动应重视取得的实际效果，要把交通安全和每个人的切身利益联系起来，引起人们对交通安全的关注。要采用群众喜闻乐见的宣传形式，寓教于日常工作生活之中，于文化娱乐之中。同时，宣传活动必须尽最大可能调动社会的力量，力求宣传的深度和广度，保证宣传质量。加强交通安全教育，交通安全教育应像其他文化知识一样，从幼儿开始就进行系统的教育。在高中以前的各个教育阶段都列为必修课，使学生从接受教育开始就不断地树立交通法制的观念、交通安全的观念、交通道德的观念和安全通行的观念。对社会面上的教育，要针对不同的对象，采取不同的方式、方法，有的放矢地进行。

（3）提高车辆安全性能，保持良好车况。提高车辆安全性能主要从两个方面着手，即采取主动安全措施和被动安全措施。主动安全措施是指改善侧面和前部的视野，安装倒车灯和倒车警报器，以预防因盲区而引起的交通事故；提高风窗玻璃的透视性能，以预防因雨雪和结霜而引起的交通事故；采取防炫目的措施，提高前照灯的照度，以预防因炫目和前照灯照度不足而引起的交通事故；在动力性方面，提高超车加速能力，安装驱动防滑系统（TCS）；在操稳性方面，提高操作稳定性和轻便性，如安装电子稳定程序（ESP）等；在制动性方面，安装辅助制动系统、ABS防抱死系统和缓速器、制动系统故障的报警系统，提高轮胎的防滑性能等措施，借以保障安全；在车辆本身预防事故措施方面，还要提高车辆的被视认性能，包括后部、标志、行驶方向的被视认性，以预防事故的发生；采用主动防撞预警系统，当车辆遇到危险时，可以及时提醒驾驶员，如果驾驶员因为开小差而没能及时采取措施，该系统可以自动采取规避危险的措施（如减速、绕行等）。

被动安全措施指车内措施包括尽可能提高乘员空间，即车身的强度，加大转向盘的面积，车门和棚顶具有足够的强度，预防火灾的性能和安全带、安全气囊对乘员安全的防护均有重要的作用；车外措施主要是指碰撞自行车和行人时尽可能地减轻伤害，如保险杠应尽可能地圆滑并有弹性，活动式的后视镜和挡泥板，与挂车连接部分的防护网等。

（4）加强道路及其交通安全设施建设。改善道路条件从道路线形设计方面考虑，严格按照设计道路的平曲线和竖曲线，使弯道、坡道符合公路工程技术标准，各种线性组合要充分考虑安全性。完善道路安全设施主要包括分隔带、安全护栏、交通标志、标线、视线诱导设施和防眩设施等，城市交通还应包括行人过街天桥、地下通道、交通安全岛等。实施交通控制分为交通信号控制和交通法规控制。交通信号控制是指在道路入口和交叉口处设立交通信号灯，合理控制车辆的行驶。交通法规控制包括设立单向交通路段、变向车道、公交车专用车道等。建立交通信息系统，公安与管理部门为保证行驶于汽车专用道或城市主干道上的车辆的安全、迅速，应及时向司机通报道路交通拥塞情况、天气情况、前方道路或临时交通管制的情况，以便驾驶员及时改变对策。建立事故紧急救援系统、监视预报体系，事故发生时，应用先进的通信设备与手段，快速可靠地联系有关部门，及时有效地处理事故，确保道路安全畅通。改善道路交通环境主要从两方面入手：一方面，改善道路环境，使驾驶员具有良好的行车视距和不断变化的视觉效果，改善使驾驶员产生疲劳、烦躁的单调环境；另一方面，改善交通流环境，尽量保持良好的稠密程度，且尽量避免混合型交通流。

加强道路交通安全设施设计、规划和建设，组织实施公路安全生命防护工程，治理公路安全隐患。严格道路运输安全管理，提升企业安全自律意识，落实运输企业安全生产主体责任。强化安全运行监管能力和安全生产基础支撑。健全交通监管体制，完善交通管理制度。进一步加强道路交通安全治理，提高车辆安全技术标准，提高机动车驾驶人和交通参与者综合素质。到2030年，实现道路交通万车死亡率持续下降，道路交通事故死伤比基本降低到全国平均水平。

（三）伤害的预防和减少

建立伤害综合监测体系，开发重点伤害干预技术指南和标准。加强儿童和老年人伤害预防及干预，减少儿童交通伤害、溺水和老年人意外跌落，提高儿童玩具和用品安全标准。加强全人群健康宣传教育和心理疏导，预防和减少自杀、意外中毒。建立消费品质量安全事故强制报告制度，建立产品伤害监测体系，强化重点领域质量安全监管，减少消费品安全伤害。

（四）突发事件应急能力的提高

加强全民安全意识教育。建立健全城乡公共消防设施建设和维护管理责任机制，到 2030 年，城乡公共消防设施基本实现全覆盖。提高防灾减灾和应急能力。完善突发事件卫生应急预案和体系，提高早期预防、及时发现、快速反应和有效处置能力。进一步健全医疗急救体系，提高救治效率。建立完善紧急医学救援体系，提升突发事件紧急医学救援能力。到 2030 年，建立起覆盖全区、较为完善的紧急医学救援网络，突发事件卫生应急处置能力和紧急医学救援能力达到发达地区水平。

（五）口岸公共卫生体系的健全

建立完善传染病疫情信息智能监测预警、精准检疫的口岸传染病预防控制体系和种类齐全的现代口岸核生化有害因子防控体系，建立基于源头防控、境内外联防联控的口岸突发公共卫生事件应对机制，健全口岸病媒生物及各类重大传染病监测控制机制，主动预防、控制和应对境内外突发公共卫生事件。持续巩固和提升口岸核心能力，创建卫生机场。完善国际旅行与健康信息网络，提供及时有效的国际旅行健康指导，建成中亚一流的国际旅行健康服务体系，保障出入境人员健康安全。提高动植物疫情疫病防控能力，加强进境动植物检疫风险评估准入管理，强化外来动植物疫情疫病和有害生物查验截获、检测鉴定、除害处理、监测防控规范化建设，健全对购买和携带人员、单位的问责追究体系，防控国际动植物疫情疫病及有害生物跨境传播。完善口岸突发公共卫生事件管理的跨部门合作机制，健全国内生物安全查验机制，有效防范物种资源丧失和外来物种入侵。

（王亭艳　欧阳静）

第十章 健康丝路之引领全国经济的健康产业实施体系

中国特色社会主义进入新时代，新时代的健康产业发展对于"人民对美好生活的向往"意义重大。我国的健康产业起步较晚，是我国经济产业中的朝阳产业，具有巨大的市场潜力。美国著名经济学家保罗·皮尔泽在《财富第五波》一书中预言，健康产业将成为继 IT 产业之后的全球"财富第五波"。可以肯定，健康中国建设将成为未来相当长一段时期内我国经济社会改革与发展的一项主体内容，而市场先行的健康产业发展也将为中国的经济持续增长，为中国人民的健康贡献力量。

一、健康产业发展状况

（一）健康产业体系内涵

近年来，随着经济社会的快速发展，我国的民生需求快速提升，健康产业成为党和政府高度关注的民生问题。加快调整产业结构、推进产业结构优化升级，是促进国民经济健康可持续发展的必然要求。2011 年国家发展改革委修订发布了《产业结构调整指导目录》，培育新兴产业和服务业成为我国近期产业结构调整的重点。《"健康中国 2030"规划纲要》确定以发展健康产业为重点的指导思想，2020 年基本形成内涵丰富、结构合理的健康产业体系。

根据保罗·皮尔泽《财富第五波》的定义：保健产业是指事前对健康人们（没有疾病缠身）所提供的产品和服务，使他们更健康、健美，并延缓老化现象或防患于未然。一般来说，健康产业是全社会为维护健康和促进健康而从事产品生产经营、服务提供和信息传播等活动的经济领域，由医疗性健康服务和非医疗性健康服务两大部分构成。广义的健康产业是一个与健康直接或间接相关的产业链和产业体系，涉及医药产品、保健用品、营养食品、医疗器械、休闲健身、健康咨询与管理等多个与人类健康紧密相关的生产和服务领域。不同于传统的医疗产业发展模式，健康产业从单一救治模式转向了"防—治—养"一体化模式。

目前，我国健康产业由六大基本产业群体构成：一是医疗产业（以医疗服务、药品、器械以及其他耗材产销、应用为主体）。二是非（跨）医疗产业（以健康理疗、康复调理、生殖护理、美容化妆为主体）。三是传统保健品产业（以保健食品、功能性饮品、健康用品产销为主体）。四是健康管理产业（以个性化健康检测评估、咨询顾问、体育休闲、中介服务、保障促进和养生文化机构等为主体）。五是新型健康产业（以消杀产品、环保防疫、健康家居、有机农业为主体）。六是新型健康产业（以医药健康产品终端化为核心驱动而崛起的中转流通、专业物流配送为主体）。

其中，医疗产业主要以医院为主，此外还包括疗养院、门诊部、诊所、卫生所（室）以及急救站等。作为健康产业传统的形式之一，伴随着互联网的发展医疗产业发生了巨大变化。近年来逐步兴起了线上互联网医院、第三方独立诊断机构、医生集团等组织形式，形成了医疗服务供给侧多元化的产业格局。

我国医药行业经历了数十年的高速增长，目前正迈入新的发展阶段。作为我国国民经济的重要组成部分，医药行业是传统产业和现代产业相结合，第一、第二、第三产业为一体的产业。从产业链的角度分析，医药行业包括原料加工业、研发和生产业以及医药流通业。随着人们健康意识的逐步提高及消费水平的提升，强调"治未病"的保健产业迎来了重大发展机遇。如今，在健康产业与互联网相互融合的背景下，许多新兴健康产业应运而生并拉动大量相关需求和消费。健康管理服务、养老、医疗旅游等产业，也迎来了发展红利期。

《"健康中国2030"规划纲要》提出，健康与养老、旅游、互联网、健身休闲、食品融合，催生健康新产业、新业态、新模式。发展基于互联网的健康服务，鼓励发展健康体检、咨询等健康服务，促进个性化健康管理服务发展，培育一批有特色的健康管理服务产业，探索推进可穿戴设备、智能健康电子产品和健康医疗移动应用服务等发展。发展母婴照料服务，培育健康文化产业和体育医疗康复产业，打造具有国际竞争力的健康医疗旅游目的地，大力发展中医药健康旅游，打造一批知名品牌和良性循环的健康服务产业集群，扶持一大批中小微型企业配套发展，引导发展专业的医学检验中心、医学影像中心、病理诊断中心和血液透析中心等，发展第三方的医疗服务评价、健康管理服务评价，以及健康市场调查和咨询服务，鼓励社会力量提供食品药品检测服务，完善科技中介体系，大力发展专业化、市场化的科技成果转化服务，进一步优化市场环境，培育多元主体，引导社会力量参与健身休闲设施建设运营，推动体育项目协会改革和体育场馆资源所有权、经营权分离改革，加快开放体育资源，创新健身休闲运动项目推广普及方式，进一步健全政府购买体育公共服务的体制机制，打造健身休闲综合服务体。鼓励发展多种形式的体育健身俱乐部，丰富业余体育赛事，积极培育冰雪、山地、水上、汽摩、航空、极限、马术等具有消费引领特征的时尚休闲运动项目，打造具有区域特色的健身休闲示范区、健身休闲产业带。发展专业医药园区，支持组建产业联盟或联合体，构建创新驱动、绿色低碳、智能高效的先进制造体系，提高产业集中度，增强中高瑞产品供给能力。大力发展医疗健康服务贸易，推动医药企业"走出去"和国际产业合作，提高国际竞争力。

从提供传统的看病就医到提供全生命、全周期、全人群的健康服务，催生出很多以前没有的新的业态，发展健康服务新业态。

1. 互联网健康服务

借助互联网技术，提高全民健康素养。"互联网＋医疗"，实质是健康信息的深入探讨，将互联网信息技术应用在健康理念的传播、健康行为的改变、健康素养的提升及健康服务的可及、健康政策的推进等方面。

利用"互联网＋"发展医疗行业。通过互联网技术的应用，一方面减轻患者看病奔波之苦；另一方面提升医疗资源的配置效率，利用医学影像智能分析、远程医疗技术等手段降低医疗成本，提升医疗质量，改善基层医疗服务能力，推进精准的健康服务。

2. 母婴照料服务

随着"二胎"政策的放开以及城市工作生活的快节奏，母婴照料服务的市场需求迅速增长，需要加强母婴照料服务市场的管理，促进母婴照料服务业的规范发展。国家标准委 2015 年批准并于 2016 年 2 月 1 日起实施的《家政服务母婴生活护理服务质量规范》，对母婴生活护理服务质量进行规范与界定。各地也在规范管理方面进行了探索，如北京母婴服务协会遴选 22 项推荐性标准，推出母婴企业"红黑榜"。南京成立了母婴照料行业协会，将出台行业标准，提升从业人员的专业技能。母婴照料服务作为"二胎"政策的配套服务，未来需要管理部门给予更多关注，以促进母婴照料服务的规范发展。

3. 健康文化产业和体育医疗康复产业

健康文化的传播，不仅是传播健康知识，更重要的是传播健康理念。当今社会，老百姓对健康的诉求越来越宽泛，涵盖了健康心态、健康习惯、健康行为、健康环境等诸多元素。我国是文明古国，相对于世界其他地区的养生文化而言，华夏民族的养生理论与实践有着古代哲学和中医基本理论为底蕴，健康文化产业发展具有军固的基础和美好的前景。

体育产业通过提供多样化、多层次的体育服务和产品，可以调节和改进人们的不良生活方式；可以缓解精神压力，提高人们的心理健康水平；可以培养热爱生活、积极进取的健康心态；可以塑造健康人格，有效提高人的社会适应能力。通过运动干预服务，进行科学合理的身体锻炼将疾病治疗前移到预防疾病发生；结合身体、心理诊断分析，制定运动处方，利用体育锻炼进行心理调整与自我身体保健，有效地缓解亚健康状态。

4. 健康医疗旅游产业

健康医疗旅游是将旅游和健康服务结合起来的一种新业态，是以医疗护理、疾病与健康、康复与休养为主题的旅游服务。"海南模式"是我国健康医疗旅游的典范，国务院 2013 年批复设立海南博鳌乐城国际医疗旅游先行区，赋予了海南九项突破性的优惠政策支持，包括国际医药器械同步上市等。目前，"旅游＋医疗健康"已成为一种刚需，在"海南模式"的标杆与示范作用下，健康医疗旅游产业必将成为需求量巨大的朝阳产业。

5. 中医药健康旅游

中医药健康旅游作为旅游与中医药融合发展的新兴旅游业态，对整合旅游资源、丰富旅游产品、优化旅游产业结构、提高我国旅游经济效益具有重要意义；中医药健康旅游也是中医药文化推广与资源展示的最有效的方式之一，对于普及中医药知识，弘扬中华传统文化具有重要意义；发展中医药健康旅游体现了生态健康的内涵，满足了人民群众日益增长的健康服务需求，对提升全民健康素质具有重要的意义。

6. 健康服务产业集群

鼓励相关企业集中利用政策优势，培育形成发展集群、形成完整产业链，聚"链"成"群"，产业研发转化产业集群，从而形成产业规模。打造一批知名品牌和良性循环的健康服务产业集群，扶持一大批中小微企业配套发展。

7. 专业检验中心

整合区域医疗服务资源，探索以公建民营或民办公助等多种方式，建立区域性检验检查中心，鼓励公立医疗机构与社会办医疗机构开展合作，在确保医疗安全和满足医疗核心功能的前提下，发展专业的医学检验中心、医疗影像中心、病理诊断中心和血液透析中心等，实现资源共享。

8. 第三方健康管理评价

第三方评估组织的专业性和独立性保证医疗服务和健康管理评价结果的科学、客观和公正。评估结果可以有效监督医疗服务和健康管理机构的行为，加强消费者的信心，卫生保健服务业具有无形性、同时性、异质性和非储存性等特点，且直接关系消费者健康安全利身心愉悦，发展第三方的医疗服务评价、健康管理服务评价以及健康市场调查和咨询服务，有利于制定服务规范和标准，促进保健服务业的有序发展。

9. 第三方食品药品检测

我国经济社会正处于全面加速转型期，食品安全、药品安全问题层出不穷，严重影响公众健康。食品安全检测机构数量有限，食品药品安全监管难度大，第三方检测成为一种必然的趋势。社会力量加入食品药品检验队伍，有利于缓解食品药品检验"缺人员、缺经费、缺手段"的现状，也让公众在消费时更为放心。

10. 医药科技成果转化

医药科技成果转化是健康服务业发展的"催化剂"。研发人员专业知识丰富，但术业有专攻，比较而言，成果转化由相关专业机构与人员完成而不是开展研发的科研人才亲自来完成，工作效率会更高。发挥专业科技人员的积极性，完善科技中介体系，发展专业化、市场化的医药科技成果转化服务，可以有效提高产业核心竞争力，构建产学研结合的创新体系，更好地激发科研人才创新创业活力。加快把科技成果推向市场，把科研人才打造成创业主力，实现科技、产业、资本的良性互动，还能催生庞大的健康产业市场，培育出新的健康经济增长点。

到 2030 年，具有自主知识产权新药和诊疗装备的国际市场份额大幅提高，高端医疗设备市场国产化率大幅提高，实现医药工业中高速发展和向中高端迈进，跨入世界制药强国行列。推进医药流通行业转型升级，减少流通环节，提高流通市场集中度，形成一批跨国大型药品流通企业。

（二）健康产业发展基础

我国健康产业已经基本形成以医疗机构为主的医疗产业，以生产和销售药品、医疗器械为主的医药产业，以生产和销售保健品、健康产品为主的保健品产业，以进行健康检测评估和调理康复为主的健康管理服务产业。健康产业的产业链日趋完善，行业内的新兴业态不断涌现。虽然从整体上看，健康产业还处在起步阶段，但随着人口老龄化和生活条件的改善，未来发展前景广阔，促进我国健康产业发展的政策环境将得到持续优化。

2008年卫生部启动了"健康中国2020"发展战略研究，健康产业的发展更加注重以人为本。"健康中国2020"战略确定，到2020年，我国人口的主要健康指标将达到或超过中等发展中国家的平均水平。全国的卫生费用总支出将占GDP的6.5%~7%，比2005年提高2个百分点。"健康中国2020"把"健康强国"上升为我国的一项基本国策，提高到国家级的战略高度，意味着未来促进健康产业发展政策环境将更加优化，政府和民间的医疗健康投入将大幅增加。国务院在2013年9月的《关于促进健康服务业发展的若干意见》中进一步提出，2020年，将建立起基本覆盖每个人生命周期的健康服务体系，健康产业总规模将超过8万亿元。

随着经济社会的发展，我国健康医疗支出也迅速增长。2016年我国医药卫生费用总支出超过4.6万亿元，占GDP的6.2%。其中，政府的医药卫生支出约占30%，接近1.4万亿元；社会的医药卫生支出约占41.2%，超过1.9万亿元；个人的医药卫生支出约占28.8%，超过1.3万亿元。随着信息技术的快速发展，"互联网+医疗"成为健康产业发展的新亮点。《2015年政府工作报告》中明确提出了发展"互联网+"新模式，通过应用云计算、大数据和移动终端等互联网新技术，给健康产业的信息化发展提供坚实的技术支撑。

党的十八大以来，以习近平为核心的党中央提出了一系列健康领域改革与发展的新理念和新思路，健康领域改革发展取得了显著成就。

（1）医疗卫生服务方面，覆盖城乡的基层医疗卫生服务体系基本建成，医疗服务能力大幅度提升，医疗服务质量和效率显著提升。

（2）健康环境建设方面，随着环境治理力度的不断加大，相当一部分地区的生态环境状况逐步好转。

（3）健康产业发展方面，随着卫生行业准入门槛的降低以及一系列扶持政策的刺激，社会资本竞相进入大健康产业，民营医院、民办养老机构和民办康复机构等健康管理领域掀起投资热潮。

（4）健康生活方面，全民健身运动逐步开展，健身步道、骑行道、全民健身中心、体育公园等健身公共设施在各地投放使用。

（5）基本医疗保险方面，我国已经建成全民医保体系，基本医疗保险参保人数达13.4亿人，覆盖率超过95%，为全民健康和美好生活提供了最基本的保障。医保大数据和"互联网+"开始在部分地区运用于医保智能监管领域。

统计数据显示，我国人民的健康水平得到了很大程度的提高，2012~2017年底，我国人均预期寿命从74.83岁提高到76.5岁，孕产妇死亡率从30/10万降至 19.9/10 万，婴儿死亡率从 13.1‰降至 7.5‰，居民主要健康指标总体优于中高收入国家平均水平。

近几年，全国健康产业发展势态较好。全国大部分省（区、市）出台了本省的健康产业、健康服务业的实施方案和专项规划行动计划，也在研究相关的政策来推动本地区的特色优势发展，实现从单一向综合的转变，更加注重产业的融合。各地正在谋划或已经开始建设健康产业园区和小镇，依托重点项目打造健康产业集群健康产业与养老、旅游，互联网、健身休闲、食品以及生物产业、现代制造、文化、现代农业、房地产、商贸物流等呈现多业融合发展的趋势。大企业、大资本进入，产业投融资来源日益多元化，跨行业整合不断出现。

许多地区将健康产业发展与新农村建设、县域经济发展、新型城镇化建设结合起来，使之成为推进产城融合、城乡统筹发展的重要增长点。相关部门正在积极进行健康产业重点领域推进工作，大力支持近几年成效明显、增长快速的社会办医行业。国家卫生计生委、财政部、国家发展改革委、国家旅游局、国家中医药管理局等部门印发《关于促进健康旅游发展的指导意见》，积极开展健康旅游示范基地的建设，启动国家级医养结合试点工作、推进国产医疗设备发展应用、推动创新药品研发、启动健康医疗大数据及产业园建设试点等。

根据国家统计局数据显示，2018 年以来，我国旅游、体育、健康、养老等幸福产业发展态势良好。1～2 月，规模以上服务业企业中幸福产业营业收入同比增长 9.8%。其中，旅游管理服务营业收入同比增长 41,7%，休闲健身活动营业收入同比增长 21.2%，保健服务营业收入同比增长 26.7%，护理机构服务营业收入同比增长 59.3%。幸福产业的发展更好地释放和满足了居民的消费需求。随着加快发展"互联网＋医疗健康"措施的实施，远程医疗将覆盖全国所有医联体和县级医院，人民群众看病难问题将得到更好的解决，就医更便利。

（三）健康产业发展意义

习近平总书记指出要以普及健康生活、优化健康服务、完善健康保障、建设健康环境，发展健康产业为重点。李克强总理也在 2016 年全国卫生与健康大会上特别提出，要努力把健康产业培育成为国民经济的重要支柱产业。健康产业是国民经济中极具发展前景的产业，从全世界范围来看，已经成为带动整个国民经济增长的强大动力，从某种程度上说健康产业同其他生产要素一样，促进了经济增长。健康产业关乎国民经济的持续发展和新增长动力，关乎社会的稳定与和谐，因此加快健康产业发展，必将对我国的未来发展产生重大而深远的影响。根据《"健康中国2030"规划纲要》，基本发展目标是到2030年，健康产业繁荣发展，建立起体系完整、结构优化的健康产业体系，形成一批具有较强创新能力和国际竞争力的大型企业，成为国民经济支柱性产业，健康服务业总规模达到16万亿元。可以说，健康产业发展是我国经济社会转型升级的必然选择。

健康优先理念的提出和实施，能够在促进健康发展的同时，推动经济社会相关领域的制度创新、发展模式创新和产业创新。一方面，健康优先要求"将健康融入所有政策"，必然对政策制度体系的发展提出新要求；另一方面，"健康中国"的内涵实际上就是要建成健康友好和促进型社会，这实际上对我国经济社会发展的结构与模式提出了更高的要求。也就是说，健康中国不仅要求"全民健康"，而且要求"全面健康"。必须形成有利于健康生活方式养成、健康环境培育与经济社会发展协同一致的方式，从而形成整体的追求健康的社会氛围。制度创新和发展模式的创新会激发群众对健康的需求，这些需求的产生也能够促进健康产业的进一步发展和繁荣。健康产业发展是满足人民健康需求、建设美好生活的重要手段。

健康产业与人类的健康息息相关，是提高全民健康福祉的重要保障。随着社会经济的发展以及人们对健康关注度的提高，世界很多发达国家都将健康作为重要的发展规划，如美国（见表10-1）。被看作全球"财富第五波"的健康产业热潮席卷全球。

表10-1 美国"健康公民计划"比较

项目	健康公民1990年	健康公民2000年	健康公民2010年	健康公民2020年
总体目标	通过预防行为来提高5个不同年龄、不同阶层人群的生活质量和健康水平	（1）增加健康生命年 （2）减少因种族、民族、性别、教育程度及其他种种不利因素造成的健康不公平现象 （3）所有美国公民都可以获得预防性的卫生保健服务	（1）帮助各年龄段的人群提高健康生活的质量，延长健康生活的时间 （2）消除不同阶层的人群之间的健康距离	（1）实现高质量生活，延长寿命，免予可预防的疾病、残疾、外伤以及过早死亡的痛苦 （2）实现健康公平，消除差距，并改善所有群体的健康 （3）建立并维持能促进全民身体健康的社会和物质环境 （4）提倡优质生活、健康发展，推广各年龄阶段的健康行为

续表

项目	健康公民 1990 年	健康公民 2000 年	健康公民 2010 年	健康公民 2020 年
主题领域	15 个	22 个	28 个	42 个
特定目标	数据不详	300 个	467 个	接近 600 个
主要健康指标	无	无	10 个	重新评估中，尚未发布
基础卫生测量标准	无	无	无	4 个
领导部门	HHS	HHS	HHS	FIW
统一实施框架	无	无	无	有，MAP－IT
宣传方式	新闻发布、宣传手册	新闻发布、社区宣传	新闻发布、社区宣传、门户网站	新闻发布、社区宣传、门户网站、社交网络、微博

　　我国经济的快速发展和居民收入的增加，保障居民基本温饱问题得到了广泛解决，人们对健康的需求日益增加，对健康产品和服务的需求也快速上升。健康产业在我国现代化建设过程中具有广阔的发展前景。然而，目前我国的健康产业依旧呈现以治疗为主的产业发展态势，对其延伸性产业链的重视不足。传统的医药行业，其主要的产品和服务都集中于疾病的诊疗。随着人民健康需求的增加以及疾病预防意识的增强，休闲旅游、文化娱乐、健身保健等行业逐渐进入公众的视野。

二、健康产业发展问题

　　"健康中国 2030"战略意义重大，健康产业发展前景看好，但摸索中前进的健康产业必须正视当前发展所面临的各种问题和诸多困难。

（一）健康产业发展观念亟须更新

　　从一个新兴产业的发展上看，健康产业在发展过程中难免会受到传统产业的影响，从而缺乏对产业结构性升级的正确认知，不能及时抓住供给侧结构性改革给健康产业长期健康发展带来的机遇和推动作用，很难从长远的发展理念角度来认识并加速推动产业的结构性升级。同时，也受到我国所处的经济发展阶段因素影响，许多产业在发展过程中还存在低端化问题。健康产业在发展过程中往往强调纵向比较，而忽视了横向比较，不能及时吸收和借鉴发达国家健康产业发展的成功经验和先进理念，眼光放得不够远，在产业发展的初期设计上就相对保守，发展过程中满足于现状，缺乏创新和突破。应该说，受传统的产业发展理念影响，健康产业的结构性升级步伐迈得并不快，这制约了其发展速度，对健康产业的未来长期发展造成不利影响。在供给侧结构性改革背景下，健康产业的创新发展显得动力不足。

目前，我国还未形成一个防患于未然的有效的健康管理产业体系，但存在一些因素使我国的健康产业不得不更新自身的发展观念。其一，"天人合一""上医治未病""阴阳平衡与协调""辨证施治""扶正固本"等中医学传统的治疗疾病的原则与方法与现代的健康管理理念高度契合。充分发挥中医"治未病"作用，通过中医的方剂、针灸、推拿等治疗手段与食疗、药浴及身心锻炼等辅助手段能解决部分健康问题，尤其是亚健康的调理问题。其二，"养儿防老"是中华民族的传统思想，通过构建"家庭护理"和社区结合的方式实现老人的健康管理。其三，中国农村人口基数大，随着医改的覆盖，治病支出的降低，这部分人的健康管理也存在巨大市场。其四，随着经济的发展，先富起来的人存在个性化的、高端的医疗管理需求。以上因素都需要更新健康产业发展观念以"匹配"健康产业发展的需求。

（二）产业发展亟须政府支持和引导

政府在经济发展中处于宏观调控和引导地位，健康产业的发展和结构性升级离不开政府的政策支持和引导。目前，政府各职能部门在我国健康产业发展中的作用发挥并不充分，没有有效发挥自身职能作用，使得健康产业结构性升级过程中还需要解决许多问题。由于缺乏政府的有效引导，健康产业内部发展水平参差不齐，未能形成以预防为主的产业导向，健康产业的发展难以切实满足人民日益增长的健康需求，不利于以预防为主的大健康格局的形成，健康产业的发展亟须进行新的布局，注入新的活力和增长点。

此外，各相关产业内部关联度低，呈松散型发展。这种松散的发展模式不利于资源和技术的有效利用，不能实现健康产业内的"乘数效应"，无法形成完整的健康产业链。虽然政府采取多项措施支持健康产业发展，但健康产业作为一门新兴产业，尤其是以预防为主的健康产业，在我国尚处于发展的初级阶段，市场机制无法实现有效运行。另外，因研发收益的不确定性较高，药品企业在生产过程中的质量问题和安全形势也不容忽视，如药品注册中谎报申报资料、临床试验数据造假、随意改变工艺流程、违规使用非法原辅料、简化检验程序等现象比较普遍。

一方面，政府各职能部门对如何加快健康产业的结构性升级重视不够，没有完全认识到健康产业的结构性升级对于促进产业发展和提高全民健康状况的重要性，导致在指定相关政策和引导健康产业结构性升级过程中缺乏有效措施。我国健康产业结构性升级目前更多的是依靠自身的发展和探索，往往会走弯路甚至偏离正确轨道。另一方面，我国现阶段还没有建立起完善的政策体系来支持和引导健康产业进行结构性升级。特别是近些年，健康产业飞速发展和扩张，使得健康产业所包含的范围非常广泛，而相对的政策制定和出台需要一个过程，往往是落后于产业发展实际的，现有的政策在支持和引导健康产业发展方面又不完备，所以很难在政策层面发挥促进健康产业结构性升级的作用，也降低了政策的支持和引导的有效性。

（三）产业整体规模亟须提升

客观地看，我国健康产业起步相对比较晚，健康产业的整体规模与世界发达国家的相比还很小，一些健康产业在发展过程中面临成本高、规模小、缺少竞争优势等问题。目前，我国健康服务产业链主要有五大基本产业群：一是以医疗服务机构为主体的医疗产业；二是以药品、医疗器械、医疗耗材产销为主体的医药产业；三是以保健食品、健康产品产销为主体的保健品产业；四是以健康检测评估、咨询服务、调理康复和健康干预与维护等为主体的健康管理服务产业；五是健康养老产业。

由于我国健康产业还没有形成产业集聚效应，在发展过程中很难实现规模经济。在供给侧结构性改革背景下，由于健康产业与其他产业的关联度相对较小，加之整体规模偏小在一定程度上限制了其结构升级。我国健康产业在各地区处于零星发展阶段，并没有发展得特别突出的地区，健康产业和其他产业之间的关联度还须进一步提升，从而加快形成规模化的发展。健康产业因为缺乏在转型升级资本的支撑，无形中增加了结构化升级的成本。也可以说，健康产业整体规模较小，从一定程度上限制了健康产业的结构升级，健康产业发展需要妥善解决好规模扩张与结构性升级之间的矛盾问题。

尖锐的供需矛盾首先体现在基础医疗资源和服务上。以医疗资源的供需矛盾为例，乡村的就医困难仍然十分明显，无论是在规模、数量、人员配备还是质量方面，仍与需求脱节严重。即使在县域和乡镇，基础的医疗资源仍过少，设施陈旧，无法满足居民的医疗需求。其次体现在保健品方面，居民对健康提出了更高要求，而有关保健品的研制、开发、销售和管理机制等都发展缓慢且不成熟，不能满足居民的保健需求。尤其是我国已经开始步入老龄化社会，老年人数在人口结构中的比例激增，但有关人员配备、基本设施以及技术更新都非常滞后，严重加剧了我国养老产业供需矛盾形势。

我国健康产业资源分布不平衡，主要表现在城乡分布失衡和区域分布失衡这两个方面。一是城乡分布失衡。21世纪以来，我国农村居民生活得到了明显改善，农民的收入水平也显著提高，但不可否认的是，城乡发展呈现出明显的"马太效应"，城乡差距进一步拉大。对于健康产业而言，大中型城市仍然占据了主要的资源，产业资源分布不均衡性十分明显。一方面，大中型城市凭借人力资源、资金流动、交通便利等优势，吸纳周边资源和需求，形成了以城市为中心的地区集聚效应；另一方面，我国农村人口基数大，但很多农村人口对现代健康缺乏重视，导致农村健康市场难以发展。二是区域分布失衡。在资源整体分布上，我国呈现东部地区最优，中部地区次之，西部地区较薄弱的分布状态，不均衡性明显。但即使在经济较发达的东部地区，健康产业的供给仍然远远低于庞大的需求。这主要是因为长期以来，东部地区的医疗机构和卫生专业技术人员等资源的增长远落后于东部地区的人口的增长，健康产业的服务理念、经营管理理念以及健康产业从业人员的服务态度和服务水平与消费者的需求也有很大差距。

中国社会人口的结构变化，也是驱动中国健康服务产业发展的重要因素。老龄化是未来半个世纪甚至更长时间内中国社会发展道路上的棘手难题，健康服务产业正是在这样的背景下被推到了历史前台。据国家计生委预测，到21世纪20年代，65岁以上老年人口将达到2.42亿，占总人口的比重将从2000年的6.96%增长到近12%。老龄化的社会问题，将带来对医疗保健产业的持续需求。健康产业背后发展的动力是社会的人口统计学的变化。人口老龄化是当今世界面临的重大社会问题之一。

目前，中国已经开始经历世界上规模最大、速度最快的人口老龄化历程。按照国际划分标准，我国已于1996～1999年进入老龄化社会。由此可见，未来我国健康产业发展的一个重要方向就是老年健康产业，包括营养食品、保健用品、老年人护理、老年保健康复等方面。

（四）产业发展模式亟须创新驱动

信息技术的发展，加速了经济全球化进程。科学技术的进步，对全球产业的发展产生了深远的影响。未来，在各产业的发展中，科技创新必然是突破瓶颈的重要举措。在供给侧结构性改革背景下，我国健康产业在加快结构性升级进程中，需要不断加大对科技创新的投入。目前，我国健康产业整体发展还不均衡，与发达国家的健康产业相比较，无论是技术层面还是发展现状都有很大差距，这种产业现状在一定程度上限制了健康产业作用的发挥，不利于健康产业长期持续发展。同时，健康产业企业对科技创新重视不够，缺少投入，科技创新意识不强，还没有充分认识科技创新对未来产业发展的巨大促进作用，缺少科技创新积极性，这造成我国健康产业在供给侧结构性改革过程中结构性升级进程较慢，产业发展模式单一，后劲不足。

近年来，与我国健康产业发展相关的一些技术水平显著提高，但是这些技术的自主创新与研发能力仍相对薄弱，对于国际技术和产品的依赖度仍然很大，如生物技术和信息技术。在生物技术方面，许多领域的研发与国际存在较大差距。以生物制药为例，统计显示，目前我国生产的药品中97%以上是仿制药，所使用的先进制药技术也基本来自国外，国内制药企业的研发投入较低，研发费用占不到销售总额的1%，而在发达国家，这一比例基本在15%~20%。此外，与其他国家相比，我国近年来上市的国际水平的创新药品数目较低。2007~2011年，全球范围共上市146个新分子实体，其中只有37个新分子实体在中国上市。因此，我国健康产业的自主研发创新能力较低，对行业创新的鼓励机制同样有待完善。在信息技术方面，虽然取得了较大进步，但一些核心技术仍须从国际市场引进，自主创新能力不强。这些都一定程度上加大了我国健康产业发展的成本，减慢了我国健康产业发展的进程。

三、健康产业发展路径

我国健康产业需要加快建立起有利于发展的政策体系，不断扩大健康产业规模，更新发展理念，以科技创新为引领，实现更快更好的发展，满足人民群众日益增长的健康产业现实需要。"预防为主"的大健康格局与健康中国的建设，应紧紧抓住经济转型的关键时期，大力发展兼具健康效应、经济效应、社会效应的健康产业，促使健康产业成为未来经济发展的主要支柱产业。当前，我国健康产业发展处于探索和改革的关键期，健康产业的发展总体上采取了以政策为导向、政府为主导、市场化运作的指导方针。

（一）社会主导的健康产业发展理念更新

发达国家的健康产业起步较早，发展比较成熟，在保障人们健康需要上取得了巨大成功，基本完成了产业结构性升级，这给我国健康产业结构性升级提供了许多值得借鉴的经验。在供给侧结构性改革的背景下，我国健康产业发展要认真学习和借鉴发达国家的成功经验，结合健康产业发展现状，进行完善和改进，力争完成好结构性升级，尽快实现与国际接轨。同时，转变发展理念，科学规划健康产业发展路径，及时结合经济社会发展客观实际做出战略调整，满足市场经济改革需要，顺利实现健康产业的结构性升级，用新理念指导健康产业的长期健康发展。

国家层面的健康产业发展理念更新已经开始，而市场层面的健康产业发展理念更新必须坚持以消费者为导向，开发真正受到消费者喜爱，有利于消费者身心健康的、经得起品质考验的健康产品。而社会层面的社会大众既要具备甄别真假健康产品的基本能力，不能过度迷恋商家的宣传，要理性消费，也要怀有开放的心态不能"一票否决"市场上的健康产品，做出自己对健康产品合理有效的评判和消费。

科学技术发展通过对人类劳动过程中使用工具的不断改进，实现对人的解放，从解放人手到解放人脑，从而使人创造财富的能力倍增且财富创造的种类更加丰富多彩，进而改变人的生产、生活方式（社会结构）及文化观念，最终引起人类社会演进的时代变迁。"精神健康"既是变迁的时代精神成果，又是这一变迁提出的时代课题。时代意义上的"精神健康"概念意味着：首先，当代社会及人的生活中，思想观念问题凸显。与以往比较，当代人的思想观念问题不但没有随着物质生活水平的提高而减少，反而是越来越多、越来越复杂，以至于"思想解放"成为人的解放的关键所在，而"思想解放"的主旨首先在于让"精神"健康起来。

为此，我们的"医改"必须从健康观念的转变或纠正过程中找到新的突破口。这是由"卫生战略"向"强生战略"的转变，由"医疗体系"提升或转型到"健康体系"，且医疗卫生不再是健康事业的主导者和整治者。这将是一场战略和思想大转移的变革，其目标方向正是直接面向健康的建设促进和帮扶提升。换言之，"大医改"就是要突破"医疗卫生"与"经济思维""疾病思维"的局限或束缚，转而采用"大医思想"与"和谐思维""健康思维"的"大医改"思路，进而从帮助"健康成长"的"医养强生""医德厚生"，以及从生态环境、粮食饮水、社会公平公正、工作精神状态、人口自然老化等方面去探寻和实施对健康有更大价值的方式方法和健康发展道路。

（二）政府主导的健康产业发展政策支持

政府从政策上做好发展规划和产业引导，引导和培育健康新产业、新业态、新模式，为健康产业的发展提供有利的政策环境。健康产业事关国民健康大事，政府必须在健康产业发展过程中，将引导和监管结合起来。促进健康产业的有序和谐发展，在全面深化改革的过程中，政府各职能部门要站在供给侧结构性改革的角度，加强对健康产业发展的重视，围绕促进健康产业结构性升级进行分析研判，制定有利于健康产业发展的具体政策措施。要充分发挥政府职能部门的作用，加强对健康产业发展的扶持和引导，使其能够顺利实现产业结构性升级，在正确快速的发展轨道上运行。同时，政府各职能部门也要立足全球健康产业发展的大局，深入分析未来健康产业发展方向，结合供给侧结构性改革要求和健康产业发展实际，及时制定支持和引导健康产业发展的政策，鼓励各地区进行健康产业结构性升级试点。要进一步明确各级政府在促进我国健康产业发展中的责任，强化政府推动健康产业发展的作用，力争尽快实现我国健康产业的结构性升级，缩小我国与发达国家之间在健康产业发展上的差距，满足人们对健康产业发展的迫切需要。

健康产业关系到国民的生命健康安全，是涉及社会长治久安的重要产业，严格的产业技术标准更是必不可少。发达国家都有全面的质量安全、技术评定等产业规章制度。虽然我国健康产业发展迅速，但由于涉及的领域众多，还没有完善的法律和制度体系来规范，在标准的制定和执行方面仍显薄弱，导致健康产业尤其是保健品行业发展较为混乱，在国际市场竞争中难以占据优势。在健康管理服务上也欠缺核心技术与健康服务的整合，对客户提供整套健康管理方案的能力较弱。规范行业行为、保护消费者权益是当前监管部门的重要任务。我国应当建立统一的、能够与国际接轨的标准体系，由独立而权威的认证机构进行认证监督，以保证健康产品和服务的质量安全。我国巨大的消费市场有着充足的培育能力，只要以科学规范的标准作为依据，以市场检验作为关口，健康产业完全可以实现腾飞，抢占国际市场，并进一步引领国际技术标准。

建立新型健康政策体系，制定健康医疗旅游行业标准、规范。我国现行健康政策体系依然停留在"有病看病、无病查体"的发展理念。也就是说，无论是大政方针，包括健康道路选择、路线制定、发展战略规划、行政组织设置和制度安排等，还是具体的服务保障措施，都还没有建立起一套系统的、多元化的大健康政策保障体系。从健康本身入手去研究健康问题和健康发展规律，设计制定有利于保障国民健康的国家政策，包括发展战略、行政管理机构、制度建设和运行规划措施等，探寻更多元化的保护和增进健康的方式和方法，系统完整地构建一个完善合理的国家健康政策保障体系，从而保证整个国家的健康事业和健康产业的良性发展，保障人民的生命健康可持续。

我国的健康产业缺乏公认的市场准入标准和行业规章制度，各个企业对健康产业的概念认识不统一，内涵理解不一样。除了医药和医疗器械行业目前有明确的管理体系外，其他行业缺乏管理规章制度，在工商局注册备案就可以开展经营活动，对健康产品和服务的定价也没有统一的标准。完善监督机制，创新监管方式，推行属地化管理，依法规范健康服务机构从业行为，强化服务质量监管和市场日常监管，严肃查处违法经营行为。以政策规划引领产业发展，突出标准化工作的重要性。要制定"国家级健康产业基地""国家级健康服务基地"评定标准和管理规范。

健康产业是一个新兴产业，需要国家在宏观层面上进行政策扶持，各级政府也要以前瞻性、全局性的眼光重视健康产业，促使健康产业相关企业主体充分竞争，实现优胜劣汰，最终逐步规范市场行为，产生行业标准。但是，竞争必须建立在政府有力的监管机制下。只有这样，健康产业相关企业才能在公平的市场环境中有序竞争，由市场对健康产业相关企业进行选择。

（三）市场主导的健康产业发展规模扩大

"健康产业覆盖多个领域，贯穿一二三产业，产业链条长，附加值高，新业态多，吸纳就业能力强"。我国持续深化"放管服"改革，优化社会办医政策措施，特别是在培育一些健康产业新业态方面积极努力，促进健康与养老、旅游、互联网、健身休闲、食品等融合发展，推动健康产业发展既"有为"又"有序"，还要深入发展康养体系，做到医养结合、康养结合、中西医结合，再把旅游文化结合起来，就会形成一整套大健康产业链。

在全面深化改革的过程中，政府各职能部门要站在供给侧结构性改革的角度，加强对健康产业发展的重视，围绕促进健康产业结构性升级进行分析、研究和判断，制定有利于健康产业发展的具体政策措施。要充分发挥政府职能部门的作用，加强对健康产业发展的扶持和引导，使其能够顺利实现产业结构性升级，在正确快速的发展轨道上运行。

同时，政府各职能部门也要立足全球健康产业发展的大局，深入分析未来健康产业发展方向，结合供给侧结构性改革要求和健康产业发展实际，及时制定支持和引导健康产业发展的政策，鼓励各地区进行健康产业结构性升级试点。要进一步明确各级政府在促进我国健康产业发展中的责任，强化政府推动供给侧结构性改革和加快健康产业发展的作用，力争尽快实现我国健康产业的结构性升级，缩小我国与发达国家之间在健康产业发展上的差距，满足人们对健康产业发展的迫切需要。

要通过医疗体制改革的契机，推动健康产业内容的升级和结构的优化，完善健康产业链，形成覆盖健康服务前、中、后端的全产业链条，促进健康产业的供给侧改革。在普及基础健康服务的同时，加快推进差异化、精准化健康服务，以满足不同层次的个性化需求。培育高端健康产业市场，推进中等层次健康管理促进服务，保障基础健康服务，形成高、中、低不同层次协调发展的健康产业体系。在有条件的领域或机构中实施健康产业不同领域的关联融合，实现范围经济。加强医疗机构、大中专院校、健康产业企业的联合互动，形成健康产业一体化服务模式，完善产业链条。建立健康产业园区，培育健康产业集群，实现集聚效应。

在经济变迁的历史进程中，新型健康产业要以科学发展观和营养健康理念为指导，走内涵型、技术型发展道路，努力开发符合消费者生活方式的营养健康产品，争取成为我国经济版图中的重要新兴产业，成为有更多知识产权和国际竞争力的品牌产业。医疗卫生费用的不断提高和人民群众日益增长的健康需求之间的矛盾是各国政府面临的重要社会问题之一，而健康相关产业正是以维护健康状态、使人不得病、少得病作为产品研发和服务推广的出发点和落脚点。世界卫生组织调查显示，在预防上投入1元，可以减少8.5元的治疗费用及100元的抢救费用。因此，健康相关产业的发展可以起到降低卫生费用、提高健康水平的双重作用。

面对多元化的健康需求，积极发挥市场力量的作用，发展大健康产业，是健康中国建设的重点任务。在大力发展医药、医疗器材与设备等研发与制造产业的基础上，打造核心竞争力强的医药产业体系；从全生命周期的健康管理入手，打造集预防、保健、诊疗、康复和护理于一体的健康产业链，发展健康体检、中医保健、体育健身、健康管理、健康养生与疗养、健康养老等多样化的健康服务；在具有丰富医疗资源和良好保险业基础的大中型城市，可以发展以健康管理和健康保险为核心的健康服务业模式，建立医疗机构、养老机构与保险公司的紧密合作模式，促进医疗、养老与保险的一体化，即管理式医疗，针对医疗保险参加者提供综合性医疗照顾服务。

发达国家经验表明，当一个国家人均 GDP 达到 1500～3000 美元时，营养产业就会崛起。2008 年，我国人均 GDP 超过 3000 美元，已进入营养保健产业的快速发展期。此外，我国已进入人口老龄化阶段，中国社会科学院财政与贸易经济研究所 2010 年 9 月发布的《中国财政政策报告 2010/2011》显示，在以后 30 年里，中国人口老龄化将呈现加速发展态势，到 2030 年，中国 65 岁以上人口占比将超过日本，成为全球人口老龄化程度最高的国家；到 2050 年，将进入深度老龄化阶段。因此，大力发展新兴健康产业，将其作为新的经济增长点，既可控制医疗费用、促进经济发展，又可保障人民群众的健康安全和社会的稳定和谐。

此外，商业保险是基本医疗保障之外的重要健康保障。我国台湾地区商业健康保险的覆盖率高达 96%。目前，我国商业健康保险覆盖人群不足 12%，且产品单一，同质严重、规模小、赔付率较高。因此，我们要开发个性化，针对中国人口老龄化问题、独生子女政策的健康保险产品，满足广大群众多层次、多样化的医疗保障需求，补充医疗保险市场的健康保险产品。

（四）创新驱动的健康产业发展模式革新

近年来，我国政府持续增加对医疗卫生事业的投入，以保障居民基本公共卫生服务需求，这既有利于人民群众健康水平的提升，也有利于降低卫生总费用中居民个人支出的比重，从而拉动城乡居民对健康更高层次的需求。同时，新"医改"方案明确提出"在健全基本医疗保障制度的基础上，积极发展商业健康保险"，给健康保险机构的发展提供了充足空间和多项优惠政策。

另外，新"医改"强调"在坚持政府主导的同时，要充分发挥市场机制的调节作用"，给一部分满足个性化、多样化需求的服务和产品留出了发展空间。完善"政产学研用"协同创新体系，推动医药创新和转型升级。加强专利药、中药新药、新型制剂、高端医疗器械等创新能力建设，推动治疗重大疾病的专利到期药物实现仿制上市。大力发展生物药、化学药新品种、优质中药、高性能医疗器械、新型辅料包材和制药设备，推动重大药物产业化，加快医疗器械转型升级，提高具有自主知识产权的医学诊疗设备、医用材料的国际竞争力。加快发展康复辅助器具产业，增强自主创新能力。健全质量标准体系，提升质量控制技术，实施绿色和智能改造升级，到 2030 年，药品、医疗器械质量标准全面与国际接轨。

加强模式创新。国务院发布《国务院关于大力发展电子商务加快培育经济新动力的意见》，医药电商获得明确支持，医药电商大潮势不可当，探讨新型营销模式是医药健康发展的必经之路。继家庭医生政策为医疗信息化产业送出"红利"后，国务院办公厅印发了《促进和规范健康医疗大数据应用发展的指导意见》。进一步明确，规范和推动"互联网＋健康医疗"服务，智慧医疗、远程医疗以及医疗信息化等细分产业将受到国家重点扶持，相关产业链上加强各部门各行业的沟通协作，形成促进健康的合力。医药电商、"互联网＋健康医疗＋大数据"等新模式，在构建养生、养老、保健服务项目同时，结合互联网商业模式，用定制化的服务模式来迎接大健康产业。全面建立健康影响评价评估制度，系统评估各项经济社会发展规划和政策、重大工程项目对健康的影响，健全监督机制。畅通公众参与渠道，加强社会监督。

目前，人工智能可以改变医疗保健的方式至少有三种：更加精准的医学诊断；假肢（以人工智能为导向的方法可以让截肢患者用更像真手的假肢去感受事物）；视觉障碍（可以让神经网络在你的手机摄像头的输入，并描述其看到的东西）。随着人工智能、移动互联网、物联网、大数据、可穿戴式设备、增强现实/虚拟现实等创新技术的发展，在国家人工智能规划的引导下，健康全流程管理的各个环节将会越来越智能化，支撑全流程管理的新药研发、精准医疗等将会越来越个性化、个体化。

加强业态创新。大健康产业的发展，使得新业态层出不穷，其中，医疗旅游是近年来大健康产业的重要组成部分，其发展已经日益成熟。医疗旅游又称观光医疗，世界旅游组织将其定义为"以医疗护理、疾病与健康、康复与休养为主题的旅游服务"。据世界卫生组织预测，到 2022 年，旅游业将占到全球 GDP 的 11%，医疗健康产业将占到 12%，成为全球第一大产业。《2016 中国海外医疗旅游市场专题研究报告》显示，2015 年中国游客赴日本医疗旅游人次达 241 万，赴韩国医疗旅游人次达 611 万。另有数据表明，2015 年中国约有 2000 万人选择海外就医，年增长率为 35% 左右，中国正成为世界医疗旅游的主要客源国。

加强科技创新。医药是健康产业最重要的守护者，国务院印发的《"十三五"国家科技创新规划》中提到重大新药创制。要求围绕恶性肿瘤、心脑血管疾病等 10 类（种）重大疾病，加强重大疫苗、抗体研制，重点支持创新性强、疗效好、满足重要需求、具有重大产业化前景的药物开发，以及重大共性关键技术和基础研究能力建设，强化创新平台的资源共享和开放服务，基本建成具有世界先进水平的国家药物创新体系，新药研发的综合能力和整体水平进入国际先进行列，加速推进我国由医药大国向医药强国转变。

四、老年健康产业的实施体系

健康产业范围非常广泛，因老年人作为社会重要群体，且在我国呈现上升趋势，老年健康产业将占据主导地位，故本篇主要就其中之一的老年相关产业进行简单介绍。众所周知，中国特色社会主义进入新时代，我国社会主要矛盾已经转化为人民日益增长的美好生活需要和不平衡不充分的发展之间的矛盾。

我国已进入老龄化国家行列，老年人口的健康问题日益突出，老年健康产业也将成为我国未来健康产业发展的重要内容。近年来，随着我国老龄化形势的日益严峻，满足多层次、多样化的健康养老服务需求变得尤为重要。如何实施能满足老年人群的美好生活需要？对于我国医疗养老服务的创新可以采取以下几种措施：一是加强养老保障金的管理，拓宽保值增值的途径。为此可以在城镇建立统一的基本养老保障制度，政府部门可以由劳动和社保服务中心进行统一管理，既可以防范地方政府的违规操作，也可以保障资金的正常使用。二是适当调整职工与企业的缴费标准，适度减少企业缴纳养老保障金的负担并提高个人的缴费比例，或者政府给予企业补贴来缓解职工个人的负担。三是改革养老保障制度，降低养老保险金的运行风险。一方面，通过丰富保障金的筹措方法和发展各类养老机构与创新服务模式来实现制度的科学性和有效性；另一方面，通过不断完善法律体系来加强风险监控。

老年健康产业的实施体系可分为两大体系：一是养老运营服务体系，二是养老产业衍生服务。养老运营服务体系含养老院、护理院、老年康复医院、社区居家服务中心。养老产业衍生服务含养老管理咨询、老年用品、适老化改造、老年文旅教育、老年金融、临终关怀、安宁呵护等。

（一）养老运营服务体系

2007 年 1 月 24 日颁布的《上海民政事业发展"十一五"规划》，首次提出"9073"的概念，即 90% 的老人在社会化服务协助下通过家庭照料（居家）养老，7% 的老年人通过购买社区照顾服务（日间照料）养老，3% 的老年人入住养老服务机构集中养老。自 2010 年起，在养老产业相关的公开报道中，开始涌现"9073"的提法，并逐渐成为很多地方民政部门养老政策制定的基础性依据和发展目标。但是，这一提法并未在国家层面以文件形式得到确认，并且在 2017 年 2 月 28 日国务院颁布的《"十三五"国家老龄事业发展和养老体系建设规划》中将居家与社区合并表述，新的提法是"夯实居家社区养老服务基础"。

2019 年全国老龄办主任会议中，国家卫生健康委党组书记、主任、全国老龄办主任马晓伟表示，今年要重点建立健全综合连续的老年健康服务体系，完善以居家为基础、社区为依托、机构为补充、医养相结合的养老服务体系，构建多层次多样化的老年社会保障体系，着力打造老龄产业新业态、新动能。

1. 服务业态

（1）社区居家服务中心。社区养老是以中高龄为主，兼顾全龄老人的一体服务，需要老人走出家门，进入对应场所享受有关服务；居家养老是为高龄、失智、失能老人提供上门服务，服务人员到家服务。

社区居家养老服务，主要包括居家上门服务、日间照料服务、社区长期照护等服务板块，以社区居家服务点、护理站、日间照料中心等方式展现，这类型机构均较小，以 100 平方米左右居多。工作人员的数量取决于服务范围、服务居民人数。

社区嵌入式小型机构属于近两年兴起的机构类型，机构具有二三十张短期住养床位，同时提供日托老人活动场所，为周边居民提供居家服务。这类短期住养床位对入住周期有严格限制，一般同一位老人入住不超过 3 个月，最多不超过 6 个月，以便服务更多社区居民。

社区居家服务点往往靠政府补贴以生存，盈利较为困难，但带有床位的社区嵌入式小型机构经营情况相对要好一些，依靠小规模床位的住养老人维持基本生存，再添加日托等居家服务，机构一般可以维持正常经营运转。

总体来看，社区居家服务中心，无床位则很难产生商业价值。如图 10-1 所示。

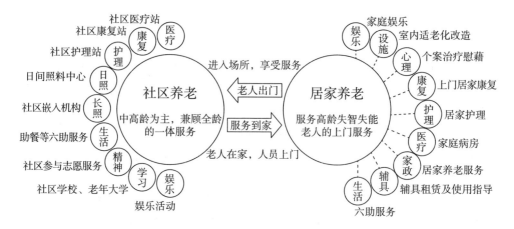

图 10 - 1　社区—居家一体化服务

（2）养老院。养老院也叫安老院、老人院、安养院，是一些社区服务的机构，为老人提供住宿和日常起居照顾的地方，工作人员包括护工、社工、营养师、护士、医生等，提供的是老人服务。所面对人群主要是自理、半自理长者。各家养老院为吸引客源，快速实现入住，纷纷打造不同类型的产品，如认知症照护专区等。

国内早期的养老院多数是非营利组织、慈善机构，近几年，随着国家鼓励社会资本的进入以及市场化的需要，商业经营的养老院如雨后春笋般出现。

鉴于老年人群多半有慢性疾病，为保证院内老人的日常医疗所需，越来越多的养老院开始增加内设医疗机构，且政策上对此类内设医疗机构的扶持亦在增加，医保逐渐倾斜，力度逐渐增加。

简言之，养老院以养为主，提供住养及住养所需的生活照护服务。

（3）护理院。护理院是为长期卧床患者、晚期姑息治疗患者、慢性病患者、生活不能自理的老年人，以及其他需要长期护理服务的患者提供医疗护理、康复促进、临终关怀等服务的医疗机构。护理院属于医疗系统，更强调医疗功能。在上海，有的护理院也会设置相关科室，为护理院内的老人提供康复服务。

江苏省的护理院从起步到硬件及服务上都领先于全国，护理院基本纳入医保体系，根据各个城市的财政情况确定医保结算额度，也会根据实际情况进行调整。如苏州市，2019 年将护理院医保额度从 83 元一天调整至 93 元一天。护理院是可以纳入国家医保的，而养老院是不可以的（以后可能纳入"长期照护险"，但目前还没有广泛推行）。

（4）康复医院。康复医院主要是为有康复需求的老人提供康复服务的医院，以康复科为主，其余科室为辅，相当于专科医院的概念，对出入院时间有要求。这类康复医院以浙江居多，康复医院一般要求 60 天出院。

在医保结算上，按照医院等级进行，以定额拨付加单病种付费的方式，医保局会根据上年度的医保使用情况来定下一年度的医保额度。

2. 政策支持

为提升健康养老服务，各省市对养老机构的政策扶持都有自己的经验，如长期照护、医养结合、人才培养等。

（1）上海：建立长期护理保险制度。作为全国最早进入老龄化社会的城市，截至 2018 年底，上海市 60 岁以上的常住老年人口已达到 570 万人，占常住人口的 23.5%，老龄化程度持续加深。

为此，上海在全国率先探索建立了长期护理保险制度，2017 年在部分区先行启动试点，2018 年 1 月起试点扩大至全市范围。

上海市卫生健康委主任邬惊雷介绍了相关试点工作推进过程中的三点经验：一是形成以试点办法为核心的"1 + X"政策体系，涵盖需求评估、护理服务、支付结算、监管规范等各个方面。二是卫生牵头，将分散在卫生、民政和医保的评估标准进行整合完善，形成全市统一的老年照护需求评估标准。三是制定服务项目清单（42 项）和服务标准规范。

2018 年，上海全市累计评估老年人 26 万余人，152 家签约服务机构共服务老年人 23.4 万人，上门服务达到 566 万人次。

（2）山东：探索医养结合服务模式。山东省是全国老年人口最多、老龄化程度较高的省份。截至 2018 年底，全省 60 岁以上人口达到 2239 万，占总人口 22.3%，高龄、失能老人数量和比重逐年上升。

据山东省卫生健康委主任袭燕介绍，山东省各地探索出了各具特色的医养结合服务模式。例如，以青岛市、济宁曲阜市为代表的"居家医养、医护巡诊"模式；以青岛西海岸新区、烟台福山区为代表的"社区医养、智慧服务"模式；以淄博博山区、日照五莲县为代表的"机构医养，两院一体"模式等。

目前，山东全省 138 家乡镇卫生院与养老院建立了"两院一体"模式，1517 家医疗机构以多种形式开展养老服务，开放护理型养老床位 6.8 万张，医养结合机构入住率达 74.3%。

（3）江苏常州：聚集市场资源建设康养特色产业园。在江苏省常州市，"优质养老工程"连续多年被列入市政府重点民生工程。常州市副市长陈正春介绍，为加大对社会力量参与提供养老服务的扶持力度，每年市、区两级投入资金3500万元，用于购买社会组织服务，内容涵盖助餐、助浴、精神关爱等居家养老服务。

陈正春说，通过统筹整合各类资源要素，加快推进相关专题园区建设，常州正在着力打造一批省级健康养老服务业集聚区。目前，常州市重点规划建设五大健康养老特色园区，通过专题园区和服务业集聚区的建设推动相关产业的发展。2017年，常州被民政部等六部委确定为全国首批、全省唯一的国家康复辅助器具产业综合创新试点城市。

（4）江西新余：推行"党建+"居家养老新模式。随着人口老龄化加剧，江西省新余市面临着农村"留守老人""空巢老人"日益增多的难题。对此，新余市积极探索推行了"党建+颐养之家"农村居家养老新模式。

新余市副市长林愚说，颐养之家选址布点坚持就近就便，根据老年人数量分布、村庄布局等实际情况，在老年人相对集中的自然村建设集中供养点，采取送餐到户的方式，尽力满足老年人的养老需求。同时，颐养之家还注重从"入家"的老年人中挑选有威望、热心公益、身体条件允许的老党员、老干部组成理事会，实现自我管理。

目前，新余全市413个行政村简称颐养之家736个，入住老年人9138人，基本实现了符合条件、有需求的老年人的全覆盖。

（5）河南：培养专业人才提升老年健康服务。要做好老年健康服务工作，人是关键。河南省卫生健康委副主任谢李广谈到，河南省近年来在培养老年健康服务专业人才方面下了不少功夫。

据介绍，河南省成立了省级老年健康专家指导组，各地培育老年学科和学科带头人，探索医疗、康复、护理整合型服务；联合省工会开展了全省老年护理技能竞赛活动，1500余家医疗机构、医养结合机构，1万余名选手参加；实施了老年健康专业人才培养工程，开展老年健康服务、医养结合、安宁疗护临床实践系列培训班；支持建设了12个健康养老护理教育培训基地，目前在校生有3118名。

（6）广东：多措并举维护老年人合法权益。要增强老年群体的生活幸福感、安全感和获得感，维护其合法权益不受侵犯是其中的一项重要工作。对此，广东省从建立完善相关政策法规、优化维权工作机制和开展宣传教育活动等多方面做出努力。

特别在维权方面，广东省卫生健康委主任段宇飞表示，广东构建了覆盖省、市、县（市、区）、乡镇四级老年维权法律援助服务中心，为老年人提供司法服务和司法援助，对 80 岁以上及行动不便的老年人提供上门服务，全省每年为老年朋友提供法律服务 20 余万人次。

（二）养老产业衍生服务

1. 养老管理咨询

随着养老健康行业的兴起，越来越多的个人、企业开始注意到夕阳行业的巨大市场，戏称"夕阳行业，朝阳产业"，纷纷跃跃欲试。

鉴于此类现象，一批养老管理咨询企业或组织应运而生，为全国各地的政府机构、大型国企、房地产开发商、医疗投资机构、专业产业运营商等养老产业链上众多知名政企单位提供健康产业园规划、养老产业发展战略咨询、养老项目立项咨询、养老综合体与养老机构整体策划、公建民营养老项目与医养结合型项目落地策划、养老项目筹备运营辅导等服务。如厚朴咨询，一批已经有养老服务运营经验的企业，逐步开始为即将入场或新入场的企业提供此类咨询服务。

2. 老年用品

对老年健康的重视势必带动老年健康用品的发展，老年用品覆盖的范围非常广阔，涉及医疗健康、营养保健、饮食服装、文化传媒、日常家居等多个领域，产业链极长。随着年龄的增长，老年人对保健用品、康复辅具、娱乐产品等用品需求不断上涨，消费潜力巨大。而在我国老年人的消费市场中，保健食品消费占比超过 30%，食品和衣服等日常用品的消费超过 50%，其余产品消费占比非常小。表明我国老年用品种类相对匮乏，老年人可选性较小，消费结构较为单一。

我们平时提到的老年用品，多数指以下四类：一是适老生活用品，如成人纸尿裤、假牙清洁类等；二是老年人辅助用具，如轮椅、助行器、助听器等；三是康复器材，如康复训练器械等；四是电子信息产品，如血压计、血糖仪等。

中国进入高龄化社会后，多数企业都已经注意到数以亿计的中老年人群已经形成了一个巨大的消费市场，甚至代表未来中国的商机与趋势。到 2020 年，中国中老年用品市场份额将上升到 2 万亿元。数据调查表示，在欧洲市场上，中老年消费品人均市场消费达到 300 万元，而中国的市场消费份额远不及欧美国家的一半。人口的深度老龄化将进一步使老年用品市场迅速扩大，市场潜力巨大。

但老年人属于特殊的消费群体，市场反馈和客户体验没有其他产品来得快。目前，大多数供货商专注于开发产品门类，对产品质量和客户体验大多停留在理论上，没有事实的反馈数据。对产品的质量监控是对产品精细化的重要突破，也是新一代老年产品的发展趋势。

3. 适老化改造

目前，国内的适老化改造还处于初级阶段，没有大型的适老化改造公司。

相对于日本、新加坡这些较早进入老龄化且拥有较雄厚经济实力的发达国家，中国的老龄化问题最近几年才受到全社会的重视。目前，中国的适老化市场鱼龙混杂，缺乏统一的市场规范。很多大型的装修公司一直把适老化改造当作副业来做。

人到老年，身体各部分的机能均会出现退化现象。一般的住宅如果在设计时没有考虑到老年人的特殊需要，就可能给老年人的日常生活带来意想不到的困难。针对这种情况，可以通过住宅装修时有针对性的改造和设计，使其更加方便于老年人的生活，从而减轻老年人及其护理者的生活、工作负担。

对于老人来说，室内装修最重要的不是豪华与美观，而是安全、方便和舒适，因此与普通家庭装修有很大区别。在江浙沪地区，有地方政府采用购买服务的方式，为老人提供上门适老化改造服务，不过也只能是某些特定区域，如在卫生间安装扶手之类。

4. 老年文旅教育

随着生活水平和社会环境的改变，60 岁以上的老年人过着"有钱、有闲"的日子。物质文明逐步向精神文明转化，受到排解老年寂寞、维护社交关系等原因的影响，老年旅游市场、老年教育逐渐受到关注。

文旅教育都属于文化娱乐领域，与老年人年龄阶段有关，特别对于健康自理型老人，参与文化旅游、教育活动的诉求更是满足其社交与精神需求。

在目前老年消费市场规模中，旅游休闲占第一位，可见市场需求巨大。

中日老年消费领域目前市场规模对比如图 10 - 2 所示。

针对老年大学，目前较多见的是养老社区自办的老年大学，只针对入住本社区的老人开放，如亲和源、泰康等高端养老社区。大学内多开设书法、国画、古典舞、旅游英语、手机使用等课程，或是老人过去没有机会接触的兴趣爱好，或是老人生活必需的技能。每周上一次，一次两节课，相当于选修大学里两个学分。一些专门的社会性老年大学，往往也是一座难求。

国务院办公厅 2018 年 10 月印发了《老年教育发展规划（2016 - 2020）》，推进老年教育事业的发展。现在要做的是加快政策措施落地的步伐，起码要跟上老年人需求增长的速度。我们甚至可以说，老年教育和义务教育、高等教育、职业教育一样，都属于"终身学习"的范畴概念。

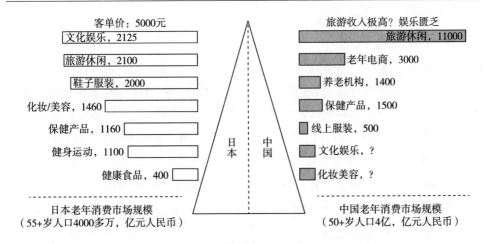

图 10 - 2　中日老年消费领域目前市场规模对比分析

5. 老年金融

"银发社会"的到来，一方面催生出巨大的老年金融市场，为我国金融业发展带来巨大的老年金融市场需求；另一方面对我国社会经济、政治、文化等方面都产生了深刻影响，特别是对当前我国老年金融市场面临的产品缺乏、市场规范性差等养老制度方面的问题提出了严峻的挑战。

老年人所需要的金融服务往往跟年轻人不同，更趋向于风险性低的项目，偏好储蓄。

在养老金资产管理方面，养老金保值增值能力弱，缺乏系统有力的投资和保值增值办法。尽管目前全国社保基金、企业年金等通过资本市场运作积累了一些经验，但全国社保基金只是弥补人口老龄化高峰期的社会保障需要，企业年金规模极其有限，难以形成规模性的有效投资。《中国居民退休准备指数调研报告2013》显示，我国居民退休收入来源渠道单一且十分传统，银行储蓄是应用最广泛的理财工具。目前，我国储蓄总量位居全球首位，这其中的养老金融产品和服务数量还不太多。我国对养老问题的重视也相对较晚，尤其是在传统家庭养老观念的背景下，养老产业相关的需求不高，导致我国养老产业金融发展相对滞后。

建立养老金投资与运营体系等，完善我国的养老金融制度设计，落实、细化具体内容，使养老金融发展更具简单易操作性传统观念的存在及金融服务产品创新不足导致我国大多数居民将银行储蓄作为财富管理的主要方式。国际经验告诉我们，增加老年人财产性收入的重要渠道就是要不断创新养老金融产品与服务。因而一方面应通过充分挖掘不同群体的养老金融潜在需求，强化产品创新，提高产品的创新性、针对性和多样性，丰富产品种类，满足多元化的金融需求；另一方面需转变传统的理财观念，充分认识多种理财产品，接受除了传统储蓄理财渠道之外的证券、保险、基金和信托等的理财渠道，增加收入。一方面，对于一些资质好、能够创造良好社会效益和经济效益的养老企业项目，国家或当地政府要从政策上给予充分优惠和支持，帮其渡过难关，实现可持续良性循环发展，提高养老金融产业建设的吸引力；另一方面，通过政策优惠鼓励金融机构或社会资本、多元化的投资主体参与到养老金融产业发展中来，拓宽养老产业的融资渠道，促进养老产业的快速发展，创造良好的养老金融生态环境。

我国目前的养老保险体系如图 10 - 3 所示。

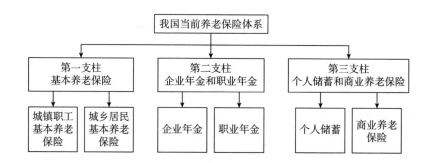

图 10 - 3　我国目前的养老保险体系

6. 临终关怀安宁呵护

"临终关怀"也翻译成"姑息治疗"或"安宁照顾"，主要是为末期病患者以及家人预防和减轻痛苦，提高他们在临终前的生活质量的一种服务，包括对病痛、心理、社会和精神追求方面的评估和干预。

从定义中可以看出，临终关怀与其说是一种服务，不如说是一种理念的革新。以前，我们可能认为死亡就是"我患上了绝症，要等死了"，是一种被动、孤独、苦闷的等待。但临终关怀倡导的是这样的一个临终过程——当事人主动去决策，主动跟家人保持紧密的联系。在安乐活的过程中，为生命赋予意义。在真正的临终关怀中，它并不勉强抢救病人的生命，而是会将死亡看作一个自然的过程，只在照顾的过程中关注心理和精神方面，帮助病人尽量安乐地活着，尊重病人的价值观和需要，让他们在余下的日子里活得舒适有尊严。

目前，国内具有相关资质，可以提供相关服务的机构其实还非常有限。曾有组织整理过一份全国提供缓和医疗相关服务机构的名单，包括 146 家医疗或养老机构和2家社会团体（可通过该网站查询：https：//www. lwpa. org. cn/）。

　　健康产业属于具有巨大潜力的新兴产业，涵盖多个与人体健康紧密相关的生产和服务领域。健康越来越受到大家的关注和重视，健康产业也极具投资潜力，如今已经成为我国经济产业中的一大"朝阳产业"。面对良莠不齐的发展现状，我们还需制定更加完善的法律和制度来加以规范，也需要优秀的行业形成相关的标准作为发展参照。

（范小芳　欧阳静）

第十一章　健康丝路之医疗卫生信息化

赋能健康丝路，信息化任重道远。信息基础设施建设是"一带一路"互联互通最重要的信息支撑，应以网络信息互联互通宽带网络基础建设为突破口，强化与沿线国家政策沟通，推进信息基础设施互联互通，加快通信基础设施建设，提升通信基础设施支撑能力和水平。

一、卫生信息化概述

卫生信息化指的是运用当代信息技术采集、开发和利用信息资源，改变传统卫生信息的管理方法和工作进度，实现卫生信息资源的共享。卫生信息化的主要特点是信息资源的精细化、标准化、流程化及系统化。

卫生信息化是当前各国经济发展的一个重要趋向，是社会经济变革的核心力量，是实现医疗卫生服务精确管理、远程供应以及综合开发的根本技术支持，成为推进更深层面医疗卫生体制改革与发展中至关重要的平台。

卫生信息化起源于美国，在 1987 年就组织了对"卫生信息输出标准"的战略研究和推进，前后经历了探索期、发展期与成熟期。美国卫生信息化的发展主要就是建设以居民健康档案信息体系为中心，包括电子病历、疾病控制、公共卫生信息化等为一体的全民健康信息体系。2001 年，美国的国家生命与健康统计委员会（NCVHS）提出了建设"国家卫生信息基础架构"（NHII）的建议。加拿大联邦政府高度重视卫生信息化的发展，指出通过发布卫生信息的基础构架、发展前景以及策略规划，主要实施目的是加强信息获取和基础设施、调整卫生和医疗服务、构建信息资源、改善隐私保护。2004 年，美国总统乔治·布什指出，建设美国卫生信息化的核心目标就是要建立国家卫生信息网络（NHIN）策略的部署，系统的互联以及信息的共享。2008 年，美国总统贝拉克·侯赛因·奥巴马认为，加强医疗信息技术建设是实现医疗体制改革的重要前沿，他建议投入500亿美元开发医疗信息技术电子体系，并为美国公民建立健康档案，进而实现乔治·布什的目标——要求每一个美国人都拥有自己的电子健康记录。2012年5月，英国的卫生部门发布了一份战略报告，该报告确定了今后十年内卫生信息化的工作行动指出医疗卫生以及保健信息传导过程，其核心不是在于重新建立大范畴的医疗信息体系，而是在于提供收集信息数据与使用方法的架构和路线图，进而提升信息的可及性，保证能够理解和利用信息支持服务。

我国医疗卫生事业的进步、深化医疗卫生体制改革和实现人人享有基本医疗卫生服务的目标都离不开卫生信息化。2009年4月，中国开始深化医药卫生体制改革，改革的目标是到2020年创建基本医疗卫生服务体系，实现人人享有基本医疗卫生服务。该目标主要包括四个主要系统和八个主要支撑。医疗卫生服务系统、公共卫生服务系统、医疗保障体系以及药品供应保障系统是卫生信息化的四大系统；监管系统、运作体制、投入体制、价格形成机制、保障人才、信息体系、监管系统以及法律制度是信息化的八大支撑，其中的重要支撑之一就是卫生信息化。创建实用和共享的信息系统是卫生信息化进展的主要目标。着力推进卫生信息化是创建中国现代化的重要战略决策，中国加强对公共卫生信息体系创立的投入，建立国家突发卫生事务直报体系，建立新农村合作医疗管理的信息体系，进而逐步探索创设卫生信息化的道路。同时，增强卫生信息化的创立，便是经由国家确立明确的组织机构，负责创建卫生信息化的规范，加快标准化以及规范的制定来制约标准不统一的重要领域。世界每个国家都越来越重视卫生管理的工作。在这个信息化的时代，卫生信息化的创立也在逐步完善，政府领导是保健工作的关键，政府经由组织社会一起努力，提高人类的健康意识和保证人民身体康健。国家卫生监督管理信息平台、食品监督管理平台、卫生监督报告系统等一系列信息化体系的创立，都促进了卫生信息化的发展。卫生信息化的快速发展，实现了公共卫生领域的信息化，数据管理、信息统计、病案信息分析等也都在一步一步实现信息化。信息化战略是每个国家建设医疗工作的重点，卫生信息化正逐步崛起。

二、信息化建设对医院发展的助力

从1995年卫生部直接领导的"金卫工程"我国开始了全国性的医疗信息化

建设，这期间经历了三个阶段：首先，是以财务为重点，涉及挂号、收费、药库等流程的医院管理信息系统（HMIS）阶段。其次，是以患者为中心的临床信息系统（CIS）阶段，目标可以总结为提高医疗质量。最后，是面向区域医疗的区域医疗信息系统（GMIS）阶段，目标是医院内部的临床业务整合和院际信息交换。目前，普遍认为我国医疗信息化建设处于 CIS 系统建设阶段。

随着医疗信息化的发展，越来越多的财务数据、医疗数据都以电子数据的形式保存在各项存储系统中。因而数据安全也越来越引起人们的关注，一旦数据丢失，对任何一家医院来说都会产生重大的影响。

我国医疗卫生系统信息化的发展趋势，由于受资金和管理模式的影响，我国医院信息化建设总体上比较落后。相当数量的 HIS 建设只停留在以经济管理为主线、面向医院内部资金流和物流管理的阶段，即侧重于医院管理信息系统（Hospital Management Information System，HMIS）建设。国际发展趋势表明，医院信息系统已从重在费用信息管理的阶段发展逐渐发展到面向临床医疗信息管理的 CIS（Clinic Information System）阶段，包括电子病历（Computer - based Patient Records，CPR）系统、医学影像系统（Picture Achieving and Communication System，PACS）、实验室检查系统和远程医疗等交互式网络信息服务功能的开发和应用。而且，根据国际经验，我国大型综合性医院 HIS 投资的临界点为 1000 万元以上。由此可以预见，医疗行业在信息化方面的需求还是很大的。

电子病历、医学影像为医院信息系统（HIS）的最亮点。目前，我国已有一批医院建立了医院信息系统，具备了向电子病历发展的基础。计算机技术和通信设施的发展，计算机和通信设备的性能价格比迅速提高，为电子病历的发展奠定了基础。信息技术发展较快的美国、日本等国对电子病历已研究多年，美国政府正式宣布，作为政府一项工程正式启动实施。目前，我国医疗系统实现电子病历的软硬件条件已经具备，研究和实验工作刚刚起步。目前 CPR 需要解决的主要问题包括：研究适合电子病历多种内容、媒体的数据结构；恰当可靠的安全机制；高效经济的存储方案；实用方便的数据输入和阅读手段；标准规范的数据交换方法。建立 PACS 的一个目标是方便图像的存取，另一个目标是建立无胶片化的医院，提高经济效益。标准化技术、PACS 与其他系统的信息交换问题、图像预取技术和图像压缩技术是当前 PACS 应用的主要技术。设备上，PACS 不仅要建立 1~2 个可以显示图像的工作站，还需要高质量的图像采集设备（如专用的胶片激光扫描仪）、大量的图像显示设备、十几个 TB 的在线存储容量和高速度的网络通信设备。

（一）预约挂号系统信息资源

挂号信息归类于门诊病案信息，在医院信息系统中它属于最"基层"的信息，也可以认为它是住院病案信息的"入口"，可以进行：

1. 医院门诊量的趋势分析预测

包括医院门诊量逐年变化趋势、医院各分院门诊量的构成、医院门诊量的季节性变化规律等，总而言之，就是要对医院门诊情况进行宏观"把脉"，这对于医院总体规划、提高医院的整体竞争能力是非常有意义的。

2. 医院专科门诊量的趋势分析

各专科门诊量逐年变化趋势、各专科门诊量的构成、各专科门诊量的季节性变化规律等，进行专科门诊量分析目的是整合医疗资源，提高医疗资源的利用率，扶持优势专科，充分发挥医院品牌的作用。

3. 门诊疾病谱研究

门诊疾病谱具有季节性、流行性、专家效应性等特点。随着人民生活水平的变化和环境状况的改变，门诊疾病皆将具有鲜明的时代特征。研究门诊疾病谱将有助于医院的整体规划甚至一个区域的卫生规划，对于疾病的预防控制也将发挥重要作用。

4. 门诊量峰值点的研究

采用时间序列法研究门诊量日峰值点出现的规律，从而更加合理地设计门诊排队叫号系统，最大限度地减少患者等待时间，消除"三长一短现象"，落实"以患者为中心"的理念。

5. 门诊专家出诊规律的分析

以辅助对门诊专家的管理和门诊医疗质量的管理。例如，对于特别知名的专家，我们要注意他们的工作量是否超负荷以免危及他们的身体健康。

（二）病案信息系统信息资源

病案信息的开发利用是一个多学科、多专业的综合课题，随着"数字医院"目标的不断临近，可供利用的信息会越来越丰富，它将不断吸引我们从深度和广度上去挖掘。病案信息的开发利用有着十分美好的前景。

住院病案首页是患者住院信息的高度浓缩，其特点是信息量大、信息种类繁多、信息之间具有高度关联性。由于病案首页信息的计算机管理在我国是应用最早最成功的，所以关于病案首页信息的开发利用也是讨论最多的。通过病案首页信息可以进行：

1. 住院患者基本结构的研究

患者基本结构主要体现在患者来源、患者从事职业、患者生活水平和习惯等。了解一个医院或一个区域患者群的基本结构，对于一个医院的基本建设乃至一个区域的医疗卫生规划是十分有意义的。

2. 疾病谱研究

随着人们生活水平的不断提高及医疗卫生条件的不断改善，同一区域内疾病谱是变化的，疾病谱十年差异呈显著性，疾病谱研究对于医院建设整体规划、专科建设、人才战略都是十分有意义的。疾病谱研究是一个长期的过程。

3. 手术分级研究

医院的甲类手术率直接反映了它的硬实力，腔镜手术率反映了它掌握现代技术的能力，术者的年龄结构反映了它的发展潜力。为了人们健康的根本利益及临床科学的有序发展，三级以上医院严格执行手术分级制度，手术分级研究无疑是检验制度执行情况的有力武器。

4. 医疗质量和效率的研究

医院评价指南对三级医院规定这些指标集中反映了医院的医疗质量和效率，每个指标都有着十分重要的意义。大致可以划分为三类：①管理类。如患者对医疗服务的满意度、中级以上医师比例。②医疗质量类。如治愈好转率、术前术后诊断符合率。③医疗效率类。如出院患者平均住院日、病床使用率。医院指标绝不是孤立的，指标与指标之间，指标类与指标类之间都有一定相关性，逐步线性回归方法、聚类分析方法、主成分分析法及因子分析法等多元分析方法在医疗质量和效益研究中发挥着重要的作用。

5. 临床路径研究

对于临床路径研究来说，病案首页包含了大量信息，如患者的平均住院日、择期手术术前平均住院日等都是临床研究非常有价值的信息。尽管临床路径研究的内容远远不止这些，但病案首页信息对于各医院临床路径的总体方案确定，如病种选择、住院期限、拟施行的手术方式、住院费用控制等都将是关键的。

（三）财务收费系统信息资源

我国医院信息系统中的患者用药信息保留得相当完整，医院患者用药信息具有数据量大、专业性强等特点。我们可以进行：

1. 医院药品需求预测

从医院经营的角度来说，科学地预测医院药品的需求，最低限度地减少资金的积压同时保证药品的供应是很有必要的。除小部分特殊需要的药品外，大多数普通药品的需求应该是有规律性的，这种规律性主要体现在季节规律性、流行病规律性、疾病谱病种规律性。用仓储管理理论、统计学预测模型及医院数据仓库可在医院信息系统中建立医院药品需求预测模型。

2. 抗生素使用监测

为了从根本上改变我国滥用抗生素的现状，对各级医院提出了一系列关于抗生素使用的规则和规范，各医院也制定了相应的制度数据进行回顺性调查分析，对于指导抗生素科学合理的使用有重要意义。

3. 特殊用药和专科用药分析

特殊用药主要指麻精神类药品，这类药品的使用有严格的管理程序，只有特殊人群在特时期才能使用。统计和分析这类药品使用的品种结构，变化趋势对于加强麻精神类药品的管理是十分必要的。同样，专科用药分析可以达到指导专科用药、发展优势专科的作用。

（四）患者信息资源

通过对患者诊疗信息的收集和汇总，完整地以现代化的手段保存和管理患者的医疗信息，为医院管理层和临床医疗、教学和研究工作提供大量的信息资源，是病案信息管理部门的重要职责。患者费用信息在医院信息系统中是保存最完整的，患者费用信息的流转贯穿患者整个诊治过程，是医院信息资源中的重要内容。由于国内大型医院已经普遍采用计算机网络管理模式，使信息服务更加快捷、准确，服务质量更高更优，推动了医院现代化管理的进程。

1. 医院经营状况分析

平均每人次门诊费用、平均每人次住院费用、药品比例反映了医院社会效益水平，体现医务人员的智慧和劳动成果。定期或不定期从宏观上对患者的费用信息进行比较和趋势分析能从经济角度找出医院运行的弊端，通过持续改进，使医院经营步入良性循环的轨道。

2. 医保费用分析

为了满足人民的基本医疗需求和落实全民医疗保障战略，需要不断探索更好的医保方式，开展医保费用的统计分析研究。医保费用的变化趋势：病种与医保费用的关系到医保费用与患者基本属性的关系等。

3. 单病种费用分析

单病种费用分析是探索临床路径的必由之路，也是实现与国际接轨，按病种付费（DRGs）必须做的前期工作。对患者的诊断信息和费用信息进行仔细分类分解，严格科学地排除并发症的干扰才能得出有价值的单病种费用统计结果。

（五）信息资源综合运用

第一，辅助决策。医院每一项管理工作和决策工作的最终目的是保证医院以最高的工作效率为患者提供最好的服务，并得到最佳的经济效益和社会效益。病案信息的发掘和分析可以帮助决策者及时了解医院运行的情况，开展一些在以往传统管理中不能或难以实现的工作以提高医方护理工作决策水平，最终实现提高决策的质量和效果。病案统计分析应为决策者准确地提供决策所需要的数据、信息和背景资料，帮助决策者明确决策标准，建立决策模型，提供各种可选择的方案，并对各种方案进行评价和优选。例如，分析医院的人、财、物资源是否达到合理配置，是否发挥最佳效能检查医方质量的高低，分析医院是否切合实际，是否切实执行，分析各时期的患者来源，查明社会因素。找出高效益的有效途径，分析各时期本院及本地区的疾病情况，实行前性的卫生资源投入监督等。

第二，统计服务。病案信息管理部门应提供强大的综合医务统计服务，完成医疗数量和质量指标的统计分析，在院内实现数据共享。如当日或当月医疗数据、医疗经济、患者信息、临床路径病种分析及各类统计报表等实现网上传输，提高信息的时效性。同时，还应提供多种多样的综合查询服务，使统计工作更加全面。应该变集中录入、定期分析为适时采集、适时分析，免去手工抄送报表，实现网上日报、月报及时生成，一键报送，使管理层可以及时了解到医院运行情况。例如，通过综合查询、医疗统计等功能模块，随时提供医疗数量和质量指标完成情况、医疗动态情况等，由以往单纯的医疗信息变为综合的和完整的信息，提升统计服务能力。病案信息管理部门应提供统计分析图表，为医疗、科研和教学提供种类繁多的信息资料，同时，利用这些丰富的信息资源进行临床医疗管理、医院行政管理、卫生经济管理等方面综合对比和研究。例如，为业务部门提供查询某一时段、某一类型的医疗数据，医疗经济，患者信息，病种分析等服务。

第三，信息发掘。通过数据仓库来清洗纷繁芜杂的数据，然后利用联机分析系统独特的多种方式对数据进行分析，使用户从不同的维度了解历史及现状，最后利用数据挖掘工具自动地挖掘潜在的模式，找到正确的决策。例如，决策主题确定为病种诊疗质量分析。经过详细地设计数据仓库的物理模型和逻辑模型，创建具有时间、病种、性别、年龄、科室、费用类别、入院病情、诊断对照组、诊断符合情况、治疗结果等维度和具有诊疗人数、住院天数、住院次数、平均住院天数、病种构成比、治愈率、死亡率、诊断符合率、急危重症抢救成功率等度量值的病情诊疗质量分析多维数据集。通过数据透视表选项与数据库服务器端连接，多维度灵活、细化地进行了病种诊疗质量方面的联机分析处理。系统可完成多维度的病种构成分析，实现对疾病自然规律及病种诊疗质量的分析，从而有利于医院决策者采取相应的管理措施，提高医院的工作效率和质量。

三、实施区域健康大数据的条件

健康医疗大数据是国家重要的基础性战略资源，是推进健康中国建设、提高群众获得感的必然要求，完善卫生与健康治理模式的重要支撑。2016 年，中共中央、国务院印发了《关于促进和规范健康医疗大数据应用发展的指导意见》，鼓励基于区域人口健康信息平台的健康医疗大数据开放共享。由此，健康医疗大数据共享应用发展被纳入国家大数据战略布局。

（一）区域健康医疗大数据共享开放的优势

区域健康医疗大数据具有决策有用性、功能多样性、应用协同性等优势特点，是能够改变未来健康服务业发展的重要资源，价值要通过实际应用来展现，其共享应用有利于激发深化医药卫生体制改革的动力和活力，不断满足人民群众多层次、多样化的健康医疗需求，培育新的业态和经济增长点。

1. 医生诊疗参考

医生在进行诊疗时，尤其是在紧急情况下，需要调阅患者的既往史、家族史、过敏情况以及用药情况，全面了解患者情况后制订科学的诊疗方案，可有效降低医疗事故的发生率。

2. 患者信息查询

由于实验室检验报告、医学影像检查报告通常在门急诊诊疗期间就可得到，往往隔天甚至数日之后，患者在院外需要查询其检验检查报告，尤其是外地患者需要复印病历用于医保报销。此外，患者还需要获知自身健康和疾病诊疗信息，从而进行自我健康管理。

3. 科研数据支持

健康医疗大数据的潜在价值重大，研究人员需要数据来进行相关研究，包括病例统计分析、有效诊疗方案研究、药物研发、研制推广数字化健康医疗智能设备等。健康医疗大数据能提升医学科研及应用效能，推动智慧医疗发展。

4. 管理分析决策

通过对区域卫生信息平台汇聚数据的分析，卫生管理部门能够获取本区域医疗卫生服务利用、医疗费用负担和居民健康水平、医疗卫生服务质量等各方面的详细情况，制定出更科学、高效的卫生服务政策和规划。而对教育、科技、交通、气象、保险等其他管理部门来说，健康医疗数据更能为政府精准化决策提供支撑。

（二）区域健康医疗大数据共享开放的不足

1. 利益驱动不足

部分医院把患者的诊疗信息视作私有财产，担心在共享中失去对患者就诊数据的控制权从而影响其竞争优势；公立医院与基层医疗机构之间的双向转诊，普遍存在上转容易下转难的现象，在某些区域甚至存在医院与社区卫生服务中心争夺病源的情况，上级医院与基层医疗卫生机构之间由于财政补助方式不同，难以协调达成利益共识。机构问责利益驱动机制未建立，导致共享积极性较差。

2. 成本补偿缺位

数据的归集、整合、清洗、比对都需要相当的人力、物力的支撑，在形成收支平衡的产业链之前，初期的健康医疗大数据开放共享具有公益属性，需要充足、持续的资金注入，然而当前数据共享、维护所需要的经费支持来源不明确，缺少相应的成本补偿机制。

3. 数据权属不清

目前关于健康医疗大数据的所有权仍然存在争议，有学者认为数据属于患者，也有人认为数据属于医院，还有人提出患者拥有数据所有权，医院拥有数据持有权，政府拥有数据管理权。对于医疗数据的权属，缺少法律的统一规定，造成实际应用中权责难以界定。

4. 隐私保护待解决

数据开放共享在增加数据价值的同时，也扩大了数据面临的风险，由于哪些健康医疗信息属于隐私并不明确，且授权和审批机制缺失，患者隐私存在泄露风险，数据持有者不敢也不愿意在承担风险的前提下进行开放共享。

（三） 区域健康医疗大数据共享开放的未来发展

1. 做好数据共享开放的管理工作

在大数据驱动管理与决策成为时代主题的背景下，有必要界定区域健康医疗大数据共享需求，应用风险管理理论，基于医生、患者、科研、管理四大区域健康医疗大数据共享应用场景，针对数据共享过程中存在的患者隐私泄露、公共数据安全、信息系统安全三类风险，进行风险识别、评估、控制、监测，有针对性地进行风险防范，确保数据共享服务的安全开展。

2. 构建综合衡量价值、成本、风险的数据共享决策机制

对健康医疗大数据潜在的政治、经济、社会价值进行评估，对数据处理、展示、传递所需的成本进行度量，以及对数据共享应用面临的风险进行识别，从数据价值、共享成本、风险等级三个维度构建全程、系统、具体且可操作区域健康医疗大数据共享应用下的决策模型，为共享平台进行数据开放共享的审批提供客观、定量的依据。

3. 建立基于激励、制约、保障措施的数据共享模式

通过试点、资助等手段方式，调动共享应用利益相关者的积极性、主动性与创造性；出台医疗信息隐私保护相关法规政策，设计数据共享授权与审批制度流程，规范数据的开放共享；引进先进信息技术，全面保障数据共享过程信息安全且高效运行，从而满足政府部门、医学界、产业界、学术界等各界人员对健康医疗大数据的迫切需求，实现从认识到"大数据能够产生价值"，到实现"从大数据中找到应用价值"，再到"有效使用大数据产生价值"。

4. 信息资源需要开发整合

以互联互通为切入点，促进信息资源的有效整合，追求信息资源的高效利用，并将落脚点放在实现国家间合作共赢与发展成果共享上。一是构建"一带一路"信息共享平台，促进信息资源共享和开发利用。在"一带一路"框架下，扩大信息交流与合作。应以"一带一路"建设的信息需求为导向，利用互联网、大数据等技术手段推进"一带一路"信息资源建设，促进"一带一路"与"互联网＋"、大数据深度融合，推进信息互联互通，以信息流带动技术流、资金流、商品流和人才流，打破部门和行业信息壁垒，为"一带一路"建设打造信息畅通之路。二是加强信息资源共享领域国际合作。进一步扩大区域合作范围，实现资金、人才、技术、信息等各种信息资源跨国流动、优化资源配置。在信息共享

领域，我国在"一带一路"信息资源建设中要加强国际合作，强化信息资源共建共享，通过建立国际信息共享合作机制，吸引沿线国家参与信息资源建设和开发利用。三是加强"一带一路"信息资源开发利用的规划建设。建立和完善信息资源开发利用的基本制度体系，完善统筹协调机制，统筹推进社会公共信息资源整合与应用，统筹推进基础数据资源建设。建设完善法人、人口、地理空间和宏观经济等国家基础信息库，强化信息资源深度整合，拓展相关应用服务。四是做好顶层设计和规划引导，科学制定信息资源开发利用的总体规划和管理办法。"促进公共信息资源共享和开发利用，制定公共信息资源开放共享管理办法，鼓励引导公共信息资源的社会化开发利用，挖掘公共信息资源的经济社会效益"。加强"一带一路"信息资源建设规划布局，进一步强化信息资源深度整合，促进信息惠民，着力推进重点领域公共信息资源开放，释放公共信息资源。

5. 信息化人才建设亟待推进

"一带一路"信息化建设，人才发挥着关键作用。针对当前我国信息化建设的人才短缺，尤其是"一带一路"建设需要的复合型人才、领军人才、高端人才、创新性人才严重缺乏等问题，应以信息化人才建设为重点突破口，推动"一带一路"信息化人才建设，为推进信息化建设提供强有力的人才支撑。

6. 网络信息安全必须得到保障

保障网络信息安全是"一带一路"信息化建设的重要内容和保障，是加快推进"一带一路"信息化发展的重要保障。"没有网络安全就没有国家安全，没有信息化就没有现代化。"

（四）实施健康医疗大数据的基础

目前，我国全民健康信息化与健康医疗大数据工作扎实推进，截至 2017 年底，实现国家、省、市、县四级全民健康信息平台联通全覆盖，32 个省级单位（含新疆生产建设兵团）建立了全员人口个案信息管理系统，20 个省级新农合业务应用信息平台与国家平台实现对接；大数据应用迈开第一步，编制了 6 个健康医疗大数据相关规章和管理办法；信息惠民工作成效明显，29 个省份已发放居民健康卡 1 亿多张，启动电子健康卡发行应用；信息化业务应用有新进步。已累计制定标准 283 项，发布标准 208 项，涵盖平台数据资源、平台数据传输交换、主要业务应用、术语、标准符合性测试以及其他新技术应用等方面。数据资源积累丰富，为实施健康医疗大数据提供有力支撑。

1. 全民健康信息化扎实推进

全民健康信息化是国家信息化建设的重要内容，是深化医药卫生体制改革、建设健康中国的重要支撑。国家卫生健康委高度重视全民健康信息化建设，时任国家卫生计生委主任李斌同志亲自担任国家卫生计生委网络安全和信息化工作领导小组组长，并多次召开专题会议推进重点任务落实。始终坚持顶层设计、制度先行，着力推动工作纳入制度化规范化运行轨道。2016年6月，国务院办公厅印发了《关于促进和规范健康医疗大数据应用发展的指导意见》（以下简称《指导意见》），明确了"互联网＋"、大数据、云计算等与行业融合应用的主要方向和重点领域。2016年9月、10月先后印发了《省统筹区域全民健康信息平台应用功能指引》《医院信息平台应用功能指引》，分别明确了省、市、县三级平台的具体功能，以及医院信息系统的惠民服务、医疗管理、数据应用等九大类122项具体功能，进一步规范信息化建设。2017年1月，国家卫生计生委正式印发《"十三五"全国人口健康信息化发展规划》（国卫规划发〔2017〕6号），从夯实全民健康信息化和健康医疗大数据基础、深化全民健康信息化和健康医疗大数据应用、创新全民健康信息化和健康医疗大数据发展等方面部署了3项重点任务，并提出以实施一批具有重大影响力、全局性的重点工程为抓手，进一步落实"十三五"重点任务，优化资源配置，提高服务效率，改善就医体验，提升管理水平，其中五项重点工程为全民健康保障信息化工程、健康医疗大数据应用发展工程、基层信息化能力提升工程、智慧医疗便民惠民工程、健康扶贫信息支撑工程。《"十三五"全国人口健康信息化发展规划》描绘了今后工作蓝图，提供了任务抓手。在国家政策的牵引指导下，各地紧密结合实际，抓好创造性落实，上下联动推进了全民健康信息化的深入发展，为全行业改革发展提供了有力支撑。

2. 互联互通建设扎实推进

为积极推进全民健康信息平台应用，"十二五"期间，中央支持卫生计生信息化专项建设资金126.7亿元，地方投入6238亿元，有效推动了全民健康信息网络框架的建设。通过积极推广统筹区域全民健康信息平台建设经验，16个省级全民健康信息平台初步建成，其中北京、上海、新江、江苏、内蒙古、辽宁、福建、重庆、湖北、湖南、山东11个省级平台2015年底已经和国家平台实现联通，天津、河北、山西、安徽、江西、河南、广西、海南、四川、贵州、陕西、甘肃、青海、宁夏、新疆、新疆生产建设兵团16个省级平台2016年底和国家平台实现联通，黑龙江、吉林、广东、云南、西藏5个省级平台2017年6月底和国家平台实现联通。在此基础上，2017年7月，在全国卫生计生系统2017年全面推开公立医院综合改革专题研讨班上，李斌主任提出"2017 年底实现省、市、县三级全民健康信息平台联通全覆盖"的工作要求。截至 2017 年 12 月底，初步实现了 32 个省级平台、340 个地市级平台、2854 个县级平台联通全覆盖。

国家和省级药招信息平台已全部联通运行，编制了 17 万条药品编码和 30 万余条耗材编码，初步开展业务监管和统计分析。32 个省级单位（含新疆生产建设兵团）均建立了全员人口个案信息管理系统，县乡两级应用比例分别达到 81.6%、75.26%。北京、河北、内蒙古、吉林、辽宁、黑龙江、河南、安徽、江苏、湖南、湖北、四川、广西、福建、海南、山西、甘肃、云南、贵州、新疆 20 个省份已经建立省级新农合业务应用信息平台，并与国家新农合平台实现对接。

3. 大数据应用迈开第一步

围绕贯彻国务院办公厅《指导意见》，国家卫生计生委会同中央网信办、国家发展和改革委、科技部、工信部、财政部、人社部等部门印发了《关于促进和规范健康医疗大数据应用发展的指导意见重点任务分工方案的通知》，明确了 16 个部委的 19 类 48 项具体任务，编制完成国家卫生计生委内部实施方案，确保委内任务协同推进。国家卫生计生委成立了健康医疗大数据办公室，建立了综合协调组、产业发展组、金融保险组、科技创新组、教育文化组等多个专业工作组。召开电视电话会部署启动国家健康医疗大数据中心和产业园建设试点，确定福建省、江苏省及福州、厦门、南京、常州两省四市为第一批试点省市，启动第一批健康医疗大数据中心与产业园建设国家试点工程，快速推动健康医疗大数据试点工作落地。2017 年 12 月 12 日，国家卫生计生委确定山东省、安徽省及贵州省为第二批国家健康医疗大数据区域中心建设与互联互通工作试点省。为完善制度建设，组织专家着手编制健康医疗大数据基础资源目录索引和国家标准化体系，已经制定完成《国家健康医疗大数据管理服务办法》《国家健康医疗大数据安全管理办法》《国家健康医疗大数据标准管理办法》《"互联网 + 健康医疗"服务管理办法》《中国名医联盟章程》《国家卫生计生委政务信息管理办法》六个相关规章和管理办法。

4. 信息惠民工作成效明显

推进全民健康信息化的目的就是要让百姓真正得到实惠。为此，29 个省份已发放居民健康卡 1 亿多张，以支撑居民全生命周期健康医疗服务和跨机构、跨区域、跨业务协同为重点，梳理出 126 项居民健康卡业务应用内容。同时，各地均加大推进智慧健康医疗便民惠民服务，鼓励发展基于互联网应用的生育登记、免疫接种服务、就诊流程优化、检验检查结果和居民医疗保健信息查询服务。推动健康卡线上线下融合应用和快速普及发展，研究制定《居民健康卡虚拟化应用建设指导方案》，推广国密算法和国家标准二维码，创新形成电子健康卡，在30个省市、大型医院开展试点示范建设，2017年12月20日在江苏省成功召开全国电子健康卡首发式，推动与招商银行、中国银行、中国银联开展创新应用战略合作，强化健康金融协作和惠民服务应用。

为方便通过信息手段便捷医务人员数字身份识别和多点执业服务电子监管，一些地区（如北京市）已经开始启动医疗卫生机构和人员电子证照建设试点，开展电子证照密钥和密码技术验证工作，制订电子证照应用管理方案和技术方案，研究制定相关管理规范和操作流程。

5. 信息化业务应用有新进步

在医疗机构信息化建设发展的基础上，各地还全面推进远程医疗服务，加快推进远程医疗政策试点项目，扩大远程会诊信息系统，大力鼓励开展区域影像、检验、心电诊断、远程病理诊断服务。2000多家二级以上医疗机构具备了开展远程医疗服务的条件，宁夏、云南、内蒙古、贵州、西藏等省份启动远程医疗政策试点。二级医院和基层医疗机构信息化建设快速发展。全国三级医院已全面实现基于电子病历的信息化建设，部分医院开始探索互联网健康咨询、预约就诊、诊间结算、医保联网异地结算、移动支付等。44家委属管医院基本完成医院信息化基础建设，43家医院建立了电子病历信息系统，17家医院建立了医院信息平台。29个省级出生医学证明管理信息系统与国家级系统实现互联互通。

6. 卫生信息标准逐步完善

标准是为在一定的范围内获得最佳秩序，经协商一致制定并由公认机构批准，共同使用和重复使用的一种规范性文件。当今世界，伴随着经济全球化深入发展，标准化在便利经贸往来、支撑产业发展、促进科技进步、规范社会治理中的作用日益凸显。标准已成为世界"通用语言"，世界需要标准协同发展，标准促进世界互联互通。以标准助力创新发展、协调发展、绿色发展、开放发展、共享发展。标准化水平已经成为各国各地区核心竞争力的基本要素和战略制高点。

信息标准是实现互联互通、信息共享的基础，也是卫生与健康信息化顶层设计和实施的重要组成部分。在我国卫生信息广域连通、跨域协同、快速发展的今天，卫生信息标准化的作用更加重要。特别是"十二五"以来，随着国家卫生与健康事业的发展和深化医药卫生体制改革的推进，国家卫生信息标准工作取得长足发展。主要体现在基本建立统一的卫生信息标准政策和管理、基本建成卫生信息标准技术体系、初步建立了卫生信息标准测评机制。

7. 数据资源积累丰富

目前，国家卫生计生委已采集并形成病案首页库（5亿条）、全员人口库（13.7亿条）、出生信息库（每年1600万条）、死亡信息库（每年600万条）、药品编码库（17万条）、耗材编码库（30万条）、医疗卫生机构库（98万家）、卫生计生人力资源库（900万人）等数据资源。国家卫生服务调查已建立20万人口的贯穿20年的纵向数据，建立了80多万人口的2013年的横断面数据库。国家卫生服务调查始于1993年，每五年在全国范围内开展一次，目前已开展了5次。前4次调查覆盖全国31个省（自治区、直辖市），94个样本县（市、区），470个乡镇（街道），940个村（居委会），调查居民约5.64万户，调查人口20万左右。第5次调查在保持前四次调查样本县、市、区的基础上进行了扩大调整，调整后的样本覆盖全国31个省（自治区、直辖市），156个县（市、区），780个乡镇（街道），1560个村（居委会），实际调查9.36万户，调查人口27.37万。此外，每次调查均有一定数量的省份扩大调查样本，同期开展省级卫生服务调查。

四、建立健康丝路之区域健康大数据平台

习近平总书记在政治局集体学习时特别强调"实施国家大数据战略、加快建设数字中国"，健康大数据是国家基础战略性资源和国家核心资产，是"健康中国"和"数字中国"两大国家战略的融合点，也是"创新强国"和"健康产业"两大国家战略的交汇点，发展好健康医疗大数据，是落实好党中央关于"没有全民健康就没有全面小康""没有信息化就没有现代化"等重要指示的具体举措，其发展繁荣必将极大增强群众获得感、破解医改新难题、发展经济新动能，必将引领民生、经济和科技等多方位取得全面突破性发展，是新时代赋予我们的新机遇。

（一）健康大数据的科学定义

健康大数据是涉及人们生老病死、衣食住行、工农商学等生命全周期、生活全方位、生产全过程中所产生、发生及交互产生的有关生理、心理、生产、生活、道德、环境，及社会适应、疾病防治、公共卫生、健康管理等方面形成的数

据，其终极愿景是以打造人人享有的个性化、专属化、科学化、可视化、实时化和智能化的全时全程服务的"全息数字人"为目标。健康大数据是大数据的最核心资产，是人人需要的数据，也是需要人人做贡献的数据。建成服务于全国人民健康全数字化管理服务需求的国家健康大数据中心，对民生发展、经济增长、社会效益及科学制定国家长远战略规划都具有普遍性、实用性、成长性、带动性等多重价值。

健康大数据是"未知大于已知、已知蕴藏未知"的国家战略新领域，事关国人生命安全、国家生物国防和战略安全。在未来全息数字人新时代，每人一生将产生不少于605Tbit数据（不包括任何可能和必要的数据交互），全国每年将产生超过1000Zbit的交互数据量（不包括这些数据的二次使用和复制/衍生等），如此难以预计的健康大数据快速产生和发展，对我国乃至全球的信息基础设施建设都必将是一个巨大技术挑战，需要新的科学思维方式方法（见图11-1），也必将为我国事业和健康产业发展带来世纪机遇，是推动国家经济提质增效的新兴健康产业，更是蕴藏着重大原始创新的科技基础资源库。

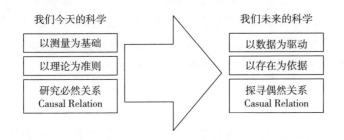

我们今天的科学 | 我们未来的科学

以测量为基础 → 以数据为驱动

以理论为准则 → 以存在为依据

研究必然关系 Causal Relation → 探寻偶然关系 Casual Relation

图11-1　大数据引发科学思维方式方法变革

大数据时代科学思维方式方法在变革，正是其上升为国家战略的科学基础。大数据将会与土地一样是国家基础性战略资源。与土地比，产出模式多样化而且永不枯竭，蕴藏巨大的科学创新和财富创造。

综观全球发展态势，健康大数据是大数据的最核心资产，是保障民生与发展经济的双重战略需要。习近平总书记在政治局集体学习时强调大数据发展日新月异，我们应该审时度势、精心谋划、超前布局、力争主动，深入了解大数据发展现状和趋势及其对经济社会发展的影响，分析我国大数据发展取得的成绩和存在的问题，推动实施国家大数据战略，加快完善数字基础设施，推进数据资源整合和开放共享，保障数据安全，加快建设数字中国，更好地服务我国经济社会发展和人民生活改善。在全国卫生和健康大会上，针对我国只有11.2%的居民保持有健康的行为和生活方式，并且面临着人口老龄化严峻形势、重大疾病人口基数大、多种健康影响因素交织的复杂局面，习近平总书记强调指出"要完善人口健康信息服务体系建设，建立互联互通的人口健康信息平台，推进健康大数据应用"，建设国家权威统一平台，把健康大数据引领的健康产业培育成国民经济重要支柱产业，增强群众获得感，早见成效、多出成果，满足人民对"健康长寿"的美好愿望。

（二）我国健康大数据产业发展现状及面临挑战

1. 人类自身基本需求是推动健康大数据的根本动力

我们要以贯彻落实党中央强调的"普及健康生活、优化健康服务、完善健康保障、建设健康环境、发展健康产业为重点"，加快推进健康中国建设满足人民的期待，群众对健康的需求已经不容我们再等待。当前，随着自然和社会环境演变、疾病谱变化以及人口老龄化的加速演进，使医疗卫生服务保障问题成为世界性难题。我国医疗卫生资源总量不足，优质资源匮乏，配置不均衡，医疗健康服务需求是正三角，而医疗卫生服务供给是倒三角，医疗资源供需矛盾突出。尤其是我国城乡区域发展不均衡、地区差异大，广大基层医疗装备和技术水平普遍较低，规范化程度不高，在广大农村地区、民族地区，误诊误治、过度医疗现象频发，因病致贫、因病返贫的问题依然比较突出，公平性、可及性差，"看病难、看病贵"依然突出影响社会和谐稳定，全民健康保障形势面临着重大挑战。

我国群众对健康需求已呈现井喷态势，当人们的健康需求与发达国家趋同的时候，必然迫使在医疗领域的各项投入在国民经济中所占比例快速上升。为了应对当前健康服务供给严重不足，在医疗卫生资源有限的情况下，充分发挥科技创新的作用，有效提升资源的配置和使用效率，才能找到平衡点。大力发展健康大数据引领的健康产业，构建全生命周期的健康服务新模式，实现生老病死全周期和衣食住行全过程的健康管理与健康疾病风险早期预防和科学干预，增强群众健康素养，有助于实现医疗卫生事业的"关口前移"，可让群众切切实实感受到健康服务的实效，大大增强群众的获得感与幸福感。

2. 科技引领是健康大数据应用发展的核心驱动力

我国以健康大数据为引领的健康产业，日前年产值约为900亿美元，仅占GDP的5.1%左右。2007年美国健康产业产值已经超过了3万亿美元，已达到其GDP的17.6%；2017年美国GDP总值约为18万亿美元，其中27%为健康产业。

健康大数据是健康产业发展的"金钥匙"。当前健康数据缺少科学系统的全面深度分析，是全球健康产业发展所面临的共同重大挑战。医疗大数据是健康产业的科技平台，也是发展临床科研以提升临床质量、降低医疗费用的科技抓手。医疗大数据是健康产业发展的金山富矿，是需要持续高质量建设并同期开发开放的金山富矿。

3. 健康大数据应用发展需要顶层统筹设计

健康和医疗服务不仅是支出，更是未来经济增长的重要引擎。在技术、市场、需求的耦合驱动下，以提高生活质量和提高健康水平为核心的新经济在全球新一轮经济发展中的战略地位越来越重要。纵观全球发展趋势，电子病历、电子健康档案、远程医疗等新业态呈现加速发展态势，但是医疗行业的特殊性，加之群众对健康切身利益的关切，健康医疗行业形成了半开放半封闭的特殊市场。我国医疗健康市场巨大，存在尚未被满足的无限需求空间，更缺少长期发展的统筹规划，尤其是对市场化结果的监督评估和跟踪检查追查机制跟不上，导致当前我国医疗行业信息化发展呈现"多小散乱差"的局面长期无法改变，发展基础与发展后劲都需要从国家层面给予积极引导和加强。

一是互联互通互操作的基础不牢，加之医疗行业的特殊性和复杂性，数据质量和应用规范急需在国家层面加强治理。

二是电子健康档案呈现不活跃状态，针对数据的异源异构异质问题，需要有一个权威科学的统一解决方案，而且更大的挑战是如何保障老百姓对数据的便捷性、合理性使用。我国当前电子健康档案的普及率高达86%以上，正在由基本医疗保障向健康促进的转变，扩大健康人群的数量和质量，到访医疗机构的患者数据就自然下降，也同时有利于提升我国医疗机构服务的精细化和多元化。缺少一个科技手段为老百姓提供多元化、多层次的健康促进产品和服务。

三是国家政策引导和监管不够，我国健康产业起步艰难，距离成为国民经济重要支柱产业还有很长的路要走。当前，大数据、人工智能和可穿戴设备等新兴技术的蓬勃发展，为居民通过智能终端设备用好电子健康档案提供了技术手段，更为健康产业发展奠定了技术基础。

（三）促进我国健康医疗大数据产业发展的对策建议

1. 借鉴发达国家的国际成功经验示范

当前欧美发达国家都以国家力量发展健康医疗大数据产业带动整个医疗卫生事业的科技革命和健康产业发展。结合发达国家发展经验和我国实际情况，尽快发起成立国家级健康医疗大数据的创新创业新主体，加强国家在该新兴领域的统筹部署，是对人民群众利益和国家战略安全地位的切实维护。

我们与主要发达国家实际上是处于同一个起跑线。但是，我们的产业发展速度和规模及其战略定位滞后于欧美进展，也与群众需求存在巨大落差。单就电子病历的互联互通互操作一事，欧美特别是北欧发展最早，欧盟也是以国家行政力量为主导推进。我们电子病历起步比美国早，但是发展状态已经远远落后于美国等发达国家，要与发达国家持续保持在同一水平线，甚至超越和引领该方向，关键是需要国家层面的统筹和主导。

参与国际标准制定加大对国际健康大数据应用标准的跟踪、评估和转化力度，积极参与国际标准制定，增强相关规则制定的话语权。标准是指在经济、技术、科学和管理等社会实践中，对重复性的事物和概念，通过制订、发布和实施标准达到统一，以获得最佳秩序和社会效益。标准化包括了生产中以获得最佳生产经营秩序和经济效益为目标，对生产经营活动范围内的重复性事物和概念以制定和实施标准；以及贯彻实施相关的国家、行业、地方标准等。

习近平总书记在致第39届国际标准化组织大会的贺信中说："标准是人类文明进步的成果。"从中国古代的"车同轨、书同文"到现代工业规模化生产，都是标准化的生动实践。伴随着经济全球化深入发展，标准化在便利经贸往来、支撑产业发展、促进科技进步、规范社会治理中的作用日益凸显。标准已成为世界的"通用语言"。世界需要标准协同发展，标准促进世界互联互通。因此，制定、发布及实施标准对于现代国家和社会具有重要意义，与人类健康密切相关的疾病、诊疗、器械、设备、食品、药品、基因、环境等领域的标准是社会各行业中最多的，配套的网络软硬件和数据标准更是数不胜数、日新月异。

健康产业作为跨界融合的新方向，各自都缺少开发金矿的手段和工具，更需要国家统筹安排引领各方把各自的"金刚钻"放在一起，共同开发健康产业金矿。因此，必须有国家的统筹布局，各方共建共赢共享，方可破冰前行。

2. 统筹规划建设对健康大数据中心成为我国重要数据能源有重要意义

健康医疗大数据，事关一个人的生老病死和衣食住行各个方面，更关系到国家安全和社会经济生产活动的各个层面，做好健康医疗大数据中心建设的统筹规划尤其重要。我国有近14亿人口，目前尚未具有自主的数据资源中心，信息碎片化现象十分严重，数据的质量不能保证，数据利用率更有限。为此，建设健康医疗大数据项目是解决数据融合的最好契机，也是打造我国首个国家数据中心的重要时机，这是项目开展的首要工作，也是核心要素。但是，数据中心怎么建，建成几级、什么模式、数据如何汇聚，以及出台什么样的数据融合及授权办法来保障数据融合等很多复杂艰巨的问题都需要科学地论证规划。

先简单概算一下未来技术发展对人类健康事业可能会产生的数据量。显然，人的一生，就是不断产生数据的一生。来自生老病死的过程数据：若以个人疾病前的预防预警预测为目的，如果每人每年仅仅单次测量基因组就高达几百 GB 数据量，若包括蛋白组、转录组、表观遗传组、代谢组等其他生物医学数据，单次测量超过 TB，一生数据将高达 100TB。而且随着生物医学测量技术的发展，能够测量的数据指标会越来越多。

首先，若以疾病救治过程中的各种临床检查检验数据为例，一次全身 PET－CT 产生 10GB 以上数据，包括临床及药物信息，每次疾病诊疗的临床过程至少产生几百 GB 数据。若以北京居民的 20.63 年疾病伤残年限计算，每人仅疾病伤残生存期就会产生 205TB 的数据量。

其次，来自衣食住行的生活数据：以全息数字人为目标，针对以生理、心理、行为、环境、营养等为内容的健康大数据，每人每日产生的视频、文本和语言数据量至少达到 GB 量级，一生将产生 300TB 数据。随着智能家居和智能环境建设，以及可穿戴与传感技术发展，人们对生活水平的要求不断提高，衣食住行的数据将不断丰富。

显然，依据当前的技术条件，最保守分析，每人一生仍将产生超过 605TB 数据，这些数据如果发生类似社交网络的多层次多方位的数据交互，产生的交互数据量非常庞大。

此外，在日常生活中，以现有的社交网络技术条件，人们为了自己的健康因素，若每月与专业机构发生一次交互，每周与一位家庭成员发生一次交互，每人一生因为交互需求将产生 PB 级的数据量。全国每年因健康信息的交互又将产生超过 1000ZB 的数据量。

如果参照美国当前的发展水平，每家医院每年有 665TB 的新增数据量，以我国 3 万家综合性医院为例，每年新增数据量就是 20ZB，这还不包括医保、三医联动、分级诊疗及家庭医生签约等业务方面的庞大数据，也没有考虑医药和医疗器械等科研数据。美国 3 亿人口现有 425000 家远程和移动医疗机构，我国 14 亿人口应有 198 万家的远程医疗机构，每家每年新增 100TB，假设 198 万家以社交网络的交互方式发生交互，其新增的直接交互数据量就高达 1000ZB 以上。

任何信息在使用过程中都必然要发生交互，交互过程是数据所含信息价值发挥其重大社会经济意义的过程，也是人类追求更健康、更长寿的共同目标的结果。据此，全息数字人时代，每人一生将产生605TB数据量（这还不包括任何必要的数据交互），全国每年将产生超过1000ZB的交互数据量（这还不包括这些数据的二次使用和复制衍生再生次生等数据），如此难以预计的健康医疗大数据快速产生和交互衍生，对我国乃至全球的信息基础建设都是一个巨大的挑战，将带动我国信息产业的再次腾飞和科技突破，也必将为我国医疗事业和健康产业发展带来机遇。

我国优质医疗资源分布不均衡，但是我国信息网络基础建设四通八达。利用我国丰富的临床资源和强大的信息网络，打造我国优质医疗资源的网络化共享具备技术条件和群众基础，为优质医疗资源的全社会共享和技术下沉提供了可行性，也为我国健康医疗大数据中心建设和健康产业发展提供了可行性。不同于一般数据库不用或少量应用的特点，健康医疗大数据各中心积聚于国家应用，服务于民生改善和经济发展，突出健康医疗大数据面广量大、分地域存储，促进数据汇集和分级分类安全管理，从而有效克服目前信息化建设中普遍存在的"孤岛"和"烟囱"现象，促进应用运用和双创集群。

健康医疗大数据应用发展过程中，涉及每个人一生的数据，个人的数据虽然仅是隐私问题，但是1亿人全生命周期的数据就是兆万亿健康产业的国家战略资源，是破解民生难题的国家基础性平台，也是国家长远战略发展规划的科学依据，是原始重大医学和健康科技创新的知识宝库，更是未来生物武器研发的生物科技资源库。我们最终的目标是要建成一个国家级数据中心，以健康医疗大数据中心建设带动健康产业发展，预计在2020年形成100ZB的数据量，到2030年呈现指数型增长到1000ZB，最终形成一个国家中心，统领管辖国家资源目录库。因此，建设我国首个大数据中心实质上就是建立我国巨大的数据能源站，而因为涉及数据的无限庞大，一个数据中心难以通过全国各省同时汇聚数据，必然要求分层级汇入，因此有必要建设区域中心。

由于考虑到我国人口分布不均，我国人口密度最高（549人/平方千米）的华东区域拥有35亿人，人口密度最低（31人/平方千米）的西北部拥有0.9亿人等因素，以及"一带一路"健康服务输出等需求，在一个国家中心的部署下适当增加区域中心，还必须考虑我国人口地理分布问题，让区域数据中心能同时承担起均衡医疗资源的作用。因此，大数据中心建设初期，为了保障全国人民对健康服务公平性、均等性的要求，并充分利用我国信息网络设施，计划以东西南北中的布局为主，建设五大区域中心，并同时规划建设一个国家级的中心，统辖全国的健康医疗数据资源目录库。

我国 2030 年健康医疗大数据应用发展和规范治理总体宏伟蓝图，以促进人人享有健康长寿为目标，以全息数字人为健康科技愿景，以发展精准医学和整合医学为方向的智慧型医疗，及丰富以全面健康和全民健康为内容的智能化服务为内容，打造健康医疗大数据云平台为手段，推进大数据中心建设和人才培养基地建设，引领科技、民生和经济发展，保障国家基础性战略资源的安全稳定运行，以"健康产出"带动和促进全社会生产力的提升，落实"一切为了人民的健康"的社会发展目标。

3. 健康大数据是发展医疗事业的利器

我国年诊疗高达 70 亿人次，我国年医疗费用总支出已近万亿元，占 GDP 的比重已经超出世界警戒线的 5% 左右。随着我国人均 GDP 超过 1 万美元之后，人民群众对健康需求接近中等发达国家水平，健康服务供给还处于起步状态，健康服务的多样性和差异性还处于模式阶段，而且我国临床资源丰富，但是医疗服务供给能力严重不足，我国医务人员也只有 1100 万，服务于近 14 亿人口的健康需求是极大挑战。我国在面对老龄化程度世界罕见的突出社会环境下，唯有结合我国丰富的临床资源固有优势和雄厚信息产业基础，规范和促进健康大数据应用发展，把我国丰富的临床资源和强大信息技术变成有效的资产，构建全生命周期的健康服务新模式，实现从出生到衰老的全生命周期健康管理与疾病早期风险预防和干预，增强群众健康素养，实现医疗卫生事业的"资源下沉、关口前移"，让群众切切实实地感受到健康服务的实效，增强群众健康服务的获得感，为破解新医改难题打造尖锐利器，方可积极科学应对人口老龄化、疾病谱变化、环境变化等各种可见或不可预期的重大挑战。

未来，以发展"精准医学"为目标的生物医学大数据是病因精准分析的科技支撑，也是国家生物武器研发的科技资源库；以发展"智慧医疗"为目标的医疗医药医保大数据，其数据使用安全性是国人健康的保障；以发展"中医药现代化、国际化"为目标的中医"治未病"健康大数据，中医药是人类医药史上的瑰宝，也是我国几千年中华智慧的结晶；以发展"全息数字人"为目标的人口建康大数据，以应对人类追求"既健康、又长寿"需求为方向，围绕个人及家庭健康需求组织有效服务，通过智能可穿戴设备和移动数据终端的信息共享服务，实现与健康档案系统和第三方社会服务的一体化整合，让人人享有随时随地所需的"全息式"优质健康服务新模式，最终形成与每个生物人相对应且可量身定制的全息数字人，实现人与自己、社会、环境的和谐健康发展，积极推进与食品、教育、体育、旅游、环境、地产、电子、电信、电商等其他领域融合发展，普及健康生活、优化健康服务、完善健康保障、建设健康环境，把健康产业培育成国民经济重要支柱产业。显然，健康大数据任何应用方向都事关国家长治久安，必须始终坚持以安全性和适用性为根本前提，构建原生和次生健康大数据应用发展的安全保障体系，是确保我国生物国防安全和国家人口健康安全的战略需要。

如果我们能够充分发挥健康大数据在引领新经济发展中的特色优势，加强跨界领军人才培养，以"跨界融合"为契机，加强隐私保护和信息安全技术标准体系和监管规范制度建设，把健康大数据产业培育成国民经济重要支柱产业正在成形。

第一，惠民便民，增强群众幸福获得感。健康长寿是人人所追求的根本性需求，百姓的看病治病更是最根本的现实需求。健康大数据以网络为平台，实现优质资源共享，实现医疗控费，为百姓开创"好看病、看好病"新局面提供了切实可行的技术支撑。

第二，资源共享，增强医务职业自豪感。医务从业人员是群众健康长寿的保护伞，站在党心民心紧密相连的第一线，树立行业权威，塑造职业幸福，是所有医务人员的基本诉求。开展医疗领域所需资源的有效共享，为医务从业人员职业拓展提供大舞台，为开创"好看病、看好病"新局面提供了切实可行的技术支撑。

第三，提升生产力，增进社会治理现代化。在全面建设小康社会的关键时期，群众因病致贫、因病返贫现象依然突出，如果充分运用健康大数据应用发展机遇，促进医疗资源和技术通过互联网模式分析，提升群众对健康管理的自我维护意识，调动和发挥群众的首创精神和首用精神，民间的创新创造潜力巨大，健康扶贫可以做到"以点带面，厚积薄发"，形成以健康大数据为牵引的国家政策实施的前沿阵地，促进社会和谐稳定。健康大数据正以跨界融合之态进入我们日常生活和工作中，正在成为跨界融合平台、健康产业舞台、科研聚集纽带、人才培养摇篮、战略前沿阵地，是国民经济新动能，是民生发展新抓手，是国家安全新支柱。健康长寿是人人可追求的幸福工程，健康大数据有助于人民追求此目标的实现。

4. 推进国际交流合作

习近平总书记于第二届世界互联网大会上强调网络空间是人类共同的活动空间，网络空间前途命运应由世界各国共同掌握。因此，大力引进国际尖端人才共建健康大数据实验室，开展探索性研究工作。参与国际健康医疗相关标准制定，稳步探索国际健康医疗大数据应用发展合作新模式，不断提升我国健康大数据应用水平、产业核心竞争力和国际化水平。对"健康中国信息服务行动"提出"全面推进人口健康信息服务体系"，不仅在国内要"全面建成统一权威、互联互通的人口健康信息平台，强化公共卫生、计划生育、医疗服务、医疗保障、药品供应、综合管理等应用信息系统数据集成、集成共享和业务协同，基本实现城乡居民拥有规范化的电子健康档案和功能完备的健康卡。实施健康中国云服务计划，构建健康医疗服务集成平台，提供远程会诊、远程影像、病理结果、心电诊断服务，健全检查检验结果互认共享机制。运用互联网手段，提高重大疾病和突发公共卫生事件应急能力，建立覆盖全国医疗卫生机构的健康传播和远程教育视频系统"，也要"完善全球公共卫生风险监测预警决策系统，提供健康安全保障服务"。

对于健康大数据发展来说，国际应用标准至关重要，要积极地跟踪、评估和转化，同时积极参与国际标准制定，增强相关规则制定的话语权。这就要求中国的临床专家和医药企业能够在国际标准制定方面积极参与，积极影响。对于健康大数据来说，有序推进健康大数据应用发展的人才技术交流与合作。鼓励相关企业和科研单位开展对国际先进技术的引进、消化吸收和再创新，推动我国自主技术与全球同步发展。

5. 探索国际合作模式

《"十三五"国家信息化规划》提出，要深化开放合作，拓展发展新空间，促进双向开放合作。发挥互联网在促进国际国内要素有序流动、资源高效配置、市场深度融合中的作用，有序扩大网信开放领域，有效引进境外资金和先进技术，强化互利共赢。"一带一路"建设推动全球互联网治理体系变革。坚持尊重网络主权、维护和平安全、促进开放合作、构建良好秩序，积极参与全球网络基础设施建设，建立开放共赢的国际合作体系。建立全球信息化合作服务平台，积极推动网信企业国际拓展，加快建设中国—东盟信息港、中国—阿拉伯国家等"网上丝绸之路"。建立网信企业"走出去"服务联盟，引导联盟成员在融资融智、技术创新等方面协同合作，拓展国际信息化交流合作渠道，创新卫生援外模式。

（马梦蕾 欧阳静）

第十二章 实现健康丝路的有效途径

"一带一路"包括65个国家，44亿人口，占全世界人口的63%，整个外贸、外资的流入每年分别增长13.9%和6.5%，比全世界平均增长都快很多。

"一带一路"是全面合作之路。"一带一路"沿线大多是新兴经济体和发展中国家，涵盖中亚、南亚、西亚、东南亚和中东欧等国家和地区，总人口约44亿，经济总量约21万亿美元，分别占全球的63%和29%。"一带一路"沿线国家与我国的经济互补性较强，非洲在产业发展、金融服务、减贫、医疗卫生、生态环保等领域均有引进我国产业、技术、资金的需求，在推进本国基础设施建设、拓展对华贸易规模上有较大的合作空间。我国已经成为世界第三大对外投资国。

"一带一路"是和平交流之路。丝绸之路虽然是一个文化符号，但彰显的是和平交流，共同发展的理念，和平与发展是丝绸之路的"内核"。将"中国梦"与"亚洲梦""欧洲梦"连接，支持有关国家改善民生、增加就业和工业化的努力，积极为本地区提供公共产品，让有关国家安心、舒心、开心。因此，从这个层面看，"一带一路"也是一条和平发展之路。

"一带一路"是互联互通之路。民心相通就是加强人文交流，将历史丝绸之路建立起来的民间文化提升至更广义的国与国、民与民之间进行文化、教育、医疗卫生、宗教等方面的交流和合作。"一带一路"倡议是新时期我国统筹陆海开放、协调东西开放，深化与丝绸之路沿线国家经贸、人文、科技、生态等多领域合作交流的形象概括，是对2100多年来丝绸之路精神的传承与发扬，是在新形势下中国与沿线各国共同倡导和提供的一项重要全球公共产品。"一带一路"在促进沿线各国互利共赢，共同发展的同时，也有助于构建经济融合、文化包容、政治互信的紧密合作关系，增强维护和平发展的战略能力；有助于深入推进区域经济合作，增强全球化资源配置和管理开放型经济的能力；有助于从供给和需求两个方面拓展发展空间，增强保持经济平稳健康发展的能力；有助于加强生态环保的国际协调协作，增强可持续发展和共同应对气候变化的能力；有助于参与全球公共产品的提供，增强全球治理格局的能力。全方位深入推进人文交流。把深化人文交流、实现民心相通提高到事关"一带一路"倡议成败关键的位置。可考虑在"一带一路"总体规划下，制定实施人文交流专项规划，统筹协调已有各类人文交流渠道，系统规划、形成合力。应坚持问题导向，着力弥补中外人文交流的短板和薄弱环节，增进对中国发展道路和价值观的理解认同。应创新合作方式，注重发挥地方和民间的积极性、主动性、创造性，注重互联网等新媒体手段应用，考虑设立"一带一路"人文交流专项基金发挥各类社会组织在人文交流中的积极作用。

一、政策沟通，完善政府间交流合作机制

第一，把握政策，最大限度地发挥政府间现有的合作机制的优势，积极推动实施已经签署的健康领域双边合作协议，加强与世界各国政府的沟通交流，积极开展中外政府间、国际组织间的高层交往，构建政府间磋商和协调机制；加强双方高层官员的接触，拓展与各国（地区）政府有关医药卫生及健康产业的政策法规、市场准入、市场监管等方面的交流与合作，建立与世界卫生组织、世界贸易组织等国际组织的对话及紧密合作机制；加强政策沟通，注重与沿线国家和地区发展计划的衔接与沟通，将本国、本地区的发展策略融入"一带一路"这个大的策略框架内，从整体出发，以全局视角协调解决重大问题，为健康理念沿"一带一路"走出去营造良好政策环境。

第二，加强医学政策法规、人员资质、产品注册、市场准入、质量监管等方面的交流沟通和经验分享，并通过国内各有关部门的协调以及与国际组织和世界各国合作，构建国际传统医药信息中心，以中英（外）文双语或多语种，建立动态的医药医疗、科研、教学、管理和市场数据库、中医药和世界传统医药法律数据库，促进传统医药领域的信息交流和知识共享，做到知己知彼，充分分析国际发展形势，把握有利因素，规避市场风险，同时加强自身发展，完善自我，稳步推进，为有条件的医药卫生机构"走出去"搭建平台，为中国医药对外合作提供政策支持。

第三，深化与世界卫生组织、国际标准化组织、上海合作组织、中东欧、欧盟、东盟等多边组织的合作交流，利用国际植物药法规与监管合作组织

（IRCH）、中国—中东欧、中国—东盟、西太区草药协调论坛等多边机制，积极参与国际组织传统医学发展战略、运行规则、政策动态和标准规范的研究与制定。此外，在研究和完善医药标准规范的基础上，结合世界各传统医药标准规范和法律法规特点，采用政府主导与市场运作相结合的方式，在我国建立权威的中医药国际认证中心；协调世界各国的传统医药行业协会，团结中西方的医师，制定和推广医药行业国际标准，并通过所在国专业协会的认可促进当地政府承认，推动建立具有特点的医疗、教育、研发、生产、注册、市场准入和销售标准规范的医药国际认证认可体系，营造有利于医药产业海外发展的国际环境。

二、资源互通，与沿线国家共享健康服务

首先，根据国际市场发展需要，做好区域布局，支持各类优秀医疗卫生机构与沿线国家合作，本着政府支持、民间运作、服务当地、互利共赢的原则，支持社会力量举办规范的医疗和养生保健机构，培育一批技术成熟、信誉良好的知名医疗和养生保健服务集团或连锁机构，鼓励医疗机构发挥自身技术人才等资源优势；沿中蒙俄、中国—中亚—西亚、中国—中南半岛、新亚欧大陆桥、中巴、孟中印缅等国际经济合作走廊，在中亚、西亚、南亚、东南亚、中东欧、欧洲、大洋洲、非洲等区域建设医药海外中心。迄今为止，总计已有 10 个海外中医药中心在中国政府与国际社会的共同努力下完成建设。

其次，积极发挥中国传统医药在心脑血管病等重大慢性疾病的预防以及治疗方面的巨大优势和丰富的健康养生理念，结合不同国家的常见病、多发病、慢性病以及重大疑难疾病，面向沿线民众提供医疗和养生保健服务，并且鼓励社会力量提供医疗服务，建立公立医疗机构为主导、非公立医疗机构共同发展，基层医药服务能力突出的医疗服务体系，通过加强重点专科建设和人才培养、规范和推进医师多点执业等措施，支持社会资本举办医院、疗养院和诊所，鼓励有资质的专业技术人员特别是名老中医开办诊所，允许药品经营企业举办名医坐堂医诊所，鼓励社会资本举办传统中医诊所。依托各类医药机构，在国内建设一批医药国际医疗合作基地，提升外向型合作水平，吸引沿线民众来华接受医药医疗保健服务，推动医药理论、服务、文化融入沿线国家卫生体系。同时根据各地康复服务资源配置需求，设立特色康复医院和疗养院，加强医院康复科建设，鼓励社会

资本举办特色康复服务机构。鼓励新建以医药健康养老为主的护理院、疗养院，有条件的机构设置以老年病、慢性病防治为主的中医诊室，推动医院与老年护理院、康复疗养机构等开展合作。

再次，以医带药，加强研究，注重医药新产品的研发，针对不同国家的疾病谱和药品规管制度，推广相对应的医药产品，搭建中药海外注册的公共服务平台，支持成熟的中药产品以药品、保健品、功能食品等多种方式在沿线国家进行注册，进入沿线国家医疗卫生体系，不断完善销售渠道，形成知名品牌，扩大中药产品在国际市场所占的份额。

最后，支持有实力的医疗机构获得国际知名保险机构的认证，提高国内医疗机构的服务品质，通过扶持优秀医药企业和医疗机构到境外开办医院、连锁诊所等医药服务机构的方式途径，培育一批国际市场开拓能力强的医药服务企业或企业集团，建立和完善境外营销网络，积极推动将中医药纳入国际医疗保险体系。

三、民心相通，加强与沿线国家人文交流

第一，开展医药公共外交，设立医药文化国际传播专项。积极利用驻外使领馆、中医药海外中心、孔子学院和海外中国文化中心等多种平台，举办大型医药文化展览、义诊、健康讲座和科普宣传活动，制作医药国际宣传材料，促进沿线民众对医药理论和医疗保健服务作用的了解与认同。发掘医药文化资源，优化医药文化产业结构，充分利用现代信息技术和网络技术，以及传统媒体，发展数字出版、移动多媒体、动漫等新兴文化业态，创作科学准确、通俗易懂、贴近生活的医药文化科普创意产品和文化精品，出版发行有重要国际影响的医药学术刊物和论文，培育知名品牌和企业，逐步形成医药文化产业链。建立辐射全球的医药宣传渠道，以中医药为载体传播中华传统文化，用国际化语言讲述中国故事，推进医药科学的国际传播，促进医药文化得到沿线各国政府和民众的广泛认同和普遍使用，将中医药打造成中国在国际舞台的一张亮丽名片。

第二，优化医药对外教育结构、提高教育质量。一方面开展健康教育，将医药知识纳入基础教育，借助海外中国文化中心、中医孔子学院等平台，推动医药文化国际传播；与此同时，还要鼓励医药高等院校、社会团体等机构与沿线知名大学合作办学，将医药卫生纳入沿线国家高等教育体系。

第三，遴选一批具备条件的优秀医药高等院校，在国内外建立医药国际教育培训中心，面向沿线国家开展示范性医药学历教育、短期培训以及临床实习。加强海外医师规范化培训，提高服务能力和诊疗水平，同时支持医药院校开展非学历远程教育，为世界各国和地区培养本土化的医药人才。

第四，发展医药健康旅游，加强与沿线国家民众的人文交流。利用中医药文化元素突出的中医医疗机构、中药企业、名胜古迹、博物馆、中华老字号名店以及中药材种植基地、药用植物园、药膳食疗馆等资源，开发中医药特色旅游路线，建设一批中医药特色旅游城镇、度假区、文化街、主题酒店，形成一批与中药科技农业、名贵中药材种植、田园风情生态休闲旅游结合的养生体验和观赏基地。开发医药特色旅游商品，打造医药健康旅游品牌。支持举办代表性强、发展潜力大、符合人民群众健康需求的医药健康服务展览和会议。

第五，在条件成熟的沿线国家开设更多的中医孔子学院。目前，孔子学院已成为体现中国文化软实力的品牌项目，而中医孔子学院也在树立中医药良好的国际形象的过程中起到了积极的推动作用。虽然短时间内无法改变西方现代医学的绝对统治地位，但从长远来看，通过"中医＋孔子学院"式的联合发展，中医药的对外传播交流必将拥有一片肥沃的文化土壤。

四、科技联通，推动中医药传承创新

第一，以项目、基地和人才为合作载体，采用多种形式和途径，支持医疗机构、科研院所、高等院校和药企与国际上有影响的沿线一流机构开展科技合作，建立双边或多边的临床研究中心、联合实验室、产品研发和生产中心、安全评价中心。建立协同创新机制和合作平台，有效引进、消化、吸收和集成国际适用的先进技术和设备，运用现代科学技术和中医药传统研究方法，进行科研大协作，开展医药基础理论、临床和药品等重点领域研究。选择医药防治具有优势和特色的病种为重点，结合不同国家和地区政府和民众的兴趣特点，开展中医药对沿线国家常见病、多发病、慢性病、亚健康状态及重大疑难疾病诊疗方法和诊断标准、治疗方法与方案、评价标准的基础与临床研究，开展医药循证医学研究，并对行之有效的成果进行推广，不断提高医药防治疾病和养生保健水平，满足现代人类社会不断增长的健康保健需求，为中国医药进入沿线国家主流医药市场发挥支撑引领作用。

第二，加强医药领域国际科技合作与协同创新能力建设，借鉴复杂性科学、系统科学等新理论、新思路，集成医学、生物学、计算机学、信息学、数学和材料学等最新成果和适用技术，揭示医药的科学内涵，形成可供与现代医学交流的共同语言，丰富和发展医药理论；以高新技术企业为依托，建设一批医药健康服务产品研发创新平台，促进产品的研发及转化，加强医学诊疗设备、健身产品、药品、保健食品研发，重点研发健康识别系统、智能体检系统、健康辨识仪等医疗健康辨识、干预设备；探索发展用于诊疗的便携式健康数据采集设备，与物联网、移动互联网融合，发展自动化、智能化的医药健康信息服务。通过对接研发与使用需求，加强产学研医深度协作，推动医药理论转化为产品、技术和服务，促进医药文化的对外传播与交流。

第三，遵照国际标准制定规则，以现有医药标准为基础，依据世界各地区特点和社会经济科技发展状况，充分借助世界卫生组织和国际标准化组织等平台，主要以世界卫生组织国际疾病分类代码传统医学章节（ICTM）项目和国际标准化组织中医药技术委员会（ISO/TC249）平台为重点，围绕医疗、药品、医药医疗器械设备、医药名词术语与信息学等领域，开展医药疗效评价方法与标准规范、质量控制和生产规范、药效和安全性评价、药物资源保护与合理利用以及注册标准等多方面研究，制定符合中国医药特色、适应不同地区特点的疾病诊断、治疗方法、疗效评价、质量控制等国际标准和规范，并开展采标、认证、推广等合作，发挥医药学术组织、行业协会等社会组织的作用，采取多种形式开展面向专业技术人员的医药标准应用推广培训，推动医药标准在沿线国家的有效实施。

五、贸易畅通，发展医药健康服务业

医药健康服务以维护和促进人民群众身心健康为目标，其基本内涵包括医疗服务、预防保健服务、养生保健文化传播以及相关服务，涉及与医药有关的药品、医疗器械、保健用品、保健食品、健身产品等支撑产业。发展医药健康服务，要充分利用"互联网＋"等新兴业态，加强供给侧改革，建立以沿线市场需求为导向的医药贸易促进体系和国际营销体系。拓展医药服务贸易市场，发挥医药医疗保健、教育培训等传统服务贸易领域的规模优势，扶持一批市场优势明显、具有发展前景的医药服务贸易示范项目，建设一批特色突出、能够发挥引领辐射作用的医药服务贸易骨干机构，创建若干个综合实力强、国际影响力突出的医药服务贸易重点区域。支持在海内外设立医药服务贸易机构，巩固传统市场，挖掘服务出口潜力，提高新兴国家市场占比。支持有实力的药企通过新设、并购、租赁、联合投资等方式在沿线国家建立子公司或分公司，构建跨国营销网络，建设药物流配送中心和经济联盟。利用多边、双边自由贸易区谈判，推动医药产品和服务贸易发展。整合医药医疗机构、养生保健机构、生产企业等资源，建设以医药文化传播和体验为主题、融医疗、养生、康复、养老、文化传播、商务会展、药材科考与旅游于一体的医药健康旅游示范区、示范基地和示范项目。积极参与中外自贸区谈判，推动将医药纳入中外自贸协定内容，扩大沿线国家对医药市场开放，降低对医药服务和产品的准入壁垒。

"一带一路"最大的风险在于国内能力与认识未到位，出现一窝蜂上的情形和"山寨丝路"计划现象，从产能过剩到丝路过剩；一些做法是将国内那套发展模式推广至丝路沿途国家；习惯走上层路线，可能遭遇来自不稳定国家和地区的底层革命冲击，将来中国可能陷入疲于应对海外利益维护、海外法人安全的挑战，崛起进程夭折。

强化与周边国家在传染病疫情信息沟通、防治技术交流、专业人才培养等方面的合作，提高合作处理突发公共卫生事件的能力。为有关国家提供医疗援助和应急医疗救助，在妇幼健康、残疾人康复以及艾滋病、结核、疟疾等主要传染病领域开展务实合作，扩大在传统医药领域的合作。加强科技合作，共建联合实验室（研究中心）、国际技术转移中心、海上合作中心，促进科技人员交流，合作开展重大科技攻关，共同提升科技创新能力。整合现有资源，积极开拓和推进与沿线国家在青年就业、创业培训、职业技能开发、社会保障管理服务、公共行政管理等共同关心领域的务实合作。

"一带一路"倡议是国内国际大手笔。第一，把实现中华民族伟大复兴的"中国梦"与世界各国人民求和平、谋发展、实现进步繁荣、过上幸福美好生活的共同愿望相融通，站在人类命运和道义责任的制高点，自觉担当负责任大国的国际道义和责任义务，提出与世界各国分享中国的发展机遇、经验与成果，打造互利共赢的"利益共同体"和共同发展繁荣的"命运共同体"的宏伟构想，把中国的发展与世界各国的发展紧密地结合在一起。第二，中国四十多年改革开放所取得的伟大成就和经济发展蓄积的相对优势，集合成巨大的"中国正能量"，足以为"一带一路"倡议的推进和实施提供必要的产品、技术、设备、资金和金融保障。第三，改革开放以来实行的以东部沿海为主的对外开放战略需要升级转向，累积的先发经济优势和能量需要外溢转移，多年来实施的"西部大开发"战略亟须在深度和广度上持续推进，为提升并扩大整体对外开放水平和空间，实施"一带一路"倡议奠定了历史基础和现实机遇。第四，加快推进自贸区战略，建设"一带一路"新丝路的战略支点和经济"桥头堡"，以降低贸易门槛、提升贸易便利化水平，加快区域内经济一体化，把快速发展的中国经济同沿线国家的利益紧密结合起来。

　　回顾历史，展望未来，"一带一路"倡议构想仿佛是一支如椽大笔，在世界政经版图上挥洒出来的一大手笔，描绘了中国与世界未来一个历史阶段发展的新蓝图。

（叶子轶　欧阳静）

参考文献

著作：

［1］中共中央国务院．"健康中国 2030"规划纲要［M］．北京：人民出版社，2016．

［2］李斌．健康中国 2030 规划纲要辅导读本［M］．北京：人民卫生出版社，2017．

［3］中国工程院．健康中国，策略为先［M］．北京：高等教育出版社，2019．

［4］鲍宗豪．健康中国研究报告（2019）［M］．北京：东方出版中心，2019．

［5］汤胜蓝．实现"健康中国 2030"目标——基于实证的研究［M］．北京：人民卫生出版社，2019．

［6］健康中国行动推进委员会办公室．健康中国行动文件汇编［M］．北京：人民卫生出版社，2019．

［7］李玲．健康强国——李玲话医改［M］．北京：北京大学出版社，2010．

［8］李玲．健康大数据——一场关于健康行为的革命［M］．北京：人民卫生出版社，2015．

［9］武留信．健康管理蓝皮书：中国健康管理与健康产业发展报告［M］．北京：社会科学文献出版社，2019．

［10］中国卫生健康统计年鉴（中国卫生和计划生育统计年鉴 2019）［M］．北京：中国协和医科大学出版社，2019．

［11］卫生计生委宣传司．健康中国 2030 热点问题专家谈［M］．北京：中国人口出版社，2016．

［12］金小桃．健康医疗大数据［M］．北京：人民卫生出版社，2018．

［13］国家卫生健康委员会．2019 中国卫生健康统计提要［M］．北京：中国协和医科大学出版社，2018.

［14］鲍宗豪．2017 年健康中国研究报告［M］．北京：东方出版中心，2019.

［15］中国人口宣传教育中心．健康中国：1949－2019［M］．北京：五洲传播出版社，2019.

［16］翟绍果．共建共享健康中国［M］．北京：生活·读书·新知三联书店，2019.

［17］中国人事科学研究院．健康中国知识读本［M］．北京：中国人事出版社，2017.

［18］黄开斌．健康中国：大医改新思路［M］．北京：红旗出版社，2017.

［19］国家智囊机构研究员．读懂一带一路［M］．北京：中信出版社，2015.

［20］习近平谈"一带一路"（普及本）［M］．北京：中央文献出版社，2018.

［21］一带一路，中国的文明型崛起［M］．北京：中信出版社，2015.

［22］一带一路大数据报告（2018）［M］．北京：商务印书馆，2018.

［23］雷晓康．中国社会治理十讲［M］．北京：中国社会科学出版社，2019.

［24］杜飞进．中国的治理：国家治理现代化研究［M］．北京：商务印书馆，2017.

［25］燕继荣．中国现代国家治理体系的构建［M］．北京：社会科学文献出版社，2018.

［26］许耀桐．中国国家治理体系现代化总论［M］．北京：国家行政学院出版社，2016.

［27］魏礼群．中国社会治理通论［M］．北京：北京师范大学出版社，2019.

［28］龚维斌．中国特色社会主义社会治理体制［M］．北京：经济管理出版社，2016.

［29］西安交通大学中国管理问题研究中心．2018 中国社会治理发展报告［M］．北京：科学出版社，2018.

［30］钟海帆．互联网与国家治理现代化［M］．北京：社会科学文献出版

社，2015.

［31］贺丹．中国健康扶贫研究报告［M］．北京：人民出版社，2019.

政策文件：

［1］《"健康中国"2030 规划纲要》（中共中央　国务院〔2016〕）

［2］《健康中国行动（2019—2030 年）》（健康中国行动推进委员会〔2019〕）

［3］《"健康北京 2030"规划纲要》（中共北京市委　北京市人民政府〔2017〕）

［4］《"健康兵团 2030"规划纲要》（兵团党委　兵团〔2018〕）

［5］《"健康福建 2030"规划纲要》（中共福建省委　福建省人民政府〔2017〕）

［6］《"健康吉林 2030"规划纲要》（中共吉林省委　吉林省人民政府〔2017〕）

［7］《"健康江苏 2030"规划纲要》（中共江苏省委　江苏省人民政府〔2017〕）

［8］《"健康江西 2030"规划纲要》（中共江西省委　江西省人民政府〔2017〕）

［9］《"健康辽宁 2030"行动纲要》（中共辽宁省委　辽宁省人民政府〔2016〕）

［10］《"健康浙江 2030"行动纲要》（中共浙江省委　浙江省人民政府〔2016〕）

［11］《"健康龙江 2030"规划》（中共黑龙江省委　黑龙江省人民政府〔2017〕）

［12］《"健康山东 2030"规划纲要》（中共山东省委　山东省人民政府〔2018〕）

［13］《"健康中原 2030"规划纲要》（中共河南省委　河南省人民政府〔2017〕）

［14］《"健康湖南 2030"规划纲要》（中共湖南省委　湖南省人民政府〔2017〕）

［15］《"健康陕西 2030"规划纲要》（中共陕西省委　陕西省人民政府〔2017〕）

[16]《"健康山西 2030"规划纲要》(中共山西省委　山西省人民政府〔2017〕)

[17]《"健康上海 2030"规划纲要》(中共上海市委　上海市人民政府〔2018〕)

[18]《"健康云南 2030"规划纲要》(中共云南省委　云南省人民政府〔2017〕)

[19]《"健康新疆 2030"规划纲要》(新疆维吾尔自治区党委　新疆维吾尔自治区人民政府〔2017〕)

[20]《"健康内蒙古 2030"规划纲要》(内蒙古自治区党委　内蒙古自治区人民政府〔2017〕)

[21]《"健康宁夏 2030"发展规划》(宁夏回族自治区党委　宁夏回族自治区人民政府〔2017〕)

[22]《国务院办公厅关于印发健康中国行动组织实施和考核方案的通知》(国办发〔2019〕32 号)

[23]《国务院办公厅关于印发深化医药卫生体制改革 2019 年重点工作任务的通知》(国办发〔2019〕28 号)

[24]《国务院关于印发医药卫生体制改革近期重点实施方案(2009—2011 年)的通知》(国发〔2009〕12 号)

[25]《国务院关于整合城乡居民基本医疗保险制度的意见》(国发〔2016〕3 号)

[26]《六部门关于开展城乡居民大病保险工作的指导意见》(发改社会〔2012〕2605 号)

[27]《国务院关于印发"十二五"期间深化医药卫生体制改革规划暨实施方案的通知》(国发〔2012〕11 号)

[28]《关于全面实施城乡居民大病保险的意见》(国办发〔2015〕57 号)

[29]《关于进一步加强医疗救助与城乡居民大病保险有效衔接的通知》(民发〔2017〕12 号)

[30]《国务院关于印发深化标准化工作改革方案的通知》(国发〔2015〕13 号)

[31]《国务院办公厅转发民政部等部门关于进一步完善医疗救助制度全面开展重特大疾病医疗救助工作意见的通知》(国办发〔2015〕30 号)

[32] 关于印发《关于建立国家基本药物制度的实施意见》的通知(卫药政发

〔2009〕78 号）

[33]《国家基本药物目录管理办法（暂行）》（卫药政发〔2009〕79 号）

[34]《四部门关于组织开展小品种药（短缺药）集中生产基地建设的通知》（工信部联消费〔2018〕21 号）

[35]《中国农村扶贫开发纲要（2001—2010 年)》（国发〔2001〕23 号）

[36]《国家卫生计生委关于推进"一带一路"卫生交流合作三年实施方案（2015—2017)》（国卫办国际函〔2015〕866 号）

[37] 中共中央办公厅、国务院办公厅印发《关于做好新时期教育对外开放工作的若干意见》（2016 年）

[38] 教育部关于印发《推进共建"一带一路"教育行动》的通知（教外〔2016〕46 号）

[39]《中共中央、国务院关于实施乡村振兴战略的意见》（中发〔2018〕1 号）

[40] 中共中央　国务院印发《乡村振兴战略规划（2018—2022 年)》（2018 年第 29 号）

[41]《关于实施健康扶贫工程的指导意见》（国卫财务发〔2016〕26 号）

[42]《关于印发健康扶贫工程"三个一批"行动计划的通知》（国卫财务发〔2017〕19 号）

[43] 关于印发《中国公民健康素养——基本知识与技能（2015 年版)》的通知（国卫办宣传涵〔2015〕1188 号）

[44] 国务院关于印发《"十三五"卫生与健康规划》的通知（国发〔2016〕77 号）

[45] 国务院关于印发《促进大数据发展行动纲要》的通知（国发〔2015〕50 号）

[46]《中华人民共和国国民经济和社会发展第十三个五年规划纲要》（2016 年 3 月 16 日第十二届全国人民代表大会第四次会议批准）

[47]《国务院关于整合城乡居民基本医疗保险制度的意见》（国发〔2016〕3 号）

[48]《关于开展城乡居民大病保险工作的指导意见》（发改社会〔2012〕2605 号）

[49]《关于全面实施城乡居民大病保险的意见》（国办发〔2015〕57 号）

[50]《关于进一步加强医疗救助与城乡居民大病保险有效衔接的通知》（民

发〔2017〕12 号）

　　[51]《国务院关于印发深化标准化工作改革方案的通知》（国发〔2015〕13号）

　　[52] 关于印发《关于建立国家基本药物制度的实施意见》的通知（卫药政发〔2009〕78 号）

　　[53]《国家基本药物目录管理办法（暂行）》（卫药政发〔2009〕79 号）

　　[54]《国务院办公厅关于改革完善仿制药供应保障及使用政策的意见》（国办发〔2018〕20 号）

　　[55] 国家药品监督管理局关于印发《中药饮片质量集中整治工作方案》的通知（国药监〔2018〕28 号）

　　[56]《国家药监局关于药品信息化追溯体系建设的指导意见》（国药监药管〔2018〕35 号）

　　[57]《关于实施工业污染源全面达标排放计划的通知》（环环监〔2016〕172 号）

　　[58] 关于印发《国家环境保护环境与健康工作办法（试行）》的通知（环办科技〔2018〕5 号）

　　[59]《国务院关于促进健康服务业发展的若干意见》（国发〔2013〕40 号）

　　[60] 国务院印发《"十三五"国家科技创新规划》（国发〔2016〕43 号）

　　[61] 国务院关于印发《"十三五"国家老龄事业发展和养老体系建设规划》的通知（国发〔2017〕13 号）

　　[62] 国务院办公厅关于印发《老年教育发展规划（2016—2020 年）》的通知（国办发〔2016〕74 号）

　　[63]《国务院办公厅关于促进和规范健康医疗大数据应用发展的指导意见》（国办发〔2016〕47 号）

　　[64]《"十三五"全国人口健康信息化发展规划》（国卫规划发〔2017〕6号）

论文：

　　[1] 王琳. 论"健康中国"的三重逻辑〔J〕. 天津师范大学学报（社会科学版），2019（6）：1-7.

　　[2] 何晖，李全胜. 健康中国战略背景下基本养老保险对居民幸福感的影响机制研究——基于 CHARLS 数据的实证分析〔J〕. 社会保障研究，2019（6）：

55 - 64.

［3］顾昕．"健康中国"战略中基本卫生保健的治理创新［J］．中国社会科学，2019（12）：121 - 138，202.

［4］申曙光．"健康中国建设的理论与实践"专题导语［J］．中山大学学报（社会科学版），2020，60（1）：166 - 167.

［5］申曙光，曾望峰．健康中国建设的理念、框架与路径［J］．中山大学学报（社会科学版），2020，60（1）：168 - 178.

［6］岳经纶，黄博函．健康中国战略与中国社会政策创新［J］．中山大学学报（社会科学版），2020，60（1）：179 - 187.

［7］雷晓康，汪静．健康中国背景下的智慧健康养老：战略目标、体系构建与实现路径［J］．西北大学学报（哲学社会科学版），2020，50（1）：131 - 139.

［8］谭启慧．"健康中国2030"背景下我国健康科普类图书出版策略研究［J］．科技与出版，2020（1）：66 - 69.

［9］李贵海．弘扬道医文化　助力健康中国［J］．中国宗教，2020（1）：48 - 49.

［10］岳经纶，王春晓．健康治理创新的几个争论重点［J］．人民论坛，2018（33）：62 - 63.

［11］潘跃红．健康中国建设的深圳经验［J］．人民论坛，2018（35）：109.

［12］韩喜平，孙小杰．全面实施健康中国战略［J］．前线，2018（12）：54 - 57.

［13］张颖熙，夏杰长．新时代健康服务业发展的战略思考［J］．劳动经济研究，2018，6（5）：82 - 98.

［14］郝枫，张圆．"健康中国"视域下我国居民健康资本测度［J］．人口与经济，2019（1）：14 - 30.

［15］彭翔，张航．健康中国视角下健康风险治理探讨［J］．宁夏社会科学，2019（1）：108 - 113.

［16］杨立华，黄河．健康治理：健康社会与健康中国建设的新范式［J］．公共行政评论，2018，11（6）：9 - 29，209.

［17］刘艳飞，胡晓辉．健康中国战略下的健康服务供给模式优化研究［J］．福建论坛（人文社会科学版），2019（3）：59 - 66.

［18］李昶达，韩跃红．健康中国评价指标体系的构建［J］．统计与决策，2019，35（9）：24－27.

［19］康喜来，李德武．"健康中国"背景下陕西省高校体育教育专业学生健康素养的培养策略［J］．西安体育学院学报，2019，36（4）：500－505.

［20］郭建，黄志斌．中国健康治理面临的主要问题及对策［J］．中州学刊，2019（6）：68－72.

［21］张圆．健康中国背景下我国老年人健康水平的动态研究——基于CHARLS 数据的实证分析［J］．西北人口，2019，40（5）：50－59.

［22］崔树义，杨素雯．健康中国视域下的"医养结合"问题研究［J］．东岳论丛，2019，40（6）：42－51，191－192.

［23］姜诗斌，江作苏．"健康中国2030"视阈下我国大众健身类数字出版对策研究［J］．科技与出版，2019（10）：51－55.

［24］李红文．健康中国的伦理基础［J］．道德与文明，2019（6）：152－157.

［25］华颖．健康中国建设：战略意义、当前形势与推进关键［J］．国家行政学院学报，2017（6）：105－111，163.

［26］田媛，肖伟，姚磊．全民健身对接健康中国建设的主要问题与突破点［J］．体育文化导刊，2018（2）：7－11.

［27］单菁菁．建设健康中国：现状、问题与对策［J］．中州学刊，2018（2）：71－77.

［28］宋新明．生命周期健康：健康中国建设的战略思想［J］．人口与发展，2018，24（1）：3－6.

［29］胡玉坤．以五大发展理念引领"健康中国战略"的落地生根［J］．人口与发展，2018，24（1）：6－11.

［30］康建敏，郑颖．全民健身是健康中国的重要支撑［J］．人民论坛，2018（5）：66－67.

［31］邓胜利．党的十九大专栏·健康中国战略与图书情报服务创新［J］．图书情报知识，2018（2）：4.

［32］袁廿一，陆万军，马金辉．健康优先的治理方略研究［J］．当代经济管理，2018，40（3）：37－40.

［33］刘卓．以习近平新时代中国特色社会主义思想引领健康中国建设——"实施健康中国战略"理论与实践研讨会综述［J］．中国人口科学，2018（1）：

120 – 125.

［34］朱慧劼，风笑天．"健康中国"背景下的健康不平等［J］．学习与实践，2018（4）：91 – 98.

［35］申曙光，马颖颖．新时代健康中国战略论纲［J］．改革，2018（4）：17 – 28.

［36］仇雨临，王昭茜．全民医保与健康中国：基础、纽带和导向［J］．西北大学学报（哲学社会科学版），2018，48（3）：40 – 47.

［37］黄国武．健康中国背景下我国健康城市发展研究［J］．西北大学学报（哲学社会科学版），2018，48（3）：74 – 82.

［38］朱光明，谭相东．关于加快实施健康中国战略的几点思考［J］．东岳论丛，2018，39（7）：149 – 154.

［39］姚力．卫生工作方针的演进与健康中国战略［J］．当代中国史研究，2018，25（3）：35 – 43 + 125 – 126.

［40］刘芷含，孙志成．健康中国战略规划下全民医保制度创新的逻辑与思路［J］．中国行政管理，2018（7）：153 – 155.

［41］车峰．基于政策工具视角的我国健康服务业政策分析［J］．大连理工大学学报（社会科学版），2018，39（6）：75 – 81.

［42］陈维嘉．把人民健康放在优先发展战略地位——习近平以人民为中心的卫生健康观探析［J］．经济社会体制比较，2018（4）：1 – 8.

［43］马婷，唐贤兴．健康障碍的消除与人民幸福生活的实现：习近平人民健康思想研究［J］．毛泽东邓小平理论研究，2018（6）：6 – 12，107.

［44］于潇，包世荣．健康中国背景下医养结合养老模式研究［J］．社会科学战线，2018（6）：271 – 275.

［45］王琳．习近平"健康中国"战略思想研究——伦理与经济二维视角［J］．天津师范大学学报（社会科学版），2018（4）：12 – 17.

［46］王振杰．大数据与健康中国战略实施［J］．人口与发展，2018，24（5）：11 – 13，52.

［47］郑晓瑛．实施健康中国战略 推进人类命运共同体建设［J］．人口与发展，2018，24（5）：2.

［48］夏翠翠，李建新．健康老龄化还是病痛老龄化——健康中国战略视角下老年人口的慢性病问题［J］．探索与争鸣，2018（10）：115 – 121，144.

［49］勾凤云．"健康中国"战略目标实施策略研究［J］．体育文化导刊，

2017 (1): 1 - 3, 9.

[50] 何文炯, 杨一心. 医疗保障治理与健康中国建设 [J]. 公共管理学报, 2017, 14 (2): 132 - 138, 159.

[51] 施李正. 展望未来健康中国之道 [J]. 人民论坛, 2017 (S2): 142 - 143.

[52] 张诗钰, 黄建元, 申俊龙, 张岩. "一带一路"战略背景下中医药国际化区域合作的路径选择与策略优化 [J]. 中国卫生事业管理, 2017, 34 (3): 172 - 176.

[53] 何立峰. 勇于担当积极作为 力促经济社会平稳健康发展 以优异成绩迎接党的十九大胜利召开 [J]. 宏观经济管理, 2017 (4): 6 - 9.

[54] 姚琼. "一带一路"战略视域下健身气功国际化传播路径研究 [J]. 广州体育学院学报, 2017, 37 (3): 17 - 19.

[55] 何茂春, 郑维伟. "一带一路"战略构想从模糊走向清晰——绿色、健康、智力、和平丝绸之路理论内涵及实现路径 [J]. 新疆师范大学学报 (哲学社会科学版), 2017, 38 (6): 77 - 92.

[56] 胡键. "一带一路"健康话语的构建 [J]. 新疆师范大学学报 (哲学社会科学版), 2018, 39 (1): 44 - 53.

[57] 杨丽娜, 施建荣. 一带一路战略下"互联网 + 中医"实现途径探析 [J]. 时珍国医国药, 2018, 29 (3): 737 - 739.

[58] 康雅倩. 习近平健康治理思想初探 [J]. 中学政治教学参考, 2018 (24): 11 - 13.

[59] 汪瑶, 傅昌, 陆姗, 戈三玉, 王文杰, 梁晓晖, 毛宗福. "一带一路"国家间卫生合作意向、需求及优劣势分析 [J]. 中国卫生政策研究, 2018, 11 (10): 51 - 55.

[60] 汪瑶, 王文杰, 傅昌, 梁晓晖, 毛宗福. 中国与"一带一路"沿线国家卫生合作研究及启示 [J]. 中国卫生政策研究, 2018, 11 (10): 56 - 61.

[61] 孙东东, 袁盼, 钱洁, 申俊龙. "一带一路"倡议下中医药国际合作的健康资源共享途径探讨 [J]. 中医杂志, 2019, 60 (3): 190 - 194.

[62] 汪瑶, 陈磊, 毛宗福, 郭黎元, 鲁元安, 梁晓晖. 复杂理论视域下"一带一路"沿线国家卫生合作特点研究 [J]. 中国卫生政策研究, 2019, 12 (3): 51 - 56.

[63] 姚玲, 申俊龙, 李洁. 基于进口鼓励国际化视野的中药资源"一带一

路"国际贸易趋势研究 [J]．中草药，2019，50（14）：3510－3516．

[64] 陈磊，汪瑶，他福慧等．基于卫生交流合作视角的"一带一路"沿线国家分类指标体系研究 [J]．中国卫生政策研究，2019，12（12）：55－60．

[65] 郑勇．民族地区医疗卫生事业发展的法治困境及与对策 [J]．贵州民族研究，2018，39（3）：31－36．

[66] 韩月．我国各地区经济发展与医疗卫生事业发展的关系 [J]．中国卫生统计，2018，35（4）：603－604．

[67] 王小宁，付磊，尹岭等．全民健康与医药卫生事业发展战略研究 [J]．中国工程科学，2017，19（2）：1－7．

[68] 郭玉玲，刘钦普．中国卫生事业发展省区差异影响因素灰色关联分析 [J]．中国卫生事业管理，2015，32（12）：907－910．

[69] 吴小红．民族地区医疗卫生事业发展困境与突破 [J]．贵州民族研究，2015，36（2）：46－49．

[70] 王秀峰，张毓辉，万泉等．厘清健康产业发展的若干重要关系 [J]．卫生经济研究，2019，36（6）：3－5，8．

[71] 王秀峰，吴华章，王昊等．卫生规划引领科学发展 [J]．中国卫生经济，2019，38（11）：5－7．

[72] 张晓溪，任俊，金春林．2010—2017年京沪卫生事业发展规划指标对比分析 [J]．中国卫生资源，2019，22（2）：99－105．

[73] 段莉敏，范艳存，杜惠峰等．内蒙古自治区70年卫生事业发展历程和成就 [J]．中国卫生经济，2019，38（9）：5－11．

[74] 张兴茂．科学认识和正确处理新时代我国社会主要矛盾 [J]．武汉大学学报（哲学社会科学版），2019，72（1）：13－19．

[75] 张秀峰，刘卓红．新时代社会主要矛盾转化科学命题的三大哲学逻辑 [J]．广东社会科学，2019（1）：96－101．

[76] 孙亮．新时代社会主要矛盾的转化与理论分析 [J]．学校党建与思想教育，2019（4）：4－9．

[77] 田克勤，田天亮．改革开放以来党对我国社会主要矛盾的认识 [J]．山东社会科学，2019（1）：5－10．

[78] 陈霄，吴波，王凤阁．新时代我国社会主要矛盾转化的三重意涵 [J]．探索，2019（1）：12－18．

[79] 颜晓峰．论新时代我国社会主要矛盾的变化 [J]．中共中央党校（国

家行政学院）学报，2019，23（2）：5 – 13.

［80］朱东波．习近平绿色发展理念：思想基础、内涵体系与时代价值
［J］．经济学家，2020（3）：5 – 15.

［81］封丽霞．新中国法治道路的逻辑展开——以中国社会主要矛盾的发展
变化为线索［J］．中共中央党校（国家行政学院）学报，2020，24（2）：101 –
111.

［82］王艳，余金成．社会主要矛盾转变与新时代发展主题的确立［J］．党
政研究，2020（1）：21 – 28.

［83］姚翼源．共享发展视角下的新时代文化小康社会建设思考［J］．中学
政治教学参考，2020（6）：16 – 18.

［84］王梅清，徐鋆．新时代中国社会主要矛盾的"变"与"不变"之关系
辩证［J］．学校党建与思想教育，2020（5）：8 – 10.

［85］谢海军．新时代我国主要矛盾"变"与所处历史阶段"不变"的辩证
逻辑分析［J］．东南学术，2020（2）：54 – 60.

［86］夏国永，郑青．社会主要矛盾变化下农民福利发展的突出问题及对策
［J］．西南民族大学学报（人文社科版），2020，41（4）：211 – 216.

［87］陆杰华，沙迪．新时代农村养老服务体系面临的突出问题、主要矛盾
与战略路径［J］．新疆师范大学学报（哲学社会科学版），2019，40（2）：78 –
87，2.

［88］王力，张长思，钟秉枢等．新时代我国社会主要矛盾与体育发展
［J］．北京体育大学学报，2019，42（2）：8 – 15，54.

［89］黄娟．新时代社会主要矛盾下我国绿色发展的思考——兼论绿色发展
理念下"五位一体"总体布局［J］．湖湘论坛，2018，31（2）：60 – 69.

［90］刘卓．以习近平新时代中国特色社会主义思想引领健康中国建设——
"实施健康中国战略"理论与实践研讨会综述［J］．中国人口科学，2018（1）：
120 – 125.

［91］樊泽民，刘立京，杨海君．扎实推进新时代学校卫生与健康教育工作
创新发展［J］．中国学校卫生，2018，39（4）：485 – 489.

［92］廖芮，张开宁，王华平，刘湘源，邓睿．我国健康老龄化背景下的医
养结合：基本理念、服务模式与实践难题［J］．中国全科医学，2017，20（3）：
270 – 277.

［93］余央央，封进．我国老年健康的动态变化及对健康老龄化的含义

［J］．世界经济文汇，2017（3）：1－16.

　　［94］陈坤，李士雪．健康老龄化的理念演变与实现路径［J］．理论学刊，2017（3）：87－92.

　　［95］高洁，胡志．影响我国留守老年人健康老龄化相关因素的系统评价［J］．中国卫生事业管理，2017，34（9）：703－706.

　　［96］陆杰华，阮韵晨，张莉．健康老龄化的中国方案探讨：内涵、主要障碍及其方略［J］．国家行政学院学报，2017（5）：40－47，145.

　　［97］梅光亮，陶生生，朱文等．我国健康老龄化评价测量指标体系的构建［J］．卫生经济研究，2017（11）：58－60.

　　［98］李妍，翟春城，周雪等．健康老龄化视阈下我国卫生服务体系面临的挑战与机遇［J］．中国医院管理，2017，37（12）：33－35.

　　［99］穆光宗．不分年龄、人人健康：增龄视角下的健康老龄化［J］．人口与发展，2018，24（1）：11－13.

　　［100］白忠良，杨静，梅光亮，陶生生，陈任，秦侠，胡志．我国健康老龄化事业的 PEST 分析［J］．中国卫生事业管理，2018，35（3）：161－162，181.

　　［101］贯彻全科医学理念践行全科医疗——健康老龄化［J］．中国全科医学，2018，21（17）．

　　［102］白晨，顾昕．社会医疗保险与健康老龄化——新型农村合作医疗制度"营养绩效"分析［J］．社会保障评论，2018，2（2）：41－54.

　　［103］吴凡，绳宇．城市社区老年人健康老龄化现状及相关因素分析［J］．护理学杂志，2018，33（13）：84－87.

　　［104］金春林，李芬，王常颖，王力男，朱碧帆，方欣叶，张晓溪，丁玲玲，贺志敏．应对老龄化挑战的十大策略［J］．中国卫生资源，2018，21（5）：373－377.

　　［105］王胜今，舒莉．积极应对我国人口老龄化的战略思考［J］．吉林大学社会科学学报，2018，58（6）：5－14，203.

　　［106］何燕华．健康老龄化战略下我国长期照护制度的反思与重构［J］．湖湘论坛，2018，31（5）：95－107.

　　［107］夏翠翠，李建新．健康老龄化还是病痛老龄化——健康中国战略视角下老年人口的慢性病问题［J］．探索与争鸣，2018（10）：115－121，144.

　　［108］欧阳卿．浅谈从出版角度助推社会健康老龄化［J］．浙江大学学报（人文社会科学版），2018，48（4）：172.

［109］何耀，杨姗姗．健康老龄化与老年流行病学研究进展［J］．中华流行病学杂志，2018，39（3）：253－257．

［110］陶生生，梅光亮，白忠良等．社会网络与健康老龄化关系研究的系统评价［J］．中国卫生事业管理，2019，36（3）：224－226，230．

［111］王燕妮，宋晰．医养整合照护国际进展［J］．中国护理管理，2019，19（2）：161－164．

［112］边恕，黎蔺娴．积极老龄化视角下的我国多维养老服务体系研究［J］．辽宁大学学报（哲学社会科学版），2019，47（2）：83－91．

［113］吕国营，赖小妹．人口老龄化、健康投资与经济增长——基于中国省级面板数据的实证分析［J］．吉首大学学报（社会科学版），2019，40（4）：56－67．

［114］崔树义，杨素雯．健康中国视域下的"医养结合"问题研究［J］．东岳论丛，2019，40（6）：42－51，191－192．

［115］朱雪雪，张玉，刘宏宇等．健康老龄化下的失能老人医养整合［J］．中国老年学，2019，39（20）：28－30．

［116］薛镭，安娴，王峥．健康老龄化背景下基层医疗机构对"医养结合"服务的支持性研究［J］．中国卫生经济，2019，38（10）：56－58．

［117］祁志伟．新时代贫困治理的预设图景及国外经验借鉴［J］．西南民族大学学报（人文社科版），2019，40（1）：123－130．

［118］冯荣．狠抓健康扶贫工作不放松［J］．人民论坛，2019（3）：58－59．

［119］李汉才．健康扶贫难在哪［J］．人民论坛，2019（3）：56－57．

［120］吴宗敏，吴宇．全球贫困治理的深化与中国的实践创新［J］．江苏大学学报（社会科学版），2019，21（1）：19－27．

［121］陈志钢，毕洁颖，吴国宝等．中国扶贫现状与演进以及2020年后的扶贫愿景和战略重点［J］．中国农村经济，2019（1）：2－16．

［122］陈楚，唐吉，王秀丽，潘杰．贫困县县乡医疗一体化管理模式研究——基于一个县级地区健康扶贫实践的分析［J］．现代预防医学，2019，46（4）：646－649．

［123］王春光．农村贫困治理的实践张力和可持续研究［J］．江苏行政学院学报，2019（1）：60－68．

［124］向德平，华汛子．改革开放四十年中国贫困治理的历程、经验与前瞻

［J］．新疆师范大学学报（哲学社会科学版），2019，40（2）：59 – 69．

　　［125］马建富，吕莉敏．乡村振兴背景下贫困治理的职业教育价值和策略［J］．苏州大学学报（教育科学版），2019，7（1）：70 – 77．

　　［126］陈菊，伍林生，江杨岗．健康扶贫可持续路径探析［J］．卫生经济研究，2019，36（4）：7 – 9，12．

　　［127］向国春，陈运山，李婷婷，顾雪非．健康扶贫与医疗救助衔接的挑战及探索［J］．卫生经济研究，2019，36（4）：10 – 12．

　　［128］莫光辉，皮劲轩．国家治理能力现代化视域下贫困治理体系优化策略——2020 年后中国减贫与发展前瞻探索系列研究之二［J］．学习论坛，2019（4）：38 – 47．

　　［129］汪三贵，刘明月．健康扶贫的作用机制、实施困境与政策选择［J］．新疆师范大学学报（哲学社会科学版），2019，40（3）：2，82 – 91．

　　［130］李静．贫困地区健康扶贫政策信息传播机制研究［J］．图书馆，2019（5）：28 – 32．

　　［131］凌经球．乡村振兴战略背景下中国贫困治理战略转型探析［J］．中央民族大学学报（哲学社会科学版），2019，46（3）：5 – 14．

　　［132］曾理，蒋俊男，项莉．精准健康扶贫视角下农村大病患者直接非医疗负担分析［J］．卫生经济研究，2019，36（6）：32 – 34，37．

　　［133］孙向谦，王红波．商业保险公司参与健康扶贫的路径、挑战与对策［J］．卫生经济研究，2019，36（7）：27 – 29，32．

　　［134］李壮．贫困治理的结构性矛盾：理解脱贫阻滞困境的一个新视角［J］．西南民族大学学报（人文社会科学版），2019，40（7）：192 – 198．

　　［135］方帅．贫困治理困境的结构与冲突［J］．华南农业大学学报（社会科学版），2019，18（4）：33 – 40．

　　［136］翟军亮，吴春梅．农村贫困治理的范式转型与未来路径——兼议产业精准扶贫的推进路径［J］．西北农林科技大学学报（社会科学版），2019，19（4）：44 – 51．

　　［137］辛艳姣，蒋俊男，王雪峰等．健康扶贫下重特大疾病医疗救助不同救助方案效果分析［J］．中国卫生事业管理，2019，36（8）：592 – 594，619．

　　［138］张慧，伍林生．健康扶贫与医联体建设衔接的困境及其政策建议［J］．中国卫生经济，2019，38（8）：16 – 18．

　　［139］冷佳君，何得桂．深度贫困地区健康扶贫政策执行偏差的机理分

析——基于陕西省镇巴县的调查 [J]．卫生经济研究，2019，36（9）：13 - 17.

[140] 付玉联，谢来位．健康中国战略背景下的健康扶贫政策研究 [J]．卫生经济研究，2019，36（9）：18 - 21.

[141] 魏传永，徐俪筝，王健．多维贫困理论视域下的健康扶贫政策：以山东省为例 [J]．山东社会科学，2019（9）：118 - 123.

[142] 帅昭文．人力资本提升视角下扶贫工程成效评估体系的"光环效应"——以教育扶贫和健康扶贫为例 [J]．华南师范大学学报（社会科学版），2019（6）：19 - 27，191.

[143] 王高玲，刘军军．政策工具视角下健康扶贫政策的文本量化研究 [J]．卫生经济研究，2019，36（12）：3 - 7.

[144] 刘建生，涂琦瑶，施晨．"双轨双层"治理：第一书记与村两委的基层贫困治理研究 [J]．中国行政管理，2019（11）：138 - 144.

[145] 方汪凡，张强，蔡朋龙，王鑫．健康扶贫视域下全民健身价值及推进路径 [J]．体育文化导刊，2019（12）：50 - 55，62.

[146] 邢成举，李小云．相对贫困与新时代贫困治理机制的构建 [J]．改革，2019（12）：16 - 25.

[147] 冯莉钧，汤少梁，马蓉．基于供给侧改革的健康扶贫优化路径研究 [J]．卫生经济研究，2017（4）：19 - 22.

[148] 陈远莉，李继军．基于大卫生大健康理念下的高等中医院校"体医"联动发展路径探索 [J]．中国卫生事业管理，2019，36（9）：641 - 643，647.

[149] 万祥波，朱夫，杨扬，范馨．我国大卫生管理体制改革的设想与探讨 [J]．中华医院管理杂志，2015，31（1）：5 - 7.

[150] 李立明．公共卫生在健康中国建设中的地位和作用 [J]．中华流行病学杂志，2018，39（7）：867 - 872.

[151] 庄玮，顾晓芬，李豫凯．基于需求侧的健康产业链整合发展模式探析 [J]．中国卫生经济，2018，37（12）：74 - 76.

[152] 金碚．关于大健康产业的若干经济学理论问题 [J]．北京工业大学学报（社会科学版），2019，19（1）：1 - 7，84.

[153] 倪郭明，朱菊萍，李思慧．大健康产业发展的国际经验及其对我国的启示 [J]．卫生经济研究，2018（12）：64 - 68.

[154] 王秀峰，张毓辉，万泉等．厘清健康产业发展的若干重要关系[J]．卫生经济研究，2019，36（6）：3 - 5，8.

［155］关雪凌．"健康中国"背景下健康产业发展动力分析［J］．中国卫生经济，2019，38（7）：67–70.

［156］胡绪华，陈默，贺丹．卫生健康产业空间集聚与居民健康水平提升：基于集聚门槛与空间溢出视角［J］．中国卫生经济，2019，38（7）：71–75.

［157］汤炎非，罗仲伟．中国健康产业发展指数研究［J］．价格理论与实践，2019（6）：16–21.

［158］关雪凌．健康产业创新生态系统构建及发展对策研究［J］．卫生经济研究，2019，36（10）：61–64.

［159］秦祖智，宗莉．范畴与范式：健康产业研究的逻辑起点与分析框架［J］．中国卫生经济，2019，38（11）：58–62.

［160］何秋洁，杨晓维．大健康产业与养老服务的耦合协调度分析［J］．软科学，2019，33（10）：45–49.

［161］姜巍，王昊．瑞典国家健康产业科技创新体系建设研究［J］．中国卫生经济，2019，38（12）：81–85.

［162］郭琳．医疗健康产业并购重组问题研究［J］．兰州学刊，2017（12）：170–177.

［163］严丽萍，李国隆，刘晟等．发展大健康产业　助推县域经济转型升级［J］．中国行政管理，2018（1）：145–147.

［164］王姣，杨文静，叶丹，闫旭，程义斌，姚孝元，张伟，王先良．我国健康产业发展态势分析和宏观对策研究［J］．环境与健康杂志，2017，34（12）：1057–1061.

［165］程承坪，吴琛．健康战略下发达国家发展养老健康产业借鉴研究——以美国、德国、日本为例［J］．当代经济管理，2018，40（3）：83–88.

［166］赵艳华，张洪钊．跨界融合视角下京津冀健康产业发展路径研究［J］．中国卫生经济，2018，37（3）：83–85.

［167］王昊，张毓辉，王秀峰等．我国民族地区健康产业发展现状及战略研究［J］．中国卫生经济，2018，37（3）：77–82.

［168］申曙光，马颖颖．新时代健康中国战略论纲［J］．改革，2018（4）：17–28.

［169］苏汝劼，张寰宇．利用互联网金融发展中国健康产业的模式和途径分析［J］．宏观经济研究，2018（3）：118–124，147.

［170］罗海斌．大健康产业背景下太极拳文化产业发展策略研究［J］．云

南民族大学学报（哲学社会科学版），2018，35（3）：47 –51.

[171] 单敏飞，徐俊杰. 以健康产业为农村经济增长战略支撑点的思考 [J]. 农业经济，2018（5）：45 –46.

[172] 王跃，毛开云，王恒哲等. 面向老龄化和慢病推进我国大健康产业发展 [J]. 生命科学，2018，30（8）：884 –890.

[173] 张车伟，赵文，程杰. 中国大健康产业：属性、范围与规模测算 [J]. 中国人口科学，2018（5）：17 –29，126.

[174] 王智民，刘晓谦，高慧敏等. 发展大健康产业过程中的药食两用中药研发 [J]. 中国药学杂志，2017，52（5）：333 –336.

[175] 郭锋，张毓辉，翟铁民等. 中国健康产业核算体系应用实验研究 [J]. 中国卫生经济，2017，36（4）：9 –12.

[176] 张伯礼，张俊华，陈士林等. 中药大健康产业发展机遇与战略思考 [J]. 中国工程科学，2017，19（2）：16 –20.

[177] 郭琳，车士义. 医疗健康产业的融资模式与风险管理 [J]. 金融理论与实践，2017（5）：115 –118.

[178] 海青山，金亚菊. 大健康概念的内涵和基本特征 [J]. 中医杂志，2017，58（13）：1085 –1088.